厨房里的
草本植物

[美] 罗莎莉·德拉福雷_ 著
（Rosalee De La Forêt）

周芳芳_ 译

U0298957

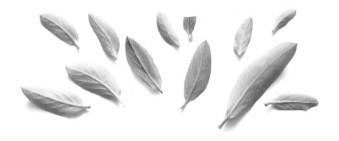

ALCHEMY OF HERBS

Transform Everyday
Ingredients into Foods and
Remedies That Heal

中信出版集团·北京

图书在版编目（CIP）数据

厨房里的草本植物/（美）罗莎莉·德拉福雷著；
周芳芳译. --北京：中信出版社，2019.1
　书名原文：Alchemy of Herbs
　ISBN 978-7-5086-9101-5

　I. ①厨… 　II. ①罗… 　②周… 　III. ①食物疗法－普
及读物 　IV. ①R247.1-49

中国版本图书馆CIP数据核字（2018）第132749号

厨房里的草本植物

著　　者：［美］罗莎莉·德拉福雷
译　　者：周芳芳
出版发行：中信出版集团股份有限公司
　　　　　（北京市朝阳区惠新东街甲4号富盛大厦2座　邮编　100029）
承 印 者：鸿博昊天科技有限公司

开　　本：787mm×1092mm　1/16　　　印　　张：21.5　　　字　　数：300千字
版　　次：2019年1月第1版　　　　　　印　　次：2019年1月第1次印刷
京权图字：01-2018-2268　　　　　　　广告经营许可证：京朝工商广字第8087号
书　　号：ISBN 978-7-5086-9101-5
定　　价：88.00元

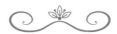

谨以此书献给我的丈夫泽维尔，正是他源源不断的爱，
带给我无限的创作灵感

目　录

序

作为一名执业草药医生，在 40 多年的职业生涯中，我见证了草药医学从"黑暗"走向光明，并逐步发展壮大，这对我来说是一件十分美妙的事。草药医学是一门把植物应用于医学的科学，也可以说是一种艺术。在过去的几十年里，人们对草本植物的兴趣与日俱增。在过去，由于现代制药医学和"化学药品时代"的冲击，草本植物应用于保健领域的合法性一直被忽视，草药医学也越发被边缘化。现在，曾经默默无闻的草本植物走出了黑暗，逐渐蓬勃发展起来，在现代保健体系中重获荣耀。

草本植物在生活中有很多作用，它不仅可以促进身体健康，缓解疾病，同时也是人类生活不可或缺的重要组成部分。草本植物的作用就是让一个偶然会出现故障的世界变得更加美丽、平衡而理智。你可以想象一下一个没有草本植物的世界是什么样子，但我自己完全无法想象！众所周知，没有植物，其他的生命也无法生存。我们需要这种可以吸收二氧化碳、释放氧气、富含叶绿素和其他高密度营养成分的绿色生物来帮助人们进行呼吸，并维持生存。

生命力顽强的植物是草药医学存在的基础，而草药医学正如坚韧的植物一样，在多年的沉寂后再一次走入大众的视野。但随着人们对草本植物的兴趣渐渐复苏，关于它的问题和困惑也随之产生。草本植物的安全性如何？怎么正确使用草本植物？应该使用哪种草本植物？如何准备草本植物？使用草本植物需要花费多少钱？几乎每个人都会问的问题是，哪种草本植物最适合我？

在全世界范围内，人们对草本植物的使用已经有了几千年的历史。关于如何使用草本植物，什么时候使用草本植物，以及某些草本植物的使用原因已经形成了完整的体系。几大重要的草药医学体系历经千年，传承至今。在印度，阿育吠陀医学（Ayurveda medicine）作为一种生命科学而广为人知，在这门科学里，植物用于保健和治病的记载已有 5 000 多年的历史。同样地，在中国，植物医用体系更为复杂精细，历经数千年的发展，其中的精华形成了有显著疗效的中医药学（TCM）。在同样盛产草本植物的北美洲和中南美洲，当地人大多数都非常擅长使用植物治疗疾病，因此形成了多个不同的草药医疗体系。甚至在非洲、西欧、东欧和地中海沿岸，植物入药的传统也得到了发展，并传承了很多年。

因此，近年来草药医学的发展势不可当，但这同时又令人感到困惑，有时甚至让我感到矛盾……面对这样一个古老、复杂、充满矛盾，并且具有多种层次的保健和治疗体系，要想了解它，我们应该从哪里入手？

罗莎莉是一位杰出的草药医生，她不仅自己掌握了这些伟大草本植物传统的精髓，还把它们教给了我们。她也是一位伟大的传授者，这本书中关于草本植物的介绍浅显易懂，那些深奥复杂的知识经过她的讲述就变得人人可以理解。因为有她的倾囊相授，所以我们无须花费数年的时间去研究，就有机会了解草本植物。在这本书中，罗莎莉向我们传达的核心内容是选择草本植物的艺术，也就是根据个人体质选择可以入药的草本植物。换句话说，这就是"一人一草"，草本植物的使用对人不对症。这个概念很难把握，我们理解起来有一定难度，但罗莎莉在书中阐述起来却毫不费力，她把这一概念称为"草本植物甜区"。

罗莎莉堪称植物"能量学"大师，在她的指导下，我们不仅可以了解这些草本植物的作用，以及它们是如何发挥作用的，还可以了解不同草本植物对不同人的影响。在这本书中，作者在介绍草本植物时，并没有研究植物的化学成分或者复杂构成，而是通过我们的真实体验，通过我们的感觉，尤其是我们的味觉，带领我们走近草本植物。在阐述这些知识时，罗莎莉使用的语言简单明了，清楚地诠释了可以入药的草本植物的深刻内涵，我相信，没有人能比她解释得更好。

同时，罗莎莉提醒我们，适合我们每个人的"万能保健法"是不存在的。这是现代医学和现代草药学的一个主要问题：我们一直被教导，有一种"万能药"可以解决所有健康问题，能包治百病。罗莎莉则告诉我们这样的"万能药"根本不存在。没有哪些规定是"应该的"，也没有哪些规定是"不应该的"。相反，罗莎莉带领我们开启了一个"探索和意识觉醒之旅"，在寻找最适合我们自己的草本植物的旅程中，我们自己的亲身体验和观察才是最重要的。

在这本书中，罗莎莉不仅提供了各种事实供我们思考，同时也鼓励我们在日常生活中使用草本植物。罗莎莉欢乐愉悦的笔触，让学习草本植物的过程兼具了趣味性和实用性，她鼓励我们亲自动手实践。她把草本植物带进了厨房，邀请大家和她一起调制各种可以入药的食物。她为我们提供了很多奇妙的制作方法，其中一些已经被誉为经典。罗莎莉的这本书充分证明了那句俗语：健康始于厨房，食物是最好的良药。

在我看来，好书和好老师有助于人们独立思考，并且使人们不断进步。罗莎莉恰恰就是这样一位好老师，而这本书也是一本难得的好书，罗莎莉在书中为我们阐明了"草本植物甜区"，这无异于赐予我们一个无价之宝，在我看来，这本书值得一读。

罗斯玛丽·格拉德斯塔尔

草药医生、作家、圣山植物修复保护中心创始人

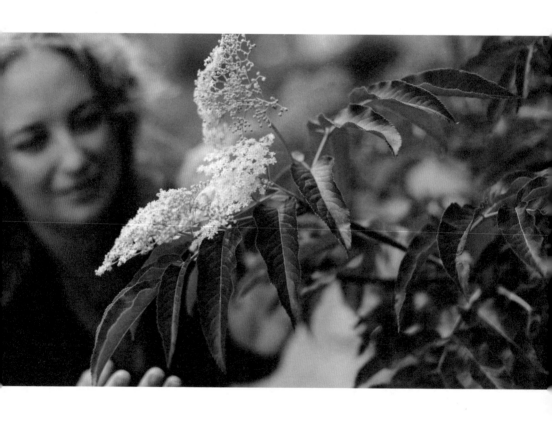

前　言

2 000 多年前，希波克拉底学派这样说过："让食物成为一种药。"时至今日，对我们来说，这句话同样充满智慧。令人高兴的是，现在越来越多的人接受了食物即药物的理念。许多产于当地且富含营养的有机食物成了大多数人餐桌上的首选。自从 1994 年开始，美国农贸市场的数量增加了 4 倍，这表明在本地生产的天然食品越来越受欢迎。虽然越来越多的人在关注食物的营养，但我注意到，在我们的餐桌上，有一种十分重要的食材正在逐渐消失，那就是草本植物和香料。

草本植物和香料可以把一顿平淡无奇的饭菜变成美味佳肴，而一顿添加了这些神奇植物的饭菜不仅仅会刺激我们的味蕾，正如你即将在这本书中了解到的，草本植物和香料还有助于我们的身体健康。它们不仅可以调节你的情绪、抑制氧化应激，增强你对营养的消化吸收能力，还可以预防很多慢性疾病。

这本书所有内容都是建立在一个前提之上——你是独一无二的。在这个信息时代，总有各种各样所谓的"专家"告诉你哪些食物可以吃，哪些食物不可以吃，哪些药具有神奇疗效，甚至对你和其他任何人都有疗效。但事实是，当我们谈到什么食物对你的身体有好处时，你才是最有话语权的专家，因为你的身体是独一无二的。在这本书中，我不是向你兜售另一种"超级食物"，我想带给大家的理念是，在选择吃什么的时候，你要考虑自己身体的特殊性，并根据你的需要，选择最适合你的草本植物。

虽然本书主要介绍草本植物、香料和食物，但我向你保证，本书绝不仅是一本健康菜谱。你不用专门吃素，让自己成为一个素食主义者。但如果你以前不吃肉，也不用特意开始吃肉。我在本书中介绍的草本植物和香料的价格都很便宜，你也不用担心买不起，而且，这些具有强大功效的草本植物和香料到处都有，你也无须为了它们去国外远行。本书将通过一些简单实用的制作方法告诉大家如何在日常生活中发挥草本植物和香料的作用。我会帮助你们在饮料、正餐以及甜点中添加草本植物和香料，同时也会为大家提供一些简单的制作方法。本书首先会介绍一些简单的观察技巧，然后将带领你开启一段有趣的草本植物发现之旅。在旅途中，你将会获得力量，知道如何让自己获得更持久的健康。

真有所谓的"万能法"吗？

在现代，我们整个健康结构饱受我刚刚所提到的"万能法"综合征的摧残。这种错误的观点认为，有一种万能法适合每个人：任何人都只需服用一种药去治疗一种疾病，任何人都只需要采取一种饮食方法，或只需要采用一套锻炼方法就可以保持健康。另外一种常见的观点是，西方医学最先进，而传统疗法或者自然疗法已经过时。这两种观点可以解释我们当前的治疗方式，即在治疗疾病的过程中，人们往往把抑制症状当作第一要务，而不是寻找病因。

其中一个典型的例子就是西医对湿疹的治疗。在治疗湿疹时，西医通常不会探究是什么原因导致了这种疾病，如环境、饮食等。当有病人前来就医时，医生一般会开类固醇类药物给病人。这种药虽然可以缓解湿疹症状，但是这是暂时的，如果长期使用，会产生严重的副作用，而且根本不能解决根本病因。类固醇类药物不会"治愈"湿疹；在服用了这类药物后，病人的症状被抑制了，但潜在问题依然存在。

当然，西医是能治愈许多疾病的。当人们严重受伤或者得了有生命危险的疾病时，手术可以解决这些问题。如果我的胳膊断了，我首先想到的一定是去医院，而不是去当地的草药店。但是，我们现在讨论的是健康问题。我们现代人的健康状况非常糟糕，这让我很担心。在美国，超过 50% 的人患有某种类型的慢性疾病，有 25% 的人患有两三种慢性疾病。在世界范围内，美国是在医疗保健方面投入最多资金的国家，这可能是因为人们在治疗很多慢性疾病时不得不求助于药物，这才造就了价值 10 亿美元的美国制药业。显然，当今社会在追求健康的过程中，我们遇到了问题。

虽然现代医学在很多方面大大地改善了我们的健康状况，但有很多慢性疾病问题是现代医学无法解决的。一些人可能会把希望寄托于科技的进步，以此来拯救我们糟糕的健康状况，但我们都知道，我们不能指望用一粒药片改善我们的健康状况。相反，我们应该更多地关心我们的过去。

植物的神奇历史

在全世界范围内，用植物来治病已经有几千年的历史，在互联网，甚至是书籍还没有出现以前，这种治疗方法就已经存在很长时间了。草本植物入药的科学，即草药学，包含很多传统和理论。在美国现存的诸多草药理论中，占据主导地位的三大主要理论是：西方草药传统，印度草药传统（阿育吠陀）和中国传统医学。

在 20 世纪以前，草药医学在美国的应用非常广泛。不仅传统医药在民间很受欢迎，也有大学专门培训此类医生，这类医生叫作综合医生，他们主要学习如何运用植物药剂治疗病人。当时，许多大学都培养综合医生，这些医生根据自身丰富的经验编写了很多重要的教材，这些教材时至今日依然有很多借鉴价值。但是到了 20 世纪初期，美国医学协会（American Medical Association，AMA）单方面宣布什么是"科学"，什么是"庸医"，从此，人们不再欢迎草本植物和其他自然疗法，反而更青睐于化学药剂和开刀手术。同时，美国医学协会对医生专业的课程进行限制。在这种情况下，草药医学的发展开始走下坡路。

在 20 世纪 30 年代，随着抗生素的发现，人们开始认为"通过科学进步可以过上更好的生活"，因此更愿意服用成药药片，而不再喜欢用植物治病。抗生素和从中分离出来的化学成分给人们留下了深刻印象，如阿司匹林等。草药医学很快就失去了地位。在随后的几十年里，美国的草药医学虽然依然存在，但完全被排除在主流医学之外。

随着 20 世纪 60 年代"重返地球"运动的出现，草药医学开始复苏。就在此时，我们看到了现代草药医学复兴的萌芽。如今几十年过去了，在美国，草本植物已经发展成为一个价值数十亿美元的产业。我希望有一天，我们能够拥有一个综合型的医学体系，把通过采用健康的生活方式去预防疾病放在首位。而且，当有人生病时，我希望能够先从饮食、生活方式和草本植物的使用等方面寻找病因，进行初步治疗，把化学药品制剂和手术作为最后的选择。

这本书不会一味地回顾历史，也不会披着草本植物和营养品的外衣，其实要用"万能法"欺骗你。相反，本书旨在在今天的社会中，引领你走近草本植物。这本书希望能够带领你摆脱"万能法"综合征理念的束缚，开启你的发现之旅，找到适合你，并对你有效的草本植物。在研究草本植物的过程中，我收获了无数惊喜，获得了很多直接和实际的好处。我希望在这段全新的旅程中，你也能够惊喜连连，获益匪浅。

我的故事是如何开始的

虽然我一直对自然养生法很感兴趣，但并没有太把它当回事儿，只是把它看作一个有趣的爱好，用来治疗一些小病。当时我觉得，遇到重大疾病时还是要马上求助西医。但是在我 23 岁时，我被诊断患上了一种罕见的自身免疫性疾病，我对治疗方法的探索彻底改变了我的人生轨迹。

医生对我病情的诊断，使我首次接触西方医疗机构的"万能法"综合征。医院专家告诉我，这种病没法治愈，唯一可行的方法就是服用大剂量的类固醇药物，同时，专家承认这种药物最后也会失去效用。专家还告诉我，我的身体会变得越来越差，我最多还有 20 年的寿命。

面对医生的诊断结果，在最初的震惊过后，我开始为自己的健康努力。在与很多泛健康从业医生接触后，包括草药医生、针灸医生和自然疗法医师，我发现他们在了解我的病情时，与西医有很大不同。他们似乎都更注重了解我，而不太关心西医对我病情的诊断结果。在他们的帮助下，同时我自己也做了很多研究后，我改变了自己的饮食，在饮食里添加了很多草本植物，重点解决了营养不良的问题。6 个月后，我的疾病症状消失了，在随后的 10 多年间，我一直保持着当时的饮食习惯。

这次不同的求医经历不仅让我重获健康，同时也改变了我的人生轨迹。我想要帮助那些和我有相同患病经历的人，因此我开始研究草本植物，踏上了一段全新的旅程。最开始，我和民族植物学家卡伦·舍伍德一起研究植物。我们花了很多的时间去了解自然，在这个过程中，我学会了如何在日常生活中发挥原生植物和其他野生植物的功效，例如把植物添加到食物中、入药甚至用作工具。在那之后，我开始进一步更加具体地研究草药医学，全身心地投入到对民间草药医学的探索中，主要包括在食物中添加药用植物以及利用药用草本植物治疗一些小病。

2005 年，我认识了约翰·加拉格尔和金柏利·加拉格尔夫妇。与他们的合作深深地影响了我的草本植物之旅。一开始，约翰和金柏利学习草本植物的简单方法就深深地吸引了我。他们强调，他们的学习方法源于他们自己的草本植物老师：一次只钻研一种草本植物，并通过日常生活的使用，近距离地研究它。与他们结识后不久，我就开始为他们的网站写制作方法，并加入了他们的社区会员网站。目前，我在他们的网站担任教育总监。公司的使命是把草本植物简单化，让每个人都能够乐于学习草本植物知识。

随着时间的流逝，我发现自己想要在研究草本植物的路上再前进一步，因此我再次返回校园学习，我希望成为一名草药医生。我在草药学校学习了4年，跟随迈克尔·铁拉和莱斯利·铁拉学习知识。后来，我又师从美国草药医生协会前主席、著名草药医生卡尔塔·波克·辛格·卡尔沙，在他的指导下进行专业研究。

临床研究为我打开了一个全新的世界，即个性化的药用草本植物制作方法，我设计了复杂的个性化健康计划，核心目标是如何利用药用草本植物和其他自然疗法获得最大疗效。虽然作为一名草药医生，我利用药用草本植物为人治病已经有10年时间，但药用草本植物对慢性疾病的疗效依然经常给我惊喜。我见证了很多人因为草本植物而获得新生，有人长期饱受炎性肠病的折磨，因为使用草本植物而恢复健康；类风湿关节炎患者因为疼痛而多年无法正常走路，却用草本植物消除了疼痛，可以逐渐恢复正常生活。这样的例子有很多，因为药用草本植物，有的人一周之内偏头痛消失，糖尿病患者的血糖也可以得到有效控制，无须再服用降血糖药物（在医生指导下逐步停药），有的人慢性光化性皮炎症状消除，如湿疹。所有这些病症的治疗没有一个是用了"万能法"。（相信我，如果有人给你介绍一种包治百病的草本植物或者香料，那你读的一定不是这本书。）相反，正如在这本书中我一直提醒你的，用草本植物缓解疾病的前提是我们需要知道是谁患了病，而不是患了什么病。

草本植物和香料的疗效已经如此明显，但我感到很奇怪，当人们的身体出现问题时，为什么首先想到的依然是西药，而不是植物。幸运的是，越来越多的医务人员，包括医生、理疗师和针灸师，开始意识到草本植物和香料的巨大好处。杰勒德·马林医生是美国著名医学专家，主要研究食物和肠道疾病之间的关系。他在霍普金斯医学网站上发表过一篇题为《用两根胡萝卜唤醒你的元气》(*Take Two Carrots and Call Me in the Morning*)的文章，其中举例说明了食物对治疗疾病的作用："对于经常感到恶心、患有胃动力不足和其他肠道疾病的人来说，最好的食物是生姜。"生姜的一些效用类似于昂丹司琼（一种止吐剂），两者都能作用于大脑中相同的区域。但是，很多医生都意识不到这一点。

草本植物和香料能够对你的健康产生重大影响，它们不仅能够改善你的消化能力，还可以调节慢性炎症。当你用草本植物缓解症状初见效果后，你的医生可能会建议你调整处方，或者同意你不再服用处方药了。但是，我并不是建议人们放弃西医治疗，即使停止服用医生开具的处方药，也一定要遵医嘱。正如你将在这本书中看到的，虽然有时选择草本植物缓解症状，或者用草本植物配合西药共同治疗，可能疗效更好，但不能因此陷入"万能法"综合征，从而认为某种草本植物一定可以解决这个病症。也就是说，即使生姜对治疗呕吐有很好的疗效，也不能说生姜可以缓解每个人的恶心病症。

另外，虽然我研究过草本植物在药用方面的复杂性，但我相信，草本植物能够发挥其最大效用的地方是你的厨房。当然，你也可以服用一把草本植物药丸或者少量的酊剂（一种植物的酒精萃取物）。但事实是，如果你能够在日常生活中充分利用草本植物和香料，这将会给你的身体带来极大的好处。

从厨房开始的健康行动

在寻求健康的旅途中，一个常见的障碍是：很多人认为"健康"的生活枯燥乏味，健康的饮食寡淡无味。但事实并非如此，尤其是使用草本植物和香料时。最近，一个朋友和我讲述了她用草本植物和香料做饭的经历。她说那天她的丈夫一进屋，就开始大加赞美："什么东西闻起来那么香？"在吃饭时，他更是赞不绝口，强烈要求妻子以后多做这类食物。

从长期来看，这才是改善你健康状况的正确方式：吃富有营养和抗氧化剂的美味食物，使身心愉悦。这本书介绍了很多制作方法，可以帮助你做到这一点。虽然在美国，有很多人在食物中添加草本植物，但大多数人使用的量都很少，这让人们很难体验到草本植物的真实作用。在一顿饭中，只使用少量草本植物不仅不会改变食物味道，对身体的益处也不大。不管你是正在享受柠檬香膏的镇定作用，还是正在品尝美味的小豆蔻巧克力慕斯蛋糕，或者正在用你自制的芥末给食物调味，你都会有新的发现。不管你是一个素食主义者、原始饮食法倡导者还是本地食物爱好者，你都能找到无数种方法可以让自己充分享受草本植物和香料带来的巨大好处。

草本植物之旅将开始于本书第一部分，随着你对自己的了解越来越深入，你就可以选择最适合自己的草本植物和香料了。本书第二部分根据草本植物的味道给各种草本植物分类，共包含 5 个小部分，分别为：辛辣味、咸味、酸味、苦味和甜味。在第二部分，每一章介绍一种草本植物或者香料，并提供相应的制作方法，便于你实践操作。

下面，让我们立刻开始草本植物趣味之旅吧。在这本书中，了解草本植物，无须背诵复杂理论，只需要动手做就可以了。在阅读过程中，如果你发现某种草本植物非常适合你，你可以立刻按照书中简单的制作方法进行制作。请注意，如果有适合你的草本植物和香料，你大可以在日常生活中经常使用它们。

这本书的重点是希望你能够充分认识到草本植物和香料的作用，并把它们应用到你的生活中，改善你的健康状况。我希望本书能够拓宽你的眼界，唤醒你的思维，发现药用草本植物的强大效用，进而鼓励你在日常生活中多多使用它们。这样做，不仅有助于你预防疾病，还有助于治疗一些影响我们生活质量的慢性疾病。通过阅读本书，相信你一定可以为自己制订个性化的保健方案。

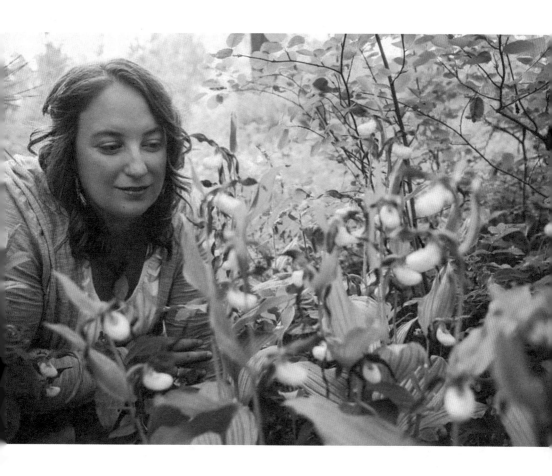

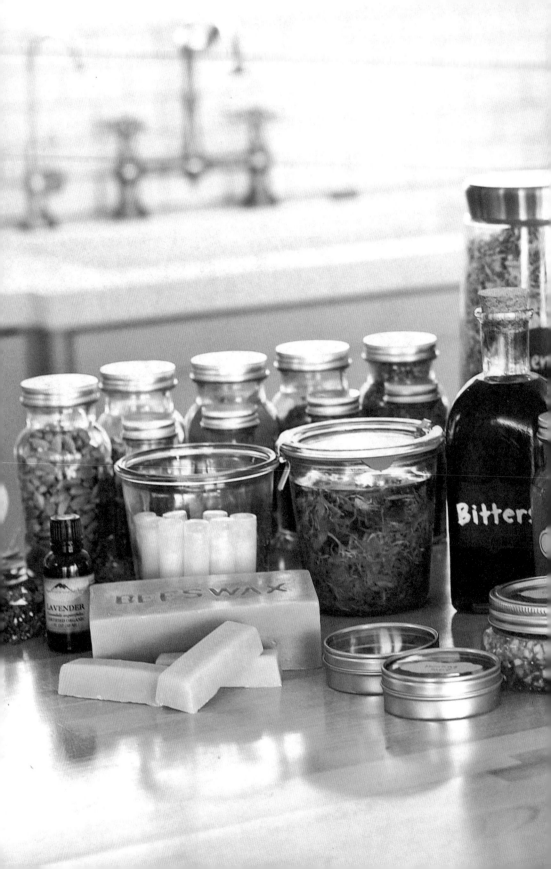

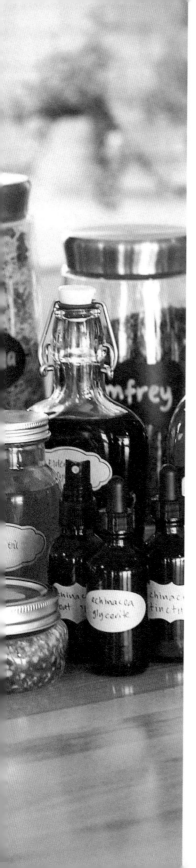

第一部分

走近草本植物和香料

第 1 章

草本植物有什么与众不同

每次吃东西的时候，你都能从食物中吸收营养，维持身体健康。在饮食中添加草本植物和香料有诸多好处，它们不仅可以为人体提供必需的营养元素和能量，还可以帮助人们延缓衰老、预防一些疾病、修复受损机能并保持身体健康。以正确的方式在食物中添加草本植物和香料，大多数情况下都不会存在安全问题，这比直接吞咽草本植物胶囊或者服用草本植物酊剂要好得多。

你也许会好奇，草本植物和香料为什么会有这么大的效用，甚至能影响我们健康的方方面面。本书将会在第二部分为你详细解析每一种植物的特性，但在了解这些细节之前，我们先来了解一下草本植物的常见用途。

促进消化

草药医学通常认为，绝大多数慢性疾病都源于消化不良。如果我们无法把吃进去的食物转化成身体所需要的营养成分，那又怎么会有健康的身体呢？植物用于烹饪的历史可以追溯至数千年前。古人之所以这样做，不仅是因为植物可以让食物变得美味，也是因为它们有助于消化。

令人遗憾的是，虽然人们长期饱受消化不良的困扰，但大部分人通常认为这是生活中的必然现象而不够重视。作为临床草药医生，我诊治了数百名因为各种慢性病而前来就医的病人。他们的共同点是消化系统都出了问题，但都把消化不良视为"正常现象"。当我们利用草本植物和香料改善了他们的消化功能后，他们的很多其他慢性疾病也随之痊愈。

当你出现下列反应时，很可能就意味着你出现了消化不良的情况，一定要多加注意：

胃气胀

胀气

积滞

胃灼热

便秘

恶心

食欲不振

习惯性腹泻

溃疡

富含抗氧化剂

草本植物和香料都富含抗氧化剂，而抗氧化剂可以避免氧化应激损害身体。氧化应激是导致心脏病、肝脏疾病、关节炎、皮肤过早老化以及眼损伤等健康问题的罪魁祸首。当人体内的自由基过剩时，身体就会出现氧化应激。自由基是指由不成对电子构成的原子或者分子。因为自由基缺少一个电子，所以在和其他细胞分子接触时，就会"偷"一个电子弥补自身不足，从而导致被"偷"的细胞分子被破坏。这会在人体内形成一连串的连锁反应，进而导致应激反应。而抗氧化剂有多余的电子，可以和自由基中的单个电子配对，避免应激反应的发生。

人的正常活动，如吃饭或者呼吸都会形成自由基。但是，压力过大、空气污染、睡眠不足、吸烟、食用加工食品和过热的油以及食用烤焦的肉，都会导致体内产生多余的自由基。要想尽可能地遏制氧化应激反应，一方面要尽量避免上述不健康的生活方式，另一方面可以在食物中多添加富含抗氧化剂的草本植物和香料。

调节神经系统

环顾四周，你会发现在生活中，压力无处不在。当你问你的朋友最近怎么样时，他们的回答大多是"我很忙"。压力超负荷似乎已经成为现代人的一种常态，很多人长期睡眠不足，劳累过度，精神高度紧张和压抑。

当忙碌成为社会文化的主流时，随之而来的慢性压力也对我们的身体造成了难以忽视的影响。在美国，导致死亡的六大因素包括癌症、冠心病、意外伤害、呼吸系统疾病、肝硬化和自杀。而这六大因素都与精神压力有关。我希望随着人们逐渐开始重视生活中的重重压力，大家可以采取更有效的方式，从而使我们的生活返璞归真，而不是追求华而不实的海市蜃楼。要实现这个愿景，我们不仅要彻底转变心态，还要改变应对压力的方式。用新的方式支持挣扎于工作的家人，帮助他们对抗种种压力。

在这里，我们必须要认清一点，草本植物无法让你拥有超人般的能量，无法让你连续几天不睡觉，也无法帮助你瞬间完成待办清单上让你激情澎湃的事情。然而，正如你将在这本书中读到的，草本植物和香料可以帮助你减少压力带来的消极影响，帮助你控制交感神经系统产生的战或逃反应，激活副交感神经系统的休息和消化反应。草本植物和香料还可以在晚上让你安然入眠，让你在白天从容面对压力。将草本植物、香料与新鲜食材搭配在一起做成的美食，可以为你提供神经系统运转所需的大量维生素和矿物质。

可用作抗生素

有些草本植物和香料可以有效地抵抗致病菌。在用药物制剂制作抗生素的时代，这听起来似乎毫无新意。但现在人类面临的一个重大问题就是抗生素耐药性。随着细菌的进化，它们逐渐适应了抗生素药物。在过去几十年间，滥用抗生素的情况越发严重，这致使越来越多的细菌不再惧怕抗生素，而且产生了很强的耐药性。仅美国每年就有 23 000 人死于耐抗生素病菌感染。细菌在进化发展，而几千年来，植物也一直在进化发展，植物自身系统复杂，许多病原体很难适应它们。

虽然在某些情况下，我们必须使用抗生素，但是抗生素也会产生很大的副作用，尤其是对我们的肠道菌群——一种位于消化道的有益菌。近年来，很多新研究表明了种类多样且健康的肠道菌群的重要性，但抗生素药物会无差别地消灭所有细菌，包括有益菌。"抗生"这个词，现在看来真的在"抵抗生命"了。

香料也是一种抗菌剂，而且并不"抵抗"生命。它不会对遇到的细菌进行无差别攻击，而是会有选择地针对某种具体的传染源发动攻击，甚至有些草本植物对某一种特定细菌比对其他细菌更有效。植物对病毒感染和真菌感染也很有效。

科学家们一直在研究更有效的植物抗生素。例如，已经有研究表明，在北美黄连（又名白毛茛）和俄勒冈葡萄根（十大功劳属植物）中发现的小檗碱就是一种更强的抗生素，在治疗耐抗生素病菌感染方面效果显著。

植物能为我们做的远不止如此。草本植物不仅可以杀死细菌，还可以保护身体内的生态系统，例如草本植物可以帮助我们恢复黏膜完整性并维持肠道菌群的健康。

有助于增强免疫系统健康

当人们生病时，服用草本植物可增强免疫力或调节自身免疫系统功能，进而可以恢复身体健康。病原体会让人生病，免疫系统可以说是对抗病原体的最佳防御手段。免疫系统功能障碍会增加感染疾病的危险，同时也可能导致癌症、自身免疫失调以及季节性过敏。草本植物有助于加强免疫系统功能，保证免疫系统正常工作。

　　草本植物和香料有助于我们的身体健康，这一点可以展现在很多方面，如促进消化，提高免疫力，唤醒感官，为你的生活带来乐趣。要想发挥草本植物的最大效用，你需要每天都食用草本植物，而且需要大量食用。我们所说的食用不是指你撒在汤上的那一点点儿调味剂，而是指你的每一顿饭都需要食用一定量的草本植物和香料，把食用草本植物作为一种保持身体健康的生活方式。健康的饮食才是良药。

第 2 章

草本植物要这样用

随着你对草本植物的功效和性能有了一些了解，渐渐地，你的心中可能会充满疑问，逐渐想知道，草本植物真的这么有用？我们怎么才能发现草本植物的秘密？作者说的都是真的吗？

在了解植物时，一定要培养多元化思维，意识到这一点很重要。关于植物的实用价值，历史的记载可以追溯至几千年前。时至今日，很多草药医生在日常生活和实践中依然经常使用草本植物，并分享他们的个人经验。当然，现在有越来越多的科学家开始致力于植物的研究。

从历史文献到现代科学

草本植物首次用于保健的文字记载可以追溯到5 000多年前。数千年过去了，人类留下了无数书面文献记录，这对现代草本植物知识产生了深远的影响。现代人对古老文献中的内容心存质疑，这无可厚非，但不可否认的是，历史文献中有很多内容经受住了时间的考验。时至今日，依然有很多精华内容值得我们借鉴和学习。我们不能因为其中一些信息已经过时，就觉得历史文献一无是处。

为了验证文献中记载的草本植物用途，现代草药医生进行了大量的亲身实验和临床研究。他们以史为鉴，发扬传统，不停地研究草本植物的新用途。通过拜师学艺、上学深造、参与会议以及一些组织机构（如美国草药医生协会），草药医生们彼此分享各自的体验和试验成功的案例。这种相互沟通为草本植物的应用提供了非常有价值的信息。

在过去的10多年间，我一直都在用草本植物为我自己、我的家人以及我的病人缓解病痛。我亲眼见证了草本植物和这种生活方式是如何改善人们的治疗体验的。草本植物既可以应用于一些小病，如缓解嗓子痛，也可以用于调理复杂的慢性疾病。在这本书中，我不仅介绍了我自己的一些经历体验，同时也很荣幸可以和大家一起分享过去多年来我接触到的一些人和故事。（出于保护隐私权的考虑，这些人在书中都使用了化名。）

现代研究与临床试验

如今，对草本植物和香料的科学研究和临床试验的数量都呈现上升趋势。虽然我经常听到有人说科学研究证据表明草本植物没用，但事实是，数以千计的试验证明了草本植物的效用。有人肯定草本植物的传统用法，有人青睐于研发草本植物的新用法。

有很多精心设计的研究都采用了传统草药医生的方法，如精确用量、选取最佳萃取物（如茶叶、酊剂等）和对症下药。

但是，也有一些研究非常不负责任，一些人在胡乱研究一通之后，就大肆宣扬草本植物毫无用处，从而导致人们对草本植物产生了错误认知。2009年，《美国医学会杂志》（*Journal of the American Medical Association*）刊登了一篇研究论文，该论文宣称银杏果不能预防阿尔茨海默病。"银杏果无用"的大标题很快就登上了美国主要媒体的头版头条。随后不久，美国植物学协会（American Botanical Council）发表新闻声明，指出刊登的论文中存在大量错误，例如这一研究没有设置对照组、数据不准确（研究中有40%的参与者中途退出了研究）。该新闻稿同时还指出：

至少有16个临床对照试验就不同的银杏提取物对没有认知障碍的健康成人的作用进行了研究。曾有系统性的综述表明，在数个过往的试验中，有11个表明银杏果可以增强人的短期记忆和注意力，延长处理心理任务的时间。

但遗憾的是，对不严谨试验的批评不够振聋发聩，还不足以登上头版头条，因此给公众留下印象最深的反而是"草药无用"的新闻了。

这本书中，我引用的大多数研究源于人类的临床试验，即体内实验。我也引用了一些有趣的植物体外研究试验，也就是指植物在有机体外的受控环境中进行的研究，如在培养皿中进行的细胞测试。虽然体外实验有助于更好地理解植物的作用，但这样的实验不一定能够说明某种特定植物对人体的影响。另一方面，本书中提供的研究，并不包括动物实验，原因主要有两个。首先，我认为利用动物做实验违背人类伦理。其次，动物实验的结果并不一定适合人类。

在研究中，如果我们无视草本植物的传统作用，只关注设计粗糙的临床试验，那么我们将无法更好地理解草本植物的潜在功效。相反，如果我们只关注历史文献和传统，无视科学研究和现代草药医生的丰富经验，我们同样无法正确理解草本植物。要想真正了解草本植物，就一定要把草本植物的传统方法、现代医学实践和科学研究三方面结合起来，也就是把几千年来积累的知识精华、当代草药医生的丰富经验，以及很多设计精良的人体临床试验研究相结合。只有这样，我们才能够对草本植物改善健康状况的多种方法有一个更为清晰的认识。

这本书中，我会同时从这三个方面入手，不仅提供药用草本植物的基本知识，同时还会强调利用科学方法验证植物的传统用途。在接下来的章节中，我们将会了解草药医学的基础：能量和味道。

第 3 章

找到适合你的草本植物

仅在美国，草本植物和保健品已发展成为一个价值数十亿美元的产业。在全世界范围内，这个数字更大——而且还在持续增长。今天，虽然药用草本植物很受欢迎，但人们对其知之甚少。草药医师兼作家戴维·温斯顿这样评价："草本植物变得越来越受欢迎，但草药医学并没有引起重视。"

换句话说，当我们谈到草本植物的功效时，我们文化中的"万能法"综合征思维方式依然大行其道："噢，你这儿不舒服，吃这个草本植物管用。"在一些社交媒体和一些无良营销活动中，这样不负责任的说法随处可见："姜黄可以治疗癌症！""柠檬香膏可以杀死病毒！""松果菊可以治愈普通感冒！"

"万能法"综合征反映了美国文化中的保健方式：不管是草本植物还是西药，人们都在寻找一种药剂，可以治疗每个人的疾病，甚至在关于饮食的建议中，这种观点也十分流行。素食法、原始饮食法、南滩减肥饮食法、阿特金斯减肥法、低碳水化合物饮食法、预防高血压膳食疗法（DASH）或其他任何饮食法都把吃看作改善身体状况的唯一方法。但是，如果你用这种方法使用药用草本植物，那么你就完全摒弃了传统草药医学中的关键理念。

针对医疗保健，传统药用草本植物理论提出了一种完全不同的方法，其规则和诊断都不提倡"这个药可以治好那个病"的思想。药用草本植物从业者通常把这称为"草本植物的艺术"。接受过良好培训的草药医生不会只对疾病进行处理、诊断、治疗和开药。相反，草药医学提倡的是个性化治疗方案，是针对不同的人选择不同的草本植物，而不是简单地根据某种具体症状选择草本植物。

个性化调理方案

草药医学的核心理念是，我和你是完全不同的个体。乍一听，似乎觉得我在说废话。毋庸置疑，我们每个人之间都存在很多差异。我们的年龄、体重、眼睛颜色、居住地、工作、体能状况、饮食偏好和日常生活经历都有可能不同。因此，即使我们患有相同的疾病，治疗方法也可能会完全不同。

我们所有人都是独立个体；草本植物、食物，甚至是生活方式的选择都应该与我们的特殊需求相匹配。这些理念贯穿我们当今三大主要体系。在西方传统草本植物学中，我们研究4种体液和它们对应的气质类型——胆汁质、多血质、抑郁质和黏液质。印度的阿育吠陀草药学，主要研究三大生命性质系统，即瓦塔（Vata）、皮塔（Pitta）和卡帕（Kapha）。传统中医中的一种理念是五行说，即金、木、水、火、土，以及脏腑学说（比如传统中医常提到的肝气郁结、脾湿等）。

所有这些系统都很美丽又复杂，需要研究多年才能够有所收获。在本书中，我从这些系统中选取了一些概念，化繁为简，从基础开始介绍，希望让每个人都能够有所收获。这些知识学起来很容易，你无须花费数年去研究，就可以对草本植物有一个初步了解。

个性化调理方案是针对个人的，而不是针对疾病提供的医疗方案。要实现这个过程，根据草药医生所受训练的方向不同，调整方法也各不相同。很多草药医生都会把我提到的"能量"作为潜在的诊断原则。

冷、热、干、湿的平衡

那么，什么是能量？虽然这个术语可能听起来莫名其妙，有点儿空洞，但事实上它指的是你身体的感觉。从本质上讲，能量是指基于4种互补性质来进行分类的体系，即冷和热，干和湿。

　　我所说的冷热并不是温度计上显示的温度高低，而是指冷或热的感觉。例如，如果你曾经吃过非常辣的食物，你会注意到，虽然你的体温没有发生任何变化，但你可能会感觉身体发热。同样，在日常生活中，我们也会有干或湿的感觉。你觉得皮肤一般是干燥还是湿润的？你注意过咳嗽也分干咳和湿咳吗？有些人不喜欢潮湿的天气，因为潮湿的天气会让他们感觉很难受。我喜欢干燥的天气，有人却因为天气干燥感到不舒服。

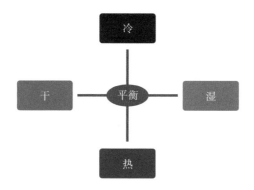

　　草药医生根据这4种特性来定义人的体质和植物的性质，旨在实现人体能量平衡，维持身体健康。如果某个人体热，我们会建议使用凉性草药。如果某个人的身体呈干性，我们就会使用润燥的草本植物。这可能听起来有点儿不可思议，但是一旦你了解了草本植物，你就会明白，其实在生活中你一直都可以感知到这些能量，只是你过去没有重视罢了。举个例子，你认识天生体热的人吗？你见过当其他人只穿一件薄夹克时，某个人却穿着厚外套，还戴着围巾和帽子吗？你认识皮肤特别干燥的人，这个人需要不停地擦润肤露或者润肤霜吗？这些现象都是因为他们身体能量不同。

人体的能量

　　每个人天生具有一种能量组合，都是独一无二的，这就是我们常说的人的体质。人的体质会在一定范围内发生变化。这不仅是因为人体自身在进化发展，还因为一些外部因素，如天气、食物、疾病、药物、睡眠习惯以及压力，也会引起体质变化。体质就如同深浅不同的灰色，而不是绝对的黑与白，或者冷与热。

有时，我们可以从人们的喜好中看出他们的体质。如果某个人体寒，那么他/她可能会喜欢炎热的天气，而体热的人则不会喜欢这种天气。干性体质的人不喜欢沙漠，而偏爱更湿润的环境。你对这些事情了解得越多，在生活中，你就越容易识别不同的能量。

你是否有过这样的经历：一位朋友向你大力推荐某种营养品，这种产品对她的身体很有效，但你尝试后发现不仅对你无效，反而产生了副作用？某个东西对你和对他人产生的作用完全不同，这是很正常的现象。例如，我有一个朋友，她每次失眠都吃生姜，效果很好，而当我失眠时，吃生姜却完全不起作用。不过，生姜有助于促进我的消化，在冬天让我感觉身体变暖。能量的概念可以解释为什么同样的草本植物会在不同的人身上出现不同的反应。我们每个人的能量组合都是独一无二的，这导致了我们的体验各有不同。当你了解了自己的体质后，你将会对自己有一个全新的认识，知道什么是最适合自己的。

草本植物的能量

和人类一样，植物也有冷/热和干/湿的特性。植物能量的形成取决于它们的生长环境、生长方式，以及被加工的方式。例如，鲜姜性温，而干姜性热。这种变化并不是用温度计测量出来的，鲜姜和干姜如果用温度计测量，很可能温度相同。这里所说的温和热是指姜在人体内的反应和感觉。

第一次接触这种说法可能会让你感觉很奇怪，但是，我敢肯定，在一些常见食物中，你可以识别出不同的能量。举个例子，黄瓜性凉还是性热？哈瓦那辣椒性凉还是性热？西瓜是干性的还是湿性的？薄脆饼干又是干性的还是湿性的呢？

疾病的能量

能改变你体质的因素有很多，疾病就是其中一个。例如，当你健康时会感觉身体干燥，而且怕冷。但如果你患有上呼吸道感染，你可能会感到肺部湿气变重，流鼻涕。你也可能会发烧，出虚汗等。虽然你平时身体干燥，怕冷，但这时，你会感觉身体发热，而且身体会变得潮湿。为了恢复身体能量的平衡，你就必须了解自己的体质，这样你才会明白疾病是如何影响自己的身体的。

大学期间，我的老师迈克尔·铁拉教给我的一条最重要的原则是：优先解决急性病。如果你平时是干燥寒性体质，但受外部因素的影响，你感觉燥热潮湿，那一定要先解决燥热潮湿症状。

了解你的体质

为了帮助你了解自己的体质，我设计了两个小测试，包含了冷/热和干/湿体质的一些基本点。做完这个测试，找到你自己的能量组合：热/干、热/湿、冷/干，或者冷/湿。

记住，这个测试只是列出了个人体质的一些基本原则。如果你想要准确地了解自己的体质，可以去见见研究草本植物能量的医生，他们会给你做出一个详细的检查，并准确评估你的体质。但是，这里的测试足够让你对自己的体质有一个初步了解，已经足够让你了解本书的内容。

在做测试时，请记住以下几点：

每个人都具有这4个特性的某些方面，但每个人的强项和弱项各不同。

确定自己的大体倾向。换句话说，就是你在大多数时候的感觉。例如，如果你平时感觉自己是温性体质，但是你因为在一次暴风雪中感到特别冷，所以不喜欢冬天，那么你就是温性体质。

虽然外部因素可能会影响我们的体质，但是我们与生俱来的体质并不会发生很大的改变。如果你无法确定答案，那么回忆一下你小时候的感觉。

测试 1：	判断冷/热体质

阅读下列各项描述，在符合你自身情况的项目前画×。然后，计算每列所得×的数量。如果第一列所得的数字较大，意味着你是热体质；如果第二列所得的数字较大，你就是冷体质。

☐ 和其他人相比，我更怕热。	☐ 和其他人相比，我更怕冷。
☐ 我通常声音很大。	☐ 我通常声音很轻。
☐ 我的脸很容易发红。	☐ 我经常面色苍白，而且甲床也是灰白色的。
☐ 我的舌苔经常是亮红色。	☐ 我的舌苔经常是灰白色。
☐ 我有很多想法，而且乐于和他人分享。	☐ 我经常觉得自己精神不济。
☐ 我喜欢寒冷的天气。	☐ 我喜欢温暖的天气。
☐ 我的胃口很大。	☐ 我的胃口小，吃不下饭。
☐ 我的性格积极活跃。	☐ 我的性格不是很活跃。
总数：_____	总数：_____

测试 2：	判断干/湿体质

阅读下列各项描述，在符合你自身情况的项目前画×。然后，计算每列所得×的数量。如果第一列所得的数字较大，意味着你是湿体质；如果第二列所得的数字较大，你就是干体质。

☐ 我爱出汗。	☐ 我的皮肤干燥粗糙。
☐ 我的皮肤和头发很油。	☐ 我的头发很干。
☐ 我经常感到四肢无力。	☐ 我的甲床很干/容易断。
☐ 我经常鼻塞或者流鼻涕。	☐ 我的皮肤和头皮容易发痒。
☐ 我通常舌苔很厚。	☐ 我经常感觉嗓子、鼻子、眼睛和嘴唇干燥。
☐ 我喜欢干燥天气，讨厌潮湿天气。	☐ 我通常没有舌苔。
总数：_____	总数：_____

如果在测试中，你得到的两列总数一样，我建议你不要想当然地把自己归入哪一类，这时，你可以把与你相符的描述标记出来，看看这些特性在你身上是如何体现的。例如，你可能觉得皮肤湿润，但又不喜欢潮湿的环境，同时你的头发和指甲又很干，而且容易断裂。在这种情况下，你皮肤属于湿性，而头发和指甲是干性的。

如果测试中两列结果都相同，也可能意味着你的体质均衡。有的冷体质和湿体质的人会具有很多相关表现，因此很容易确定他们的体质。而另一些冷体质和湿体质的人却不具备该体质的明显症状，这也导致了用测试很难确定他们的体质。

你可能会发现，由于外部因素的影响，你很难真正了解自己的体质。疾病、药物、天气以及其他很多因素都可能对你产生影响，同时也会影响你的测试结果。深入研究这些概念，有意识地进行实践，都有助于你看清自己独一无二的体质模式。

如果你还是弄不清自己的体质，你可以咨询草药医生，在医生的帮助下，看清自己的能量模式。但是，为了理解这本书的内容，基本的体质测试是你必须要做的。你可以花费一整天的时间思考你的体质，但最重要的是你在日常生活中持续观察和了解人的体质，尤其是对这 4 种性质特性的了解。

品尝植物的味道

了解植物性质的另一个方法就是品尝植物。现在，我们可以从植物中提取各种成分进行分析，但在此之前很长一段时间，草药医生都是通过他们的感觉器官了解和分类药用植物。品尝草本植物的概念主要存在于中国传统医学和印度的阿育吠陀医学中。在中国传统医学中，草本植物共包括 5 种味道，分别是：辣、咸、酸、甜和苦。阿育吠陀也认为草本植物的味道包含这 5 种，同时还增加了一种涩味。

这本书将通过讲解各种草本植物，带领大家开启一场味觉之旅，了解每种味道及其代表的草本植物。你也可以学会鉴别草本植物，通过亲身体验，找到最适合你自己的草本植物。

辛辣味

辛辣味的草本植物性热，且味道辛辣，通常用于刺激感官或者用作催化剂。怕冷、总感觉身体湿润以及缺乏活力的人可以经常食用辣味草本植物。因为这类草本植物可以加速体内血液循环，促使身体发热，温暖四肢。

草本植物不同，它给你带来的感觉也不同。分别喝一口迷迭香茶和一口辣椒水，你感受到的热量绝对不同！辣椒的热量通常会迫使你的身体采取自动降温措施，如出汗。

如果你是热体质，请不要错过这一部分！虽然辛辣味草本植物通常都是让人发热的，但也有少数辛辣味草本植物可以散热。在后文的辣味草本植物部分，我会介绍一些温和平衡的制作方法，适合大多数人食用。

这本书中介绍的大部分草本植物，都是辛辣味草本植物。在日常生活的烹饪中，我们用到的大部分香料也都是辛辣味的。正如我在第1章中提到的，很多草本植物适合用于烹饪，不仅因为它们可以让食物变得更美味，也因为食用草本植物有益于我们的健康。这本书的一个重点就是"食疗"，我会介绍很多可以用于烹饪的辛辣味食物，让你的生活变得更有滋味。

咸味

带有咸味的草本植物富含维生素和矿物质。这种草本植物营养丰富，被认为是所有草本植物中营养最丰富的。

你可能会认为这种草本植物尝起来就像食用盐。其实不然，在草药医学中，"咸"指的是富含微量营养物的草本植物，尝起来是矿物质的味道，与我们熟悉的盐的咸味不同。

咸味草本植物因可以影响体液流动而知名。其中，一些草本植物可作为利尿剂，帮助排尿，另一些可以促进淋巴循环。

咸味的草本植物主要包括海草、燕麦秆、紫罗兰和繁缕。在"咸味"

部分，我会重点介绍我最喜欢的咸味草本植物：荨麻。荨麻营养丰富，甚至超过了羽衣甘蓝，烹饪食物时经常加一些荨麻作为香料非常有益于健康。

酸味

现在，请你想象自己正在咬柠檬，是不是一想到这个场景，"酸味"就会让你直咧嘴？但是，与咸味一样，草药医学中的酸味也和我们以往的认知存在差别。绝大多数水果和涩味草本植物都被归到了酸味类别。

酸味草本植物可以刺激消化，增强体力，减轻炎症。从能量分类上来看，酸味草本植物通常属于凉性，但并不显著。因为它们的热性效果偏向中性，绝大多人都可以每天食用这类草本植物。

很多酸味草本植物富含抗氧化剂，抗氧化剂的好处我们在第 1 章已经做了论述。虽然抗氧化剂对身体的保护作用一直为人们所推崇，但大量研究表明，食用抗氧化剂保健品对身体没有好处。获取抗氧化剂最理想的方法是从整株植物摄入。在后文的"酸味"部分，我会介绍一些可以完美保留植物的抗氧化性的方法。

很多酸味草本植物的味道都很涩，这个特性是草本植物的一个重要特征。印度阿育吠陀医学认为味道有 6 种，涩味即为第 6 种味道。而我把涩味视作口感，而不是味道。如果你吃了没熟的香蕉或者喝了一杯浓浓的红茶，那么你会体会到涩的感觉，这时你通常会感到嘴里很干，这是因为涩味草本植物在接触口腔组织时让口腔黏膜收缩了。涩味草本植物对治疗出血、牙龈肿胀、咽喉肿痛、伤口愈合，以及清除多余排泄物（如鼻涕）有很好的效果。

甜味

甜味草本植物具有滋补健体的作用，不仅可以帮助人们恢复体力，还可以调节免疫系统。如果你认为甜味草本植物尝起来就像甘蔗，那我不得不告诉你，草本植物中的甜味尝起来和糖果店的糖果完全不同。实际上，当你第一次品尝甜味草本植物时，你可能根本不会联想到甜味。

一些草本植物的味道一点儿也不甜，之所以被归为甜味草本植物，是因为它们具有滋补健体的功能。绝大多数适应原草本植物都被归为甜味。甜味草本植物多广泛用于改善身体虚弱或者帮助有不足症状的人调理身体。同时，甜味草本植物还可以调节压力，当一个人面临困境时，甜味食物可以帮助减轻压力，舒缓紧张情绪，使人变得更坚强。

精神压力对身体健康十分不利，甜味草本植物在改善精神状态后，还可以从很多方面帮助人们维持健康。甜味草本植物可以减轻炎症，而炎症是导致一些慢性疾病的主要原因。甜味草本植物有助于睡眠，高质量的睡眠能保证你白天头脑清醒而且有活力。甜味草本植物还可以增强免疫力，这可以让你少得病，其中也包括癌症。

有的甜味草本植物性温，有的甜味草本植物性湿，但具体表现都不显著，多数甜味草本植物都属于中性植物，性质温和。任何体质的人都可以食用它们。

苦味

苦味草本植物可以帮助消化，具有降温排水的功效，有助于减轻炎症。多数都对肝脏有好处。

在这五种味道的草本植物中，如果说哪种最受欢迎，那一定不会是苦味。实际上，很多人对这个味道是又爱又恨，甚至很多语言都表达了我们与苦味之间的这种"敌对"关系：痛苦的事实、苦涩的眼泪、爱挖苦人的性格等。但在草药学中，苦味是我们最常见，也是最重要的味道之一。

草药医生认为，很多消化问题都是由"苦味缺失症"导致的。"苦味缺失症"一词是由草药医生詹姆斯·格林发明的，意思是指我们的饮食中缺少苦味。当我们努力去除蔬菜中的苦味时，我们其实是在伤害自己的身体。苦味对我们的消化系统非常重要。

你的身体可以识别你很久以前品尝的苦味，这是因为苦味的感官遍布全身，不仅消化道里有苦味感官，甚至连肺里也有。舌头品尝到的一点点儿苦味也能让你的整个消化系统都感觉到。苦味会让你流口水，这是整个消化过程的第一步。苦味会刺激胃分泌一种酶，这种酶可以帮助人们消化蛋白质，同时刺激胆汁分泌，胆汁有助于消化脂肪。这就是苦味对消化系统的好处，整个过程非常不可思议。

很多草药医生都坚信，多食用苦味草本植物对人们的身体大有裨益。我十分赞同这一点。（正如我前面提到的，很多消化问题都是由"苦味缺失症"导致的。）我建议大家在每一天的饮食中都能够食用一些苦味食物。

苦味的草本植物性凉且干，适合体热和体湿的人。但是，苦味对所有体质的人都有好处，非常适合与其他草本植物一起食用。在本书中的很多制作方法中，你都会发现苦味草本植物的存在，苦味草本植物通常可以和温性辛辣味草本植物搭配，不仅可以提味，还可以中和辛辣味草本植物的热性，让食物在能量上变得更温和。

正确搭配能量

学会如何把草本植物与人进行匹配是成功使用草本植物的重要步骤。虽然某种草本植物听起来可能有很多种好处，但如果你总是匹配错能量，那么你不仅得不到好处，反而可能会深受其害。

保罗·伯格纳是我的药用植物学老师。他在著作《大蒜的神奇疗效》一书里曾讲述一个故事，说明了能量匹配的重要性。很多年前，保罗对大蒜的各种用途非常感兴趣，所以他不停地吃大蒜，而且越吃越多。但是，大蒜属于温干性植物，而保罗是温性体质。他很快就发现了大蒜的某些好处，如可以缓解身体内的堵塞症状，但是在大量服用大蒜后他的身体开始出现过度干燥的状况，并且出现了炎症。这并不是说大蒜是一种有害或有毒的草本植物。相反，这提醒了我们，在使用草本植物时，要选择适合个人体质的用量，不存在解决一切问题的"万能药"。

了解你自己的体质和你的疾病，以及植物所蕴含的能量类型，这就是我在本书中所要论述的"草本植物甜区"。

找到适合自己的草本植物

寻找完美的"草本植物甜区"是一种本能。你还记得《金发女孩和三只熊》的故事吗？在故事中，金发女孩误闯入三只熊的房子后，她试图在房子里找到令自己感到最舒服的东西。她发现三碗粥：一碗太热，一碗太冷，最后一碗不冷不热，她觉得这一碗最适合她，于是选择了最后一碗粥。当她准备小睡休息一下时，她又看到了三张床，一张太硬，一张太软，只有第三张不软不硬，她觉得最适合她，于是选择了第三张床。

草药医学的艺术和这个故事的共同点，就是在于发现对个人来讲"最适合"的草本植物。如果一个人的体质偏热，我们会建议他/她吃清热降火的草本植物。如果一个人的体质偏湿，我们会建议他/她除湿气。这些其实都是常识，你以前一定有过类似的体验。在炎热的夏日，你是想喝一碗热汤还是一杯冰柠檬水？当你口渴时，你想要吃咸味饼干还是想来一杯解渴的饮料？如果你在暴风雪的天气外出购物，你是会买一个冰激凌还是一杯热可可？

"草本植物甜区"是这本书的核心理念。不要问"哪种草本植物能缓解哪种疾病"这类问题。你首先要做的是了解你自己：自己是哪种体质？自己的身体能量是什么类型的？哪些草本植物可以让你的身体达到平衡状态？

为了找到"草本植物甜区"，你需要彻底了解自己，并知道什么对你最有效。当你阅读这本书时，请记住每种草本植物的能量，这有助于你记住哪些草本植物可以用于缓解"寒"性的发烧，哪些用于缓解"热"性的发烧。你也会通过阅读这本书知道凉性草本植物和温性草本植物一样都能够刺激消化。在你尝试每种草本植物时，问问自己："现在感觉怎么样？""服用了这些草本植物，我有什么感觉？"

食物、草本植物和香料会对你产生影响，随着你对这一点认识的深入，你可能会获得某些重大的领悟。例如，如果你感觉冷，你可能会注意到，喝鲜果汁让你感到更冷，而吃一顿添加了辛辣草本植物的食物会让你暖和起来。你可能也会注意到，苦味的草本植物和食物都有助于消化。如果你是热体质，你可能会发现，苦味草本植物有清火降温的作用，可以让你感觉更舒服。如果你是冷体质，你可能会发现辛辣草本植物有助于加速血液循环。记住，本书的主要目的是找到最适合你的草本植物和香料。因此，要想充分理解本书内容，你必须进行实际操作。

为了帮助你找到你的"草本植物甜区"，本章在最后设计了一个简单的品尝实验，帮助你观察不同的植物、香料带给你的感觉。我强烈建议你自己体验一下，因为这有助于你理解本书后续的内容。

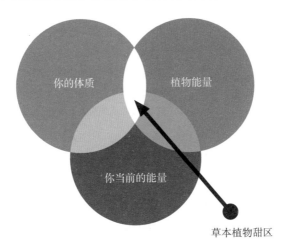

有些时候，要想了解一种草本植物对我们的影响需要花费很长的时间。从生姜开始了解植物最好不过了，因为这种草本植物蕴含巨大的能量，你可以立刻感觉到。如果以其他植物进行练习，效果可能不会很明显，比如说你可能需要花费很长一段时间，经常食用才会感觉到它对你产生的影响。

练习	如何了解一种草本植物或者香料对你的作用

此次练习的目的是观察草本植物或者香料会带给你什么变化。体验没有对错之分，一切都是你自己真实的感受和观察。

我们从品尝生姜开始。从一开始就选择姜，一是因为姜随处可见，二是因为姜的能量大，效果显著。（同时，也是因为很多人喜欢姜的味道。）

我们从制作姜茶开始。材料选取鲜姜和干姜都可以，这取决于你更容易找到哪种姜。没有必要准备两种姜，当然如果你坚持用两种姜的话，也是可以的。

鲜姜：

把鲜姜切碎，将约一汤匙的量放入茶杯中。

然后往杯中倒入刚烧开的水。

盖上杯盖，浸泡10分钟。

干姜：

在茶杯中放入两茶匙干姜末。

然后往杯中倒入刚烧开的水。

盖上杯盖，浸泡10分钟。

待姜茶沏好后，按照以下步骤品尝，认真体会：

1. 闻茶

你有什么发现？茶的味道怎么样？在闻茶时，你感到身体有什么变化吗？茶的味道让你心情愉悦吗？还是你不喜欢这个味道？

2. 第一次品茶

茶尝起来是什么味道？是甜的、酸的、苦的还是辣的？

3. 第二次品茶

你身体内部有什么感觉？你的呼吸是否加重？你的鼻子里有什么感觉？在消化姜茶的过程中，一开始是不是会分泌唾液，然后肚子咕噜咕噜响？

4. 第三次品茶

喝过之后，你觉得姜茶是温性的还是凉性的？当你品茶的时候，舌头是否尝到了辣味，胃里是否有灼热的感觉？还是你感觉比喝茶之前更冷了？

第 4 章

如何用好这本书

为了真正理解这本书所讲述的内容，我建议你在阅读的过程中像探险家一样思考。但是，即使是探险家也需要做好准备，选择合适的工具。在本章里，我将介绍如何挑选最好的草本植物，如何计算剂量和测算剂量以及在草本植物探险之旅中你需要用到的物品和工具。

确定自己的体质

随着你体验过的草本植物和香料越来越多，请记住，草药学寻求的是4种性质的平衡，即冷、热、干、湿的平衡。因此，在挑选食物、草本植物和香料时，判断它们是否适合你的一个方法就是，记录你对它们的感觉。我建议你做一个观察日记，因为很多细微的改善很容易被忘记或者被忽略。你某天服用了一种草本植物，然后第二天你所有的身体不适就都消失了，这种情况不太可能发生。草本植物需要长期服用才会见到效果。

举例来说，你在绝大多数情况下容易感觉冷。于是，在通读了本书，了解了草本植物之后，你决定以后要在生活中多食用辛辣味草本植物和香料。坚持了几个月之后，你回顾了一下身体的变化，认为自己还是怕冷。那么你就会很容易觉得，嗯，食用草本植物毫无用处。

我们来看看另外一种做法。同样，一个怕冷的人想改善身体状况，于是在日记中记录下这对你来说意味着什么，或者你有哪些症状。例如，你可以列出你的具体感受：你是手脚发凉，还是其他人只穿一件T恤衫的时候你需要穿毛衣、戴帽子？然后，你开始在生活中添加辛辣味草药。连续几周，甚至几个月，你坚持记录你的体验以及观察结果，虽然很简单，但很准确。你仍然会感觉冷，但是，经过你自己的仔细观察，你会发现，事情正在发生变化。也许你现在仍然怕冷，但是你不需要在床上铺电热毯暖脚了；可能你仍然需要穿毛衣，但不需要戴帽子了。

你要时刻记着：这个体验只是为了观察某种草本植物带给你的感觉，以及你的身体发生了哪些变化。体验没有对错之分，只是你自己的真实感知和观察。坚持实践，不停完善改进这种品尝草本植物的体验非常重要，这有助于你找到最适合你的草本植物。

选择适合自己的草本植物

在购买草本植物和香料时，最好买有机植物。优质的鲜姜在农贸市场可以买到，干姜可以在当地的保健食品店购买。

至于草本植物该如何保存，没有明确统一的规定。一些草本植物只需要简单保存就好。草本植物在接触阳光和受热后，很容易变质失效，研磨成粉末的草本植物的保存期会缩短。因此，购买草本植物时，尽量购买整株植物，根据你的需要磨成粉末。草本植物粉末最好装在玻璃瓶中，放在阴暗处，远离热源。很多人喜欢把香料放在厨房的灶台边，虽然烹饪时方便拿取，但热源易使香料变质失效。

可以肯定的是，时间长了，草本植物和香料都会失去活性。最好的判断草本植物和香料质量的方法就是利用你的感官。干的草本植物和香料应该和它们在新鲜状态下的颜色一样，干的草本植物比新鲜的草本植物颜色稍浅一些也没关系。如果一株植物在新鲜时是绿色的，那么在干的时候也应该是绿色的（而不是棕色的）。如果一株植物有香气，如薰衣草或者圣罗勒，那么晾干后应该依然香气浓烈。把新鲜的香味植物和刚晾干的植物比较一下，如果干的植物几乎没有味道，那么它很可能已经过了最佳使用期。

在开始了解本书的草本植物制作方法前，我建议你清理一下你手头现有的草本植物。如果草本植物已经不新鲜，而且味道全失，那么处理掉吧。然后，购买一些新鲜的、充满活力的草本植物，只有食用这样的草本植物，才能改善你的身体。至少每隔6个月就需要整理一次你的草本植物。

如何掌握用量

这本书中，每个专门介绍草本植物的章节都会包含"推荐用量"部分。这些推荐用量是根据我自己使用草本植物的经验，然后综合了临床草药医学文献中的注意事项确定的。不可否认，在草药医学中，推荐用量不是一件容易的事，因为草本植物对每个个体的作用是不同的。你的年龄、体重、性别和当前的身体状况都会影响药用植物的最佳用量。

根据我自己的实践经验，我建议大家在刚开始的时候少量使用草本植物，然后再慢慢增加剂量。我希望人们使用草本植物时，以不产生任何副作用为确定最大用量的标准。我所推荐的用量对大多数人来讲不仅安全，而且足以让你见到效果。我希望你一开始可以接受我建议的用量，然后慢慢地找出对你最有效的药用植物剂量。

酊剂和草本植物不同，它会有一个比例列表，在比例列表里我们用符号把数字隔开（如1∶1或者1∶3）。这些数字代表了草本植物用量和溶剂（液体）之间的比例。1∶3表示一份酊剂中包含一份药用植物、三份液体。（这是一个重量体积之比，因此草本植物按克称量，而衡量液体的单位是毫升。）列表中比例数字后的百分比代表的是酊剂中的酒精浓度。

如何称量不同的植物

在我们的成长过程中，绝大多数人都会学到一些测量方法。大部分学校会教学生如何测量。当你想亲手做巧克力曲奇饼时，烘焙所用食材是有测量标准的。你们家的一茶匙小苏打和我们家的一茶匙小苏打没什么区别，因为小苏打通常在用量和密度上都是一样的，任何地方的小苏打都差不多。

但是，衡量草本植物和衡量烘焙原料的方法不同。草本植物的形状会因为采集和切割方式的不同有很大的区别。例如，蒲公英根可以被切成大厚块，也可以被切成小块。当同一种草本植物的形状大小变化很大时，用茶匙或者大汤勺称量就会有很大的差别。另外，某些草本植物因为形状和大小的原因很难称量。例如黄芪，现在市面上出售的黄芪大多是薄片；如果你用茶杯称量黄芪，结果就很难准确。因此，我喜欢用称重的方法确定草本植物用量。我强烈建议你购买一个具有多个量程的小型厨房秤，如克、千克、盎司①，以及磅②。

本书的制作方法采用了体积测量法和重量测量法两种方法。我经常换着用。不管是哪种方法，都可以准确测量出食材的用量。对于那些很难用茶匙或者大汤勺称量的草本植物和香料，我一般会称它们的重量，但也会大概估测一下体积。你现在可以立即在厨房里实践了，即使你没有任何特殊设备也没关系！在一些制作方法中，有的草本植物无法通过体积估量，必须通过称重量确定用量，我就只写明了重量，并在描述中做了注释。

如何找到最好的原料

我父亲最喜欢说的一句话是，美食的秘密在于优质食材。当你把食物当作药物的时候，食材更为重要。下面是关于如何选取最佳食材的几点建议：

水果和蔬菜：优先选择有机水果和蔬菜，可以是你自己种植的，也可以是从农贸市场购买的。毫无疑问，比起从其他州或者国家运输过来的水果和蔬菜，当地的蔬菜和水果更新鲜，也更有营养。很多水果和蔬菜在采摘后

---

① 　1盎司≈30克。——编者注
② 　1磅≈0.48千克。——编者注

营养成分流失得很快。例如，青花菜在采摘了24个小时之后，维生素C的含量会减少50%。

"人道饲养"肉制品：本书中的制作方法不一定非要配肉（当然，也不是说你要成为素食主义者）。但是，你如果选择吃肉，可以选择更健康的肉。现在在美国，有很多新兴小农场，它们都采用"人道饲养"的方式饲养家畜。在这样的农场里，家畜多采取自由放养的模式，活动空间广，而且饲料健康。所以当你购买牛肉时，请选取食草的或者在农场饲养的牛，鸡肉也要选择散养的鸡。如果你能够在当地农贸市场找到这些，那就最好了。

用现代工业化养殖模式生产出来的肉，吃了还不如不吃。在这种模式下，牲畜都被圈在围栏内集中饲养，生产的肉类大多在食品店里出售，而且价格便宜。在这种情况下，动物不仅生存环境差，而且吃的也多是添加了抗生素和激素的不健康的饲料，这是一种非常不人道的饲养方式。试想一下，吃了这样的肉，我们还能有健康的身体吗?

橄榄油：橄榄油既美味，又有助于健康，是烹饪美味食物的绝佳选择。最近，越来越多的人发现，超市货架上的很多橄榄油并没有广告宣传中那么优质。在选购橄榄油时，可以找机会直接从农场购买，有必要的话，也可以从网上购买。

蜂蜜：蜂蜜是我在沏茶或者烹饪时经常使用的甜味剂。和其他甜味剂相比，如蔗糖[①]，我更喜欢蜂蜜，特别是当地生产的蜂蜜。我建议不要从超市里购买畅销款蜂蜜。除非有标签特别说明，否则这种蜂蜜很可能不是以

[①] 蔗糖：甘蔗通常是利用不可持续的生产方式大批量生产的，然后经过长途运输到达工厂，生产出来的蔗糖用不环保的材料包装，然后再运到数百米，甚至数千米以外的商店出售。因此，我找不到任何买糖的理由。另外，我们都知道，在我们所食用的不健康食物中，糖就是其中一种。在美国，一个美国人一年平均吃掉2 000磅的食物，其中糖占据了150磅。美国心脏协会建议，男性一天食用的糖不应超过9茶匙，女性不应超过6茶匙，但我们平均消耗量是建议中的5倍。这也是为什么在我的制作方法中，不建议食用糖的原因。

可持续的方式生产的。

而且，当你从当地可靠的遵守道德原则的养蜂人手里购买蜂蜜时，你就是在支持当地产业发展 ——并且在帮助人们保护蜜蜂！现在，蜜蜂的死亡率之高已经创了纪录，它们需要我们的帮助。其实，是我们极度需要蜜蜂，因为构成我们食物来源的大部分植物都需要它们授粉。我的好友苏西·科瓦尔奇克是一个养蜂人，同时她也是保护蜜蜂的有力倡导者。她公然反对使用农药，因为农药会杀死蜜蜂，她还到全世界各地学习最好的养蜂方法，由于她采用不分蜂类的方法养殖蜜蜂，所以她的蜂巢都很大。而这也正是我所支持的。

你需要的工具

实践本书中的制作方法无须任何特殊工具，只需要一些便宜的日常工具就可以把草本植物制作变得更容易。

厨房电子秤：在用一些形状不规则的草本植物和香料时，我强烈推荐使用厨房电子秤。电子秤最好带有克、千克、盎司以及磅等多种量程。电子秤一般在厨具店、五金店或者网上都可以买到。

香料研磨器：有了香料研磨器，你就可以购买整株植物，然后在需要的时候再研磨成粉，这样有助于保持香料的活性。我有一台价格低廉的咖啡研磨机，后来我专门用它来研磨香料和草本植物，但从来没有用它磨过咖啡豆，因为我担心残留的咖啡味道会影响香料的味道。

药臼：研磨新鲜或者少量草本植物时，我喜欢用药臼。药臼由研钵和药杵组成，研钵是里面有凹槽的碗。带凹槽的碗比没有凹槽的更便于研磨。

滤网：在沏茶或者其他类似的草本植物时，使用滤网会让操作更方便。

最好使用不锈钢材质的、网眼细密的滤网。如果使用茶包或者茶球形状的滤网，注意一定要保证容器大小和草本植物数量相当，这样草本植物才能够浸泡充分。不要把大量草本植物塞到一个滤球内。

漏斗：各个型号的漏斗最好配备齐全，便于你往罐子或者瓶子里装草本植物。漏斗依然最好选择不锈钢材质的，尤其是用于盛装热的液体时。

纱布：纱布可以过滤掉滤网无法阻隔的细微颗粒。我喜欢纱布的另一个理由是，使用纱布可以充分挤压新鲜植物，保证最大限度地不浪费汁液。如果你没有纱布，用果汁过滤袋也可以，而且果汁过滤袋还可以重复使用。

玻璃罐：在厨房里使用草本植物时，玻璃罐必不可少。我常备各种型号的玻璃罐。本书中介绍的草本植物以及各种植物制品都可以用玻璃罐储存，你也可以用它们来储存其他东西。但是要注意，市面上的一些玻璃罐的内侧涂层含有BPA，即双酚A，这种化学物质会导致内分泌失调。因此，我的玻璃罐都用玻璃盖子密封。我不建议选用金属盖子的玻璃罐，如果液体中含有醋，那么不仅会腐蚀罐盖，也会影响罐内液体的品质。

未来的探索

我建议你先通读一遍本书，大概了解一下这些草本植物和香料都有哪些作用。然后，选择一种草本植物或者香料自己亲自实践一下，多花点儿时间去实践，草本植物可以泡水喝也可以用于烹饪，认真品尝一下味道，而且一定要经常食用。

关于这本书，我希望它不仅可以引发你的思考，还希望在看了这本书后，你能够在日常生活中经常使用草本植物。我希望这本书能够为你提供一些实用信息，鼓励你去尝试新的草本植物和香料，探索新口味的食物和制作方法。希望通过探索你可以做出更美味的食物，并改善你的健康。

请记住，没有保健的"万能法"。在"如何发挥草本植物和香料对你的最大效用"这个问题上，你最有发言权。但是这需要你积极参与实践，才能掌握草本植物的艺术。这里不存在教条主义的哲学，没有什么是"应该的"和"不应该的"。相反，你即将开启的是一场观察和意识之旅。当你抵达终点时，你才会知道最适合你的食物、草本植物和香料都是什么。它们不是某些专家宣称的适合每个人的超级食物，而是你亲身体验过的，让你受益匪浅的美食。

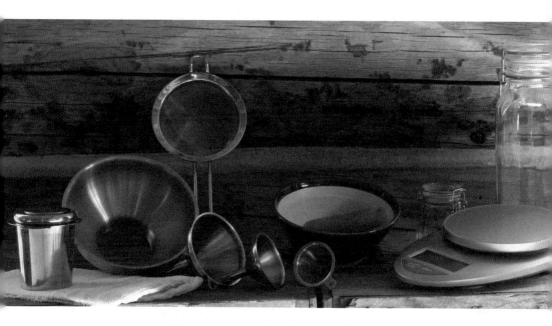

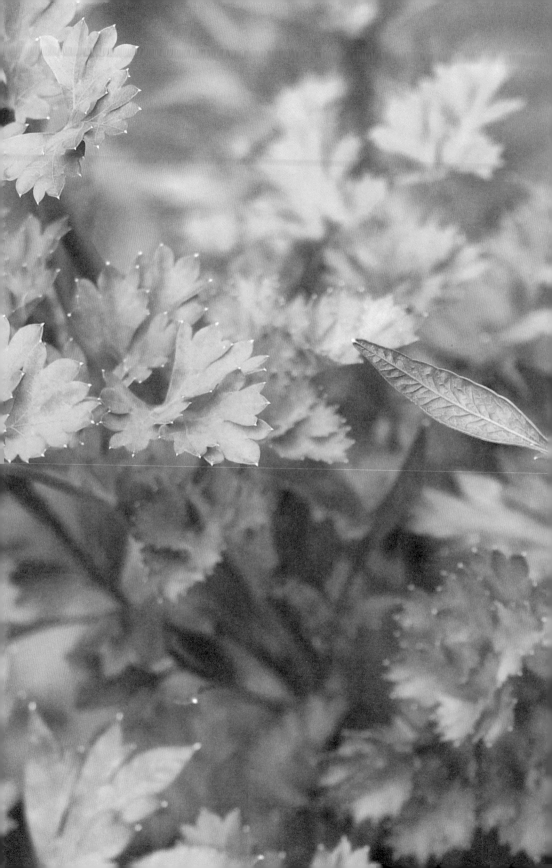

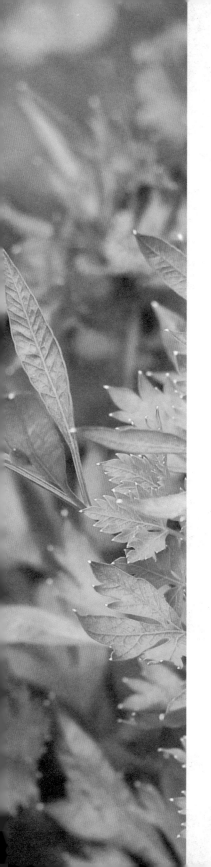

第二部分

草本植物

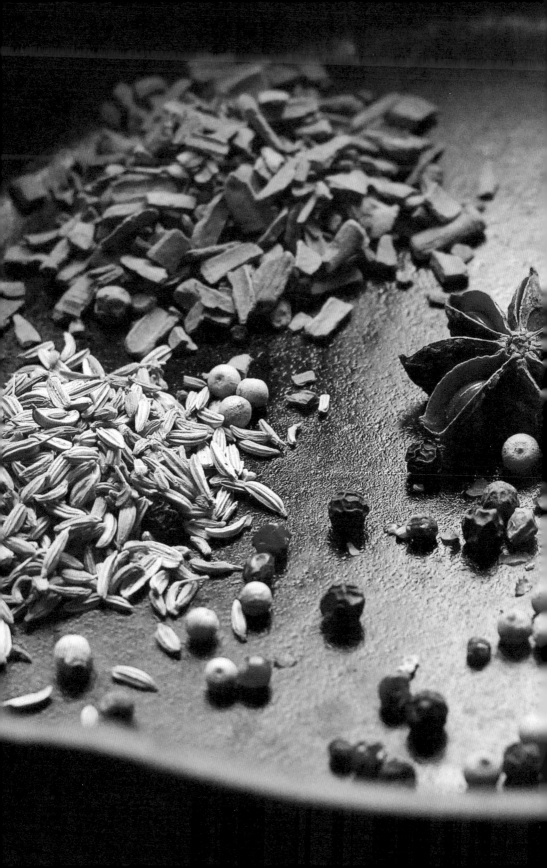

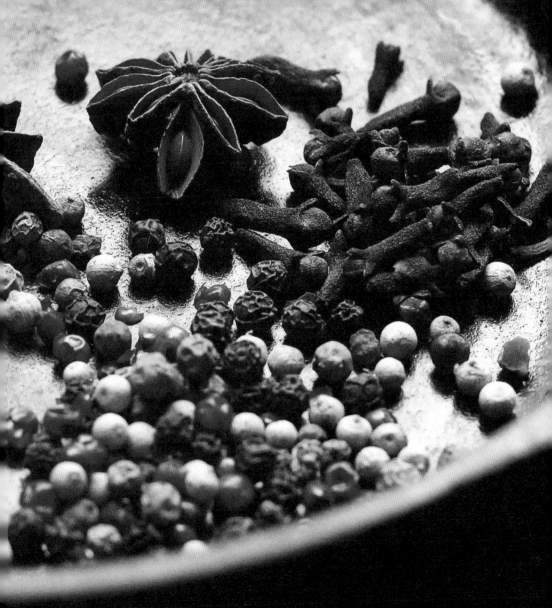
辛辣味

第 5 章

黑胡椒

　　黑胡椒很常见，在大部分人的眼中，它就是一种普通的烹饪调料，很难想象黑胡椒曾被称为"黑色黄金"。黑胡椒除了能够调味，对消化系统也十分有益。你还将看到，黑胡椒还可以用于缓解各种不同的病症。黑胡椒是现代使用最为广泛的香料之一，它的销量占全球香料贸易总量的1/5。

　　我觉得，黑胡椒最神奇的功能就是可以促进人体对食物中营养成分的吸收。我建议你在餐桌上放一个小型研磨器，里面装满整粒黑胡椒，在吃饭时，可以经常加一些黑胡椒进行调味。

植物学名：*Piper nigrum*

科：胡椒科

可用部分：果实

能量：温、干

味道：辛辣

植物性能：抗菌、抗氧化、缓解痉挛、祛风、促进血液循环和发汗、化痰等

植物用途：缓解发烧、黏液阻塞、循环不畅、痔疮、关节炎等症状，可当作温性泻药，还可以激发其他草本植物的活性

植物制剂：食用香料、茶饮、酊剂和药片

在了解黑胡椒的药用价值前，我们先来了解一下黑胡椒的悠久历史。4 000多年前，甚至更早以前，印度人就已经开始广泛使用黑胡椒。

后来，黑胡椒从印度传到了古埃及和古罗马。现在，我们对黑胡椒在古埃及的使用知之甚少。公元前1213年，在古埃及伟大法老拉美西斯二世去世后，他的木乃伊的鼻孔内就被放入了黑胡椒。在1 500年后，也就是公元3世纪时，虽然当时黑胡椒可能十分昂贵，但在罗马发现的一本烹饪书中，有很多菜谱都使用了黑胡椒。

在欧洲香料贸易较繁盛的时期，黑胡椒是主要交易对象。在中世纪，香料也被人认为是一种重要商品。黑胡椒被誉为"黑色黄金"，曾作为货币使用，用来缴税和当陪嫁物品。

胡椒的种类

在购买胡椒粒时，你会发现，胡椒中不仅有常见的黑胡椒，还有白胡椒、绿胡椒和红胡椒。这些胡椒都是相同植物的果实，因为采摘时间和处理方式的不同，而导致了外观的不同，这些不同胡椒的味道也有细微差别。

黑胡椒由未成熟的果实制成，它被采摘后需要在热水中稍微煮一下，然后在太阳下曝晒晾干。

白胡椒由完全成熟的果实制成，人们在采摘后去掉外层果肉果皮，只保留里面的种子。

绿胡椒要在尚未成熟时采摘，干燥后依然保留原有的绿色，绿胡椒通常采用冷冻干燥、酸洗等方法进行处理。

红胡椒也是在完全成熟后被采摘，经过加工处理后，保留了红色外观。

黑胡椒的价值

黑胡椒用途广泛，黑胡椒属于热性草本植物，有刺激性，不仅有助于缓解各种感冒和流感症状，如患上风寒感冒时可以帮助刺激发汗，还能够清除阻塞的黏液，如化痰。黑胡椒还可以疏通血管，具有加速血液循环的作用，因此可以用来治疗血液循环不好的症状，如手脚冰凉；黑胡椒也经常被用来治疗关节疼痛。

提高生物利用度

我发现，黑胡椒最神奇的功效是可以促进人体营养成分的吸收，即提高"生物利用度"，如促进草本植物、食物，甚至药品的吸收。在实践中，如果在草本植物制作方法或者食物中添加一点儿黑胡椒，相当于整体提高了食物的质量和营养。这就是我经常食用黑胡椒的原因。如果你想充分地从食物中获得营养，那就在烹饪时加一些黑胡椒。

黑胡椒促进营养成分吸收的典型例子就是黑胡椒对姜黄素的作用，姜黄素是一种姜黄提取物。一项研究表明，胡椒碱（胡椒提取物）能够把姜黄素的生物利用度提高2 000%。胡椒碱同时也可以提高松果菊和北美黄连（一种含小檗碱的植物）的生物利用度。

除了可以提高草本植物的生物利用度，还有研究表明，胡椒碱可以有效促进辅酶Q10、β–胡萝卜素、硒以及维生素B_6的吸收。

《国际药学研究进展杂志》曾刊登过一篇文章介绍胡椒碱发挥作用的原因：

> 胡椒碱是一种循环的兴奋剂，能够疏通血管，这有助于血液向全身输送营养。
>
> 胡椒碱可以调节细胞膜的物理性质，有助于营养物质穿过障碍，被身体吸收。
>
> 胡椒碱有暖胃的作用，可以促进胃肠道血液循环。

促进消化

除了可以让食物更美味，还有另一个原因让黑胡椒在家里和餐馆的餐桌上备受欢迎，即黑胡椒有助于消化。

你是否曾经感觉食物在胃里不消化，或者感觉到一些消化不良的信

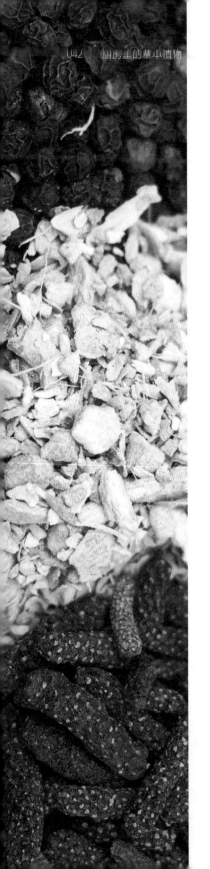

号，如腹胀或者胃胀？一方面，黑胡椒性温，有刺激性味道，可以促进胃肠蠕动，改善消化。另一方面，黑胡椒外用还可以止泻。一项研究表明，把炒熟的白胡椒外敷在婴幼儿的肚脐中央，可以有效缓解慢性和急性腹泻。

黑胡椒的用法

因为黑胡椒具有明显的促进生物利用度的功效，所以，我每天都会在烹饪时使用黑胡椒，而且都是现磨现用。要想充分发挥黑胡椒的作用，在购买黑胡椒时，请买胡椒粒，而不是胡椒粉，现磨现用。胡椒被磨成粉末状后，香味很容易挥发，时间长了就会失去效用。

推荐用量

在食物中添加现磨的黑胡椒粉，是一个享用黑胡椒的好方法。如果要把黑胡椒当药使用，如缓解关节炎或者感冒症状，那么我建议每天食用1~15克黑胡椒。

特殊注意事项

食用过量的黑胡椒会导致恶心、消化不良。既然黑胡椒可以作为许多药物的协同增效剂，这意味着黑胡椒可能会以人们意想不到的方式增加药效。如果你正在服药，同时想使用超过正常用量的黑胡椒，请一定要咨询医生后再使用。

Trikatu（提卡图）制作方法

Trikatu是一种非常有名的阿育吠陀草本植物制作方法的名称。这个制作方法很简单，只包含三种草本植物：黑胡椒、姜和荜茇（也属于胡椒科植物）。这个制作方法对那些体寒、消化不良（如有腹胀和胀气的症状）的人有很好的效果，对体内黏液分泌过多的人也有显著作用。

Trikatu制作方法可以随餐使用。如果你做的药丸很小，那么可以直接吞咽它们；如果你喜欢辛辣的味道，你甚至可以嚼着吃。制作时，控制各种草本植物的比例很容易，因为在这个制作方法中，各种药用植物用量相等（这里是指体积相等，不是重量）。根据右边的指示，你可以制作少量药丸，如果想要多做一些药丸，每种草本植物可以增加到1/4茶杯的用量，然后蜂蜜也要适当增加。

成品：约3汤匙

1. 把黑胡椒、姜和荜茇粉末混合在一起。

2. 在草本植物混合物上缓慢淋上少量的液态蜂蜜，大约一茶匙，然后搅拌均匀。如果你的蜂蜜已经结晶，请把蜂蜜罐放在热水里，稍微加热，让蜂蜜融化成液态。

3. 继续添加蜂蜜，一次添加一茶匙，不停地搅拌，直到草本植物粉末变成黏稠可塑形的糊

用料：

1汤匙现磨黑胡椒粉

1汤匙现磨姜粉

1汤匙现磨荜茇粉

1汤匙液态蜂蜜

1/2汤匙甘草或者橙皮粉[①]为药丸做外衣（可选）

[①] 我所使用的橙皮粉就是橙皮晾干后磨成的粉，不是用商店里购买的块状"陈皮"制成。如果你自己制作橙皮粉，只需把晒干的橙皮放到香料研磨器或者食物处理机中，磨成细粉就可以。

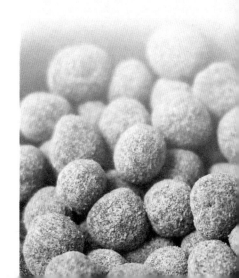

状。不要一次加太多蜂蜜，蜂蜜过多会使它不易团成球状。如果蜂蜜放多了，可以再加一些草本植物粉末，增加黏稠度。

4. 在制作药丸时，先取出豌豆大小的量，用手指轻轻揉成小球，如果有需要，可以把新制成的药丸放到甘草或者橙皮粉末中滚一下。这个步骤也可以省略，但如果包上一层粉末外衣，可以防止药丸粘到一起。

5. 把药丸放在密封罐内储存。这个药丸可以保存很长时间，但最好在6个月内食用完。

辛辣罗宋汤

罗宋汤是一款来自东欧的传统甜菜汤。该汤由冬季蔬菜制作，浓稠，热烈，非常适合秋冬食用。罗宋汤用料丰富，在添加了黑胡椒后，味道更加辛辣醇香。

成品：10 杯汤，约 5 人份

1. 在一个大锅中放入黄油，中火加热后加入洋葱翻炒，直到洋葱变成半透明状。

2. 在另一个平底锅中放入绞碎的牛肉，炒至变色。

3. 加入大蒜、葛缕子籽、盐、黑胡椒和香叶，翻炒 1 分钟。

4. 加入芹菜、胡萝卜、结球甘蓝、甜菜、土豆、蘑菇，然后加汤。（你可以给甜菜和土豆去皮，但我从来不这样做。）

5. 把汤煮沸，然后转小火慢炖，直至所有蔬菜变软，整个过程大概需要 30 分钟。

6. 加入香醋、甜菜叶、蜂蜜和番茄酱，充分搅拌后盖上盖子，继续炖煮 5 分钟。

7. 在吃之前挑出香叶，加点儿大葱，根据个人喜好，可以加一点儿酸奶油。

用料：

2 汤匙黄油

$1\frac{1}{2}$ 杯切成小块的洋葱

约 0.45 千克切好的牛肉（最好是食草牛）

4 瓣蒜，切碎

1 茶匙葛缕子籽

2 茶匙盐，也可以根据自己口味增减

2 汤匙现磨黑胡椒

两片香叶

一根芹菜茎，切小块

一根大胡萝卜，切片

3 杯紫甘蓝，切碎

2 杯甜菜根，切成立方块

$1\frac{1}{2}$ 杯土豆，切成立方块

1 杯鲜香菇，切碎

6 杯鸡汤或者蔬菜高汤

1 汤匙香醋

1 杯甜菜叶，切碎，如果需要可以带根切

1 汤匙蜂蜜

1 杯番茄酱

少量大葱，做装饰用

酸奶油（可选）

用料:
2茶匙黑胡椒
2茶匙肉桂片[1]
两个八角茴香（约2克）
1茶匙丁香（约2克）
1茶匙茴香籽（约2克）

_____

[1]　你可以买肉桂片或者肉桂卷，
　　然后切成小片。

中国五香粉

五香粉在中国菜肴中的使用非常普遍。五香粉制作起来非常简单，顾名思义，它是由5种香料混合而成的。如果经常制作，你会逐渐调和出自己喜欢的味道。在制作五香粉时，建议每次都现磨香料，少量制作。（记住，香料粉末放置几个月后，不仅香味会挥发掉，效果也会减弱。）

在做肉菜、蔬菜甚至是爆米花时，都可以撒一点儿五香粉；在做柠檬香橙鸡肉时，也可以用五香粉调味。

成品：约2汤匙

_____

1. 把所有香料放在平底锅里，中火烘烤，直至飘出香味，整个过程需要2~3分钟。轻轻地晃动平底锅，偶尔翻炒一下香料，避免焗锅。烘烤完成后，晾凉待用。
2. 把烘烤后的混合物放到香料研磨器中，研磨成细腻粉末状，我平时用自己的研磨器大概需要30秒。
3. 把做好的五香粉装在密封香料罐里，避光储存。

第6章

卡宴辣椒

卡宴辣椒味辛性热，被广泛应用于烹饪中，它的用途多样，对身体健康非常有益：不仅可以缓解疼痛，预防感冒，改善心脏功能，而且还有助于减肥。但是，食用时尤其要注意辣椒的热性，充分利用辣椒的关键在于红辣椒是否适合这个人。

别称：红番椒、红辣椒

植物学名：*Capsium annuum*，*Capsicum frutescens*

科：茄科

可用部分：主要是果实，种子也可以食用

能量：温、干

味道：辛辣

植物性能：具有刺激、抗菌、止痛、祛风、止血、抗氧化、增强免疫力、促进新陈代谢、刺激发汗、祛痰、抗真菌、促进血液循环等作用，还可用作发红剂

植物用途：可缓解牙疼、关节炎、发烧、心脏疾病、循环不良、消化不良、嗓子疼、抑郁、性欲低下、出血、发炎、高血压、低血压、头疼、神经疾病、带状疱疹、真菌感染、2型糖尿病、胰岛素耐受性、体重锐减和痛经等疾病，以及由寄生虫引发的疾病

植物制剂：茶饮、酊剂、搽剂、油膏和烹饪调料

单词capsicum 的含义为辣椒属植物，它很可能源于希腊语kapto，意思是"辛辣味"。辣椒味道辛辣是因为辣椒中含有辣椒素。辣椒中含有的辣椒素越多，辣椒越辣。不同品种的辣椒，辣椒素的含量也不同。

辣椒辣度可以通过史高维尔指标测量。红辣椒的指数大概是30 000~50 000。通过比较我们发现，柿子椒的指数最低，为零，而哈瓦那辣椒的指数超过了10万。

除了前文中提到的辣椒，辣椒属植物还包括柿子椒、红番椒和哈瓦那辣椒等。这个属的辣椒起源于美洲，已经有7 000多年的栽培史。早期探险家把辣椒种子从美洲带到了欧洲，辣椒在欧洲非常受欢迎，迅速在全球范围内传播开。现在，你能够想象亚洲菜中没有辣椒吗？

辣椒的种类

卡宴辣椒经常被当作胡椒，但它不是胡椒属植物（黑胡椒就是胡椒属）。我们通常用红番椒一词来指代卡宴辣椒和其他茄属辣椒。据说这个词来自阿兹特克人。

卡宴辣椒的价值

卡宴辣椒和这本书中介绍的其他草本植物不同，因为它特别辣。

大多数情况下，用作食物的草本植物大都能量均衡。这意味着它们的热度（冷到热的程度）和湿度（湿到干的程度）都趋于中性。这些性质均衡的草本植物可以被当作食物，长时间大量食用它们，有益于身体健康。例如，荨麻就是这样的草本植物。

当我谈及卡宴辣椒非常辣时，我不是在说着玩。如果你咬一口卡宴辣椒，你就知道我的意思了。它的味道非常辣，即使你只咬了一口，你的全身都能体会到这种热辣的感觉。除了舌头上的灼烧感，你还可能会出汗，甚至开始流鼻涕。因为卡宴辣椒非常辣，所以在食用时，尽量不要多吃。

什么样的人适合卡宴辣椒

辣椒适合体寒的人，尤其是手脚冰凉、胃寒的人。当某个人出现胃寒、消化不良的情况时，其实就是吃进去的食物无法转化成易于身体吸收的营养物质。因此，这样的人特别容易疲劳，一是因为营养不良，二是因为能量都被用来帮助消化了。辣椒的一个主要功能就是祛寒、促消化。

辣椒为我们提供一个绝佳机会，从独特视角进一步探索草本植物能量和个人体质之间的关系，彻底摆脱"万能法"综合征。虽然科学家的研究认为辣椒适合某类人群或者患有某种疾病的人，但草药医生则认为辣椒热辣和干燥的特性只适合那些体寒、身体湿气重的人。根据草药医学理论，如果某个表现出热症的人服用了卡宴辣椒，不仅不能治病，反而会加重病症，雪上加霜。

从这个角度，我们可以评估一个利用辣椒治疗肠道易激综合征的研究。在这项研究中，50个人被分成两组，一组人服用辣椒粉胶囊，另一组人服用安慰剂。服用辣椒粉胶囊的人中有6个中途退出了研究，原因是他们在服药过程中遇到了持续加重的腹痛。但是，这个研究的最终结论是："在缓解腹痛、减轻腹胀方面，辣椒粉胶囊比安慰剂更有效，同时病人也认为辣椒粉胶囊比安慰剂有效。"

这个研究的结果恰恰就是我要说的辣椒的作用，但辣椒只有针对适合的人时，才有作用。我希望以后在做研究时，先评估人的体质，然后选择出适合这个人体质的草本植物，而不是对所有症状"一刀切"。

助消化

虽然吃了卡宴辣椒后，我们立刻就会有热辣的感觉，但一项研究表明，要想最大限度地发挥卡宴辣椒的作用，需要长期食用。这项研究专门针对的是卡宴辣椒的健胃助消化功能。在这项研究中一共有两组，每组15个人，第一组每人每天食用2.5克辣椒，另外15个人每天服用安慰剂。从第三周开始，与服用安慰剂的人相比，食用辣椒的这一组的消化不良症状有所减轻。到实验结束时，服务辣椒的对照组消化不良症状缓解了60%，而另一组消化不良症状只缓解了30%。

有人认为辣椒和其他辣椒属植物会导致胃溃疡，但是最近，越来越多的研究表明，卡宴辣椒对胃黏膜有保护作用，而且有预防胃溃疡的可能。

关于卡宴辣椒有很多互相矛盾的研究，例如，人们一直在争议辣椒是会减轻还是加剧消化不良的问题，如胃灼热、胃食管反流、痔疮和肛裂。但是，你一定要记住，之所以会出现这些矛盾的结果，很大程度上是因为人的体质不同。

促进新陈代谢

很久以前，草药医生就用辣椒祛寒，无论是长期的手脚冰凉，还是急性冻疮，都可以用辣椒治疗。辣椒通过使身体发热促进血液循环和新陈代谢，还可以减肥，缓解感冒和上呼吸道感染症状。

说到减肥，一项研究发现，6毫克卡宴辣椒提取物就可以帮助人们消除腹部脂肪。另一项研究表明卡宴辣椒对那些常吃红辣椒，以及吃过卡宴辣椒的人最有效。（不要服用卡宴辣椒粉胶囊。）

有助于心脏健康

草药医生约翰·克里斯托弗作为"克里斯托弗医生"而广为人知，他对卡宴辣椒的价值赞不绝口，他宣称卡宴辣椒不仅可以改善心脏功能，还能预防心脏病。科学研究已经证明长期食用卡宴辣椒对心脏有好处，但依然没有研究表明卡宴辣椒可以预防心脏病。

一个为期4周的研究表明，经常吃辣椒的人静息心率会下降：另一项研究表明连续4周经常食用辣椒有助于提高身体的抗氧化能力；大量研究表明卡宴辣椒可以降低血小板聚集率，进而降低人们罹患血栓的风险。

降低胰岛素抵抗，缓解2型糖尿病

饮食、压力大小和睡眠质量等生活方式，都会对人体的抗胰岛素抗体和罹患2型糖尿病的概率产生影响。但是草本植物，如卡宴辣椒可以有效地预防和缓解这些症状。有研究表明，卡宴辣椒可以有效降低血糖，维持正常的胰岛素水平。这些改善有助于提高胰岛素敏感度，而胰岛素敏感度低容易导致 2 型糖尿病。

缓解感冒和流感

卡塔尔·波克·辛格·卡尔沙和罗宾·兰迪斯合著的《草本植物防护》中写道："要想有效地治疗感冒，可以只吃辣椒，但食用的量一定要足够。"卡宴辣椒是一种内部生热的草本植物。促使全身发热并缓解感冒症状的方法很多，食用辣椒就是其中一个。（其他方法还包括发汗治疗，如蒸桑拿或者洗热水浴。）

如果你喝过辣椒茶或者吃过添加了卡宴辣椒的食物，那么你很可能会立刻开始流鼻涕。辣椒会刺激鼻黏膜分泌黏液，这可以导致流鼻涕并且让鼻窦通畅。黏液中含有多种抗体，这是病原体入侵时免疫系统做出的有力回应。如果你得了感冒或者患有流感，就容易导致鼻阻塞或者肺充血，但辣椒可以很快疏通阻塞，清除阻塞的黏液可以减少鼻窦中继发性感染的可能性。

有助于减轻疼痛

P 物质是一种神经传递介质，和痛传导有关。辣椒素是辣椒的主要组成成分，它可以阻止 P 物质的释放，减轻人体疼痛感。卡宴辣椒可以缓解多种疼痛，如腰痛、糖尿病神经病变（神经损伤）、带状疱疹、偏头痛、头疼、背疼以及关节炎。

卡宴辣椒的用法

卡宴辣椒是一种常见的烹饪调料，平时人们多食用干辣椒，包括辣椒和辣椒粉。因为卡宴辣椒的功效很容易随时间而降低，所以采购时一定要每次少量购买新鲜干辣椒。最好是每隔 6 个月更新一次现磨辣椒粉。

辣味最重的辣椒素集中于辣椒籽和辣椒内膜的筋上。如果食用整根辣椒，去掉辣椒籽和辣椒筋可以减轻辣味。

推荐用量

为了避免消化不良，建议在吃饭时食用辣椒。至于是每天在食物上撒一点儿辣椒调味，还是食用一定量的辣椒（1~10克）达到治疗效果，这取决于你对辣椒的敏感度和对辣味的忍受度。

特殊注意事项

一开始食用辣椒，尽量少量食用，以后可以根据需要逐渐增加用量。

卡宴辣椒性热，长时间大量食用可能会让人觉得干热。

辣椒对眼睛和敏感性皮肤有刺激作用，接触辣椒或者辣椒制品后，请勿接触眼睛。如果要处理大量辣椒，最好戴手套。

孕妇不宜大量食用辣椒。

服用华法林或者其他血液稀释药物的人在食用大量辣椒时，要遵医嘱。

辣椒茶

准备好出汗吧！每次，当我感觉自己快得感冒或染上流感时，我首先要做的几件事里，一定有喝一大杯热辣椒茶。辣椒茶不仅可以加速感冒痊愈，缩短感冒或流感周期，还可以使嗓子感到舒服。

如果你真的想通过卡宴辣椒治病，那先取 1/8 或者 1/4 茶匙辣椒。如果这个量你可以适应，那慢慢再增加用量。用的辣椒越多，效果越好，但记着慢慢饮用。如果你感到恶心想吐，那说明你调配的辣度不适合你。

成品：1 杯

用料：
1/4 茶匙辣椒粉，或根据个人口味取适量辣椒粉
1 汤匙鲜榨柠檬汁
1 茶匙蜂蜜，或根据个人口味添加

1. 烧一杯开水。把卡宴辣椒粉末倒入杯中，然后倒入开水。加入适量柠檬汁和蜂蜜搅拌。
2. 稍微晾凉一点儿后，小口慢饮。尽量趁热喝，越热效果越好。

火焰苹果醋

火焰苹果酒是一种香料醋，是由备受喜爱的草药医生罗斯玛丽·格拉德斯塔尔发明的。自从她在几十年前发明了这个制作方法后，又有无数草药医生对它进行了改善，现在已有无数个版本。如果你问草药医生什么时候喝火焰苹果醋，他们中的绝大多数人会告诉你，这是他们最喜欢的冬季饮品。

这种醋的味道十分刺激，由辣味、酸味和甜味构成了一个奇妙的组合。如果你想喝这种苹果醋预防疾病，我建议你用汤匙喝，每天1~3勺。如果你想用它来治病，我建议你每个小时喝一大汤匙。如果需要的话，在喝醋的时候你可以加点儿水稀释一下。

制作火焰苹果醋时，我建议使用有辣味的黄色或者棕色洋葱，不要用甜洋葱或者白色洋葱。

用料：

1杯黄洋葱或者棕色洋葱，捣碎

1/2杯磨碎的山葵

1/2杯捣碎的大蒜（大约15瓣）

1/4杯捣碎的鲜姜末

约0.6厘米长的鲜卡宴辣椒，或者

1/2茶匙干辣椒，具体用量可以根据个人口味增减

2汤匙干百里香

2茶匙整粒黑胡椒

1/2个柠檬，切成薄片

1/4杯蜂蜜，或者根据个人口添加

$2\frac{2}{3}$杯未加工、未过滤的苹果醋（酸度至少达到50%）

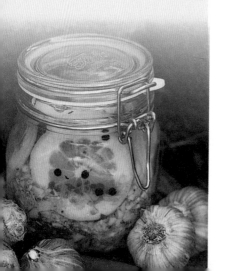

成品：约 2 杯

1. 把洋葱、山葵、大蒜、其他草本植物、香料和柠檬放入一个 1 夸脱[①]的罐子内，然后加入适量蜂蜜。

2. 在罐子内装满醋，确保醋淹没所有的其他材料。

3. 把配料搅拌均匀，确保液体里没有任何气泡。

4. 盖上盖子，最好用玻璃盖或者塑料盖。如果使用金属盖，需在瓶口放一张羊皮纸或者蜡纸，因为醋会腐蚀金属。

5. 放置 2~3 周，在最初的几天里，每天摇晃一下玻璃罐。

6. 把苹果醋倒入一个干净的罐子内，然后放入冰箱保存。请在 1 年内用完。

---

① 　1 夸脱 ≈ 0.960 升。——编者注

用料:
1/2杯橄榄油
2汤匙卡宴辣椒粉末（15克）
14克蜂蜡

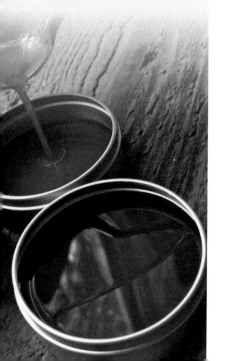

辣椒药膏

这个药膏的制作方法简单，还可以缓解一些轻微疼痛，对肌肉和关节酸疼、瘀伤以及神经痛都有很好的疗效。如果用它来治疗关节疼痛，需要每天使用。请你注意，可能需要连续使用1~2周才能看到效果。辣椒药膏可以在常温下储存，尽量在1年内用完，6个月内使用效果最佳。

辣椒药膏只能外用，因其具有刺激性，所以皮肤损伤处不能使用该药膏，不然它会刺激伤口。即使是没有损伤的皮肤，涂抹上药膏后也会感到灼热或者发热。皮肤敏感的人可能会过敏或者起泡。如果出现这种情况，请停止使用，直到伤处愈合，再次使用时一定要减少用量。

注意：如果辣椒碰到你的黏膜或者眼睛，会产生灼烧感。因此，在接触过辣椒后一定要认真洗手。在涂抹药膏时最好戴上手套，如果你给手部使用辣椒药膏，最好晚间涂抹，然后戴上手套睡觉。

成品：112 克

1. 第一步：锅中倒入油。你可以选用双层蒸锅或者慢炖锅。注意，油不要过热，否则就变成"油炸"草本植物了。最佳油温为 37.8 摄氏度。

2. 双层蒸锅制作方法：在双层蒸锅内加水，1~2 英寸^①高。（或者，在一个深锅里装 1~2 英寸高的水，然后放入一个大小和锅差不多的碗当作蒸屉）。在蒸屉上放入油和辣椒粉末。中火加热约 20 分钟，直到油变热。然后关火，等 20 分钟，让油温降下来。然后再次加热，晾凉，重复这个过程，并持续 2~3 个小时。

3. 慢炖锅制作方法：把辣椒粉和油的混合物放在慢炖锅、酸奶恒温箱或者其他低温电器中，让油温在 2~3 个小时内保持在 37.8 摄氏度左右。

4. 在过滤器上放两层纱布，然后往过滤器里倒入煮好的油，进行过滤。

5. 用一个小型煮锅或者双层蒸锅小火加热蜂蜡，直到有香味飘出。搅拌辣椒油和蜂蜡，直到它们完全融合在一起。

6. 把混合物立刻倒入玻璃罐或者锡罐，冷却，最后给罐子贴上标签。

---

① 1 英寸 ≈ 2.50 厘米。——编者注

第7章

肉 桂

对西方人来讲，肉桂是甜点制作中的常用香料，除此之外，人们很难想象肉桂还有其他用途。不要怀疑，肉桂的确是一种非常著名的草本植物，可以缓解很多常见的慢性疾病。肉桂可以有效地促进新陈代谢，因此饮食中添加肉桂，再辅以适当的运动，可以减轻压力，有助于缓解胰岛素抵抗和2型糖尿病症状。

植物学名：*Cinnamomum cassia*（又名 *Cinnamomum aromaticum*）、*Cinnamomum verum*（又名 *Cinnamomum zeylanicum*）

科：樟科

可用部分：树皮（可制成棍状、条状、粉状或者精油）、树枝和干花

能量：温、干

味道：辣、甜

植物性能：芳香浓郁，可发热、镇痛、增加甜味、收敛、镇静、降糖、抗氧化和抗菌

植物用途：可以用来缓解牙疼、腹泻、传染病、关节炎、感冒、流感、胰岛素抵抗以及促进血液循环

植物制剂：茶、酊剂、烹饪调料和牙粉

肉桂芳香浓郁、历史悠久，关于它的最早记录可以追溯到公元前 2 700 年的古代中国文献记录中；在《圣经》中，摩西曾被要求用两种不同的肉桂制作"圣油"；古埃及人不仅把肉桂当作调味品用于烹饪，还用于尸体防腐。

如今，如果给你一袋肉桂和一袋白银，你一定会毫不犹豫地选择白银。但是大约在 2 000 年前，人们的选择完全不同。大约在公元 1 世纪，古罗马的博物学者老普林尼曾这样描述过肉桂：把同等重量的肉桂和白银放在一起比较，肉桂的价值是白银的 15 倍。在很多个世纪里，肉桂贸易一直被阿拉伯商人牢牢掌控，他们为肉桂的原产地和栽培方式编造了各种神奇的传说，其目的是为了加强这种来自神奇国度的香料的魔力，保持它的高价。直到 16 世纪，欧洲人才开始涉足肉桂贸易。各个国家为了争夺肉桂种植园的控制权，进行了长达数个世纪的战争。

肉桂的种植方法已经传承了多个世纪，时至今日，依然没有太大的改变。人工栽培的肉桂树在长到第二年的时候必须进行剪枝。剪枝是为了让树木长出更多新的枝条。这些肉桂枝条大概一年收割两次，一般在季风暴雨之后，这个时间点收割的肉桂更便于加工。然后，就进入制作肉桂最难的部分，即对树枝进行剥皮。剥下来的树皮捆绑后拿到外面晾晒，在晾晒过程中树皮会卷缩，即形成我们熟悉的"肉桂卷"。晒干的肉桂卷可以被切割成各种形状，然后运输销往世界各地。我知道这听起来很愚蠢，但我还是想说每次我的舌尖品尝到肉桂的味道，我都忍不住大笑，我太喜欢这种树皮的味道了。

肉桂的种类

肉桂树有 100 多个不同的品种，但其中只有两种具有商业价值。一种是玉桂，也叫中国肉桂，这可能是你在美国商店的调料架上最常见到的肉桂品种。这种肉桂原产于印度尼西亚，现在世界热带气候地区的很多国家均有种植。另一种是锡兰肉桂，原产于斯里兰卡，世界上一部分地区把这种肉桂叫作真正的肉桂。

这两种肉桂有什么不同呢？单就味道而言，锡兰肉桂味道偏甜，香味略淡，而中国肉桂的香味更浓，味道偏辣。厨师在做荤菜或者做汤时，更喜欢用中国肉桂调味。锡兰肉桂主要用于制作甜点。在药用价值上，这两种肉桂的差别不大。

肉桂的价值

草药医生马修·伍德介绍了肉桂的能量和味道："肉桂性温，味辛，因此可温暖胃和内脏，但是又因其味道甜中带涩，所以还具有滋补和强健的功效。"

肉桂可以缓解很多消化问题，包括消化不良、胀气和腹部绞痛。肉桂也是印度奶茶的主要配料之一。饭后喝一杯带有肉桂的热茶有助于消化。肉桂还可以有效缓解儿童腹泻的症状，因为肉桂具有抗菌性，可以逐步改善肠道内健康，防止因腹泻造成的脱水，而且肉桂的味道也很好。

减轻发烧症状

感到冷或感觉又热又冷？肉桂具有轻微稀释血液的作用，因此经常被用来促进身体循环，缓解手脚冰凉的症状。肉桂也可以用来缓解一些急症，如患感冒或流感时，人体出现的浑身发抖、怕冷等症状。草药医生莱斯利·铁拉指出："肉桂皮也可以促进新陈代谢，改善上身热下身冷的体质，治疗面色潮红、气喘、大量出汗、四肢冰冷无力、腹泻等症状。"

草药医生吉姆·麦克唐纳建议说：如果发烧时感觉身体发冷，且同时伴有大量出汗和腹泻的症状，这时服用肉桂就会减轻症状。由此可见，肉桂的药用价值很高，它不仅可以温暖身体，防止出汗过多，还能够加强肠道功能。

促进牙齿健康

肉桂对于维持牙龈和牙齿健康有很多好处。把肉桂精油稀释后使用，可以有效地缓解牙齿疼痛。

你可以把肉桂粉当作牙膏刷牙,这样可以有效地保护牙龈和牙齿。因为肉桂不仅具有抗菌作用,还可以强健牙组织,从而有效减少口腔内有害细菌的数量。草药医生安妮·麦克泰尔对此进行了详细解释:"肉桂中的香精油是最有效的天然抗菌剂,其抗菌性可以有效预防和解决多种传染病。"在本章中,我会为大家介绍一个肉桂牙膏粉的制作方法。

减轻胰岛素抵抗和 2 型糖尿病

仅2012年,全美就有10%的人被诊断出患有2型糖尿病。同时研究表明,在美国,约有30%的人患有前期糖尿病或者出现了胰岛素抵抗症状。数百万患有糖尿病和前期糖尿病的人并不知道自己已经患病,而且患者也越来越年轻化。糖尿病会带来很多后果和并发症,如截肢、心脏病、肾衰竭,甚至有可能导致死亡。

导致2型糖尿病的原因有很多。本书并不会深入讨论这种疾病,但会提供一个有用的信息,简单应用一些草本植物和香料可以降低人们罹患糖尿病的风险。肉桂已经得到了广泛研究的证实,大量临床研究表明肉桂,尤其是东南亚地区生产的肉桂对降低血糖和胰岛素水平有显著效果。

在一个随机双盲临床试验中,研究人员让一组病情控制不佳的2型糖尿病患者每天服用2克肉桂,连续服用12周,而对照组服用安慰剂。12周后,服用肉桂组的病人的HbA1c值(即糖化血红蛋白,可以反映过去一段时间内血糖控制的平均水平)明显降低,血压也下降了。研究人员由此得出结论:"在使用常规药物治疗2型糖尿病时,可以把肉桂制品作为额外的膳食补充,因为它能够帮助降低血糖和血压水平。"

另一项研究也证实了,肉桂在降低2型糖尿病成人患者的血糖和血压方面的效果显著。研究人员得出的结论是,如果2型糖尿病患者在饮食中添加肉桂,将有助于降低患糖尿病和心血管疾病的风险。

即使你不是2型糖尿病患者,也没有胰岛素抵抗,肉桂依然对你有很多好处。研究表明，在饮食中加入3克肉桂能够有效改善新陈代谢，降低罹患各种慢性病的风险。

肉桂的用法

使用肉桂最简单的方法就是把它添加到食物中。绝大多数人都知道肉桂可以用来制作甜点，但是如果在咖喱和肉等菜肴中添加肉桂，同样也会让食物更美味。肉桂还可以添加到茶饮中。虽然肉桂并非墨西哥原生植物，但肉桂在这个国家十分受欢迎，著名的墨西哥巧克力中就添加了肉桂。

在制作需要添加肉桂的甜点时，我通常使用的量是制作方法中要求的3~4倍，这样不仅可以充分发挥肉桂的作用，还可以让食物更美味。

推荐用量

做菜或者制作甜点时，用少量肉桂调味，可以让食物更美味。如果用肉桂来缓解疾病，每天用量为1~6克。

特殊注意事项

孕妇忌食大量肉桂。

肉桂对降低血压效果显著，虽然这对2型糖尿病患者有好处，但如果患者经常服用肉桂，一定要密切观察他们的胰岛素水平。

肉桂能够有效稀释血液。但是，在服用血液稀释剂等药物期间，不建议同时服用治疗剂量的肉桂（即在此期间服用的肉桂量不要超过正常饮食用量）。

肉桂牙粉

用草本植物的粉末刷牙听起来可能有点儿
奇怪，但在牙膏出现前，这种做法很常见。虽
然粉末不起泡沫，但它会让你的牙齿干净光
滑，而且有助于保护牙龈。请注意，不要让牙
粉沾上水，牙粉变湿后会缩短保质期。

用料：
2汤匙肉桂粉末
1茶匙活性炭
1茶匙甘草粉

成品：约 $2\frac{1}{2}$ 汤匙，定期使用，制作出的成
品一般可以用几个月

1. 把所有用料混合在一起，然后装入一个小
   的带盖容器中。一定要在6个月的时间内用
   完，即使没用完，也不要继续使用，放置超
   过6个月后一定要换新的。
2. 使用方法：先沾湿牙齿，然后用一个小勺，
   取少量牙粉放到牙刷上。（使用牙粉时，最
   好用牙粉盒接着，防止浪费。）然后刷牙，
   刷牙方法与使用牙膏刷牙一样。

润喉桂皮茶

用料：

10克干赤榆皮

10克干的药用蜀葵根

8克干桂皮片（或者1.5个桂皮卷，将其切成小块）

5克干橙皮[①]

三个完整丁香

蜂蜜，根据个人口味添加（可选）

[①]　商店购买的干橙皮大多形状规则，而且切成了小块。如果你自己制作橙皮，在晾干前一定要捣碎，因为一旦晾干，橙皮会变得很难捣碎。

这个制作方法的灵感源于我用了很多年的一款润喉茶，当时我觉得那是最好的润喉茶。在我的制作方法中，需要用到的材料都很常见，这款茶的味道和润喉茶类似，但效果更好，而且还很便宜。每当我嗓子疼时，不管是因为生病还是因为上课的劳累所致，我都会喝一些润喉茶，效果非常好。建议冲泡一大杯润喉茶，放在保温杯里，这样你一整天都可以喝到热茶了。

这款茶会用到赤榆皮。赤榆树因为病害和生存环境的缩减，而面临生存危机。请购买符合可持续生产要求的赤榆皮。如果买不到，也可以不用，并增加药用蜀葵根的用量。因为制作方法中很多草本植物的形状不规则，所以使用时最好称重量，不要按体积计算用量。

成品：约 $1\frac{1}{2}$ 杯（1人份）

---

1. 加3杯水，将所有材料炖煮约20分钟。过滤掉草本植物。如果需要的话，可以在茶饮中添加蜂蜜。

2. 在一天内可以随时饮用，请在36个小时内喝完。

肉桂枫糖鼠尾草籽布丁

鼠尾草籽营养丰富，泡在液体里时它会变成胶状，制作布丁时，它可以代替木薯粉。我很喜欢这道简单的甜点，在早餐时享用它，如果搭配上新鲜水果，味道更佳。枫糖要放在玻璃罐的最底层，似乎听起来很奇怪，但当你在玻璃罐的上面倒入鼠尾草籽后，枫糖会自然地漫到整个杯子里。

成品：4杯，约4人份

1. 制作布丁：把鼠尾草籽、椰奶、酸奶和7/8杯水倒进一个中型的玻璃罐中。（在称量酸奶和水时，你可以用空椰奶瓶当量器，酸奶和水各倒入1/2椰奶瓶就可以。）

2. 盖上盖子，把混合物放在冰箱中放置3~5个小时，或者放一整夜。做好后，成品应该像布丁一样黏稠。

3. 放置冰箱内储存，最好在48个小时内吃完。

4. 糖浆制作：用小炖锅将黄油或者椰子油融化。在油里添加肉桂和豆蔻，拌匀。然后添加枫糖，翻炒至均匀混合。

5. 在4个小罐或者茶杯中倒入等量糖浆。然后，往罐子里加入鼠尾草籽布丁，在你加入布丁时，糖浆会自然分层，然后你就可以开始享受美味了。

布丁用料：
1罐椰奶（约383毫升）
1/3杯鼠尾草籽
7/8杯纯酸奶

糖浆用料：
2汤匙黄油或者椰子油
1茶匙肉桂粉
1/4茶匙小豆蔻粉
1/4杯枫糖

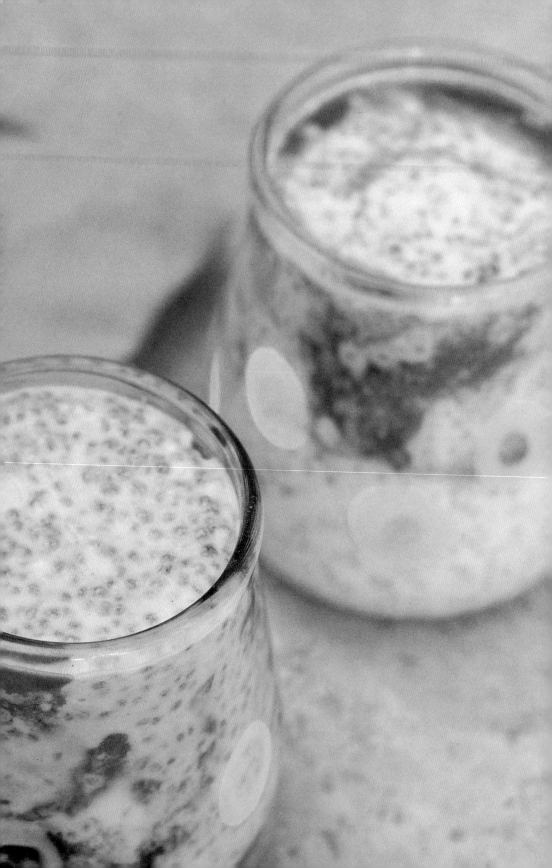

第 8 章

茴　香

关于茴香的历史悠久，现在全世界气候温暖的地区都种植茴香。茴香的叶鞘是一种美味的食物，口感鲜嫩爽脆。它的种子香气浓郁，有助于缓解消化问题、肌肉紧张和身体疼痛。茴香的种子和叶鞘都有微微的甘草甜味。茴香对缓解小儿疝气、年轻女性痛经效果显著，而且没有副作用，茴香对哺乳期的女性也有好处。饭后咀嚼茴香种子不仅有助于消化，而且还会使口气更清新。

> **植物学名**：*Foeniculum vulgare*
>
> **科**：伞形科
>
> **可用部分**：种子和叶鞘
>
> **能量**：温、干
>
> **味道**：辛辣
>
> **植物性能**：芳香浓郁、祛风、抗痉挛、催奶
>
> **植物用途**：缓解消化不良、肠道痉挛、痛经、婴儿肠绞痛，且有助于哺乳期催奶
>
> **植物制剂**：茶、酊剂、糖浆、烹饪调料

茴香原产于地中海地区，但是现在世界各地都有栽培，主要集中在沿海土壤干燥的地区。不管产于何地，茴香都被广泛应用于烹饪和保健。有

证据表明，在古希腊和古埃及，茴香就已经实现了药食两用。12世纪，希尔德加德·冯·宾根（Hildegard von Bingen）在她的《自然界》（*Physica*）一书中写道："每天食用茴香或者茴香种子能够帮助人们祛痰，排除体内垃圾，抑制口臭，还可以明目。"

茴香的价值

在草药医生的眼中，茴香的很多效用都是因为它的芳香，这种香气主要来自茴香的挥发油。挥发油能够让植物具有浓烈的香味。在我们还无法识别植物所含的化学成分前，人们通过感觉已经对草本植物的品质有了很多了解。芳香类草本植物（除了茴香，还有薄荷、百里香和圣罗勒）都具有刺激性，因此有健胃消食的作用。

茴香因为具有抗痉挛的作用，所以主要被用来缓解肌肉紧张、肠道痉挛和痛经；但是，茴香的作用不仅这些。茴香还可以促进哺乳期妇女分泌乳汁。茴香还可以用来明目。草药医生戴维·霍夫曼建议人们用茴香泡水湿敷眼睛缓解结膜炎和眼睑发炎的症状。同时，茴香还有利尿功能，因此可以和其他草本植物搭配，治疗水肿和尿路感染。茴香也可以祛痰，许多医生喜欢在治疗感冒的制作方法中加入茴香。

改善消化

茴香可以缓解很多消化问题。饭后会感觉反胃？试试茴香吧。腹泻导致肠道痉挛？也可以试试茴香。总是胀气或者感觉胃气胀？茴香可以消除胀气。草药医生们在治疗肠易激综合征时，常在药方中加入茴香，因为茴香可以缓解腹泻和便秘等症状。因为茴香具有抗痉挛功效，所以它可以缓解由肠痉挛引起的腹部疼痛，如腹泻或者胀气引起的腹痛。

即使你的消化道没有问题，你也可以食用茴香，饭后咀嚼茴香种子有助于消化，而且会使口气更清新。

缓解痛经和疲劳

一些临床试验表明，茴香在缓解因痛经引起的绞痛和疲劳方面有明显疗效。在一项研究中，研究人员对茴香提取物和非甾休类消炎药（NSAIDs）的作用进行了比较。测试对象为年轻女性，研究人员把她们分成两组，第一组服用茴香，第二组服用NSAIDs。连续两个月经周期后，在缓解痛经方面，茴香的功效略胜一筹。值得一提的是，茴香不仅和这种非处方药NSAIDs的作用差不多，而且还更安全。

防治疝气

据统计，大约有20%的婴儿会患疝气。如果一个婴儿连续3周，每周超过3天，每天超过3个小时不停地哭泣，那么他/她很有可能患有小儿疝气。婴儿患有疝气会让父母非常痛苦、无助，大多数父母都不知道怎样减轻孩子的疼痛。

我希望更多的家庭能够了解茴香，因为茴香是缓解婴儿和父母痛苦的良药。几百年来，草药医生、助产士、接生婆和妈妈都在用这种古老的草本植物缓解婴儿疝气。无疑，茴香的传统用法给研究人员留下了深刻印象，研究人员经过大量深入研究，证实茴香的确对治疗小儿疝气有显著疗效。

在一项研究中，研究人员在患有疝气的婴儿身上涂抹了茴香籽油乳液。在使用了茴香籽油乳液的婴儿中，有65%的婴儿痊愈，而使用安慰剂的对照组中，只有23%的婴儿痊愈。而且在实验中这两种药物都没有表现出副作用，这进一步表明了茴香既安全又有效。在另一个研究中，研究人员把茴香、甘菊和柠檬混合制成的药膏给患有疝气的婴儿敷用。在这项研究中，使用了混合药膏的婴儿每天啼哭的时间减少了两个小时，而那些没有使用药膏的婴儿每天啼哭的时间只减少了28.8分钟。

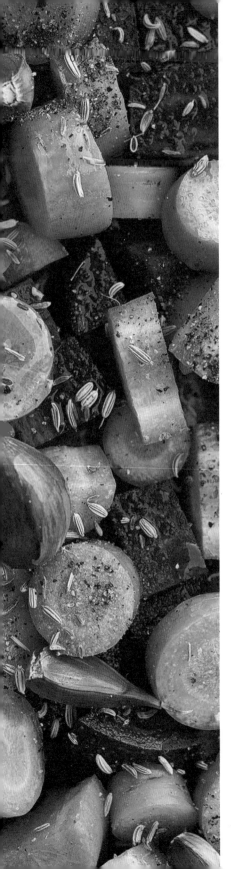

茴香的用法

　　新鲜的茴香球茎不仅味道鲜美，而且富含维生素C。在食用时，既可以直接拌沙拉食用，也可以整个烤着食用。

　　茴香籽比球茎茴香含有更多挥发油，因此被认为更适合药用。你可以把这种浅绿色种子放到嘴中咀嚼，它们的味道很清甜。茴香籽可以整个食用，也可以磨成粉作为调料，或者也可以制成酊剂、糖浆或者泡茶，还可以外敷。

推荐用量

　　茴香籽粉或者完整的茴香籽不仅可以让食物更美味，还可以改善人们的消化功能。

　　药用茴香籽用量：

　　茶饮或者粉末：每次1~2克，一日3次。

　　酊剂（干茴香籽）：草本植物和溶液的比例为1∶3，使用浓度为60%的酒精，每天可使用3~6毫升。

特殊注意事项

　　虽然对茴香的过敏反应不常见，但依然有人会过敏，因此使用时一定要注意。

茴香烤时蔬

　　这个制作方法很简单，而且这道菜是我和我丈夫的最爱。一般来说，我们全年都食用当地产的蔬菜，因此每到秋天，我们会买很多根茎类蔬菜，如甜菜根和胡萝卜，然后把它们储藏在地下室里，准备冬季食用。这些蔬菜的味道偏甜，在添加了味道浓烈的茴香之后，味道更鲜美。

　　我们做这道菜时，一般会使用高质量的醋或者陈年香醋。如果你喜欢，可以给甜菜根和胡萝卜去皮，但是我一般不会去皮。在这道菜里，烤完的大蒜又嫩又甜；但要记住，吃的时候要把蒜皮剥掉。

成品：6人份

1. 把烤箱调到177摄氏度，预热。把所有食材（除了醋）放到一个33厘米×48厘米的烤盘中，并搅拌均匀。

2. 把烤盘放到预热好的烤箱中，烤60分钟，或者一直烤到甜菜根和胡萝卜变软。每隔20分钟把蔬菜翻炒一遍。

3. 从烤箱中取出蔬菜，淋上香醋。

4. 趁热食用，如果有剩余，请一定要在三天内吃完。

用料：

4杯甜菜根，切块（约2.54厘米高）

4杯胡萝卜，切成半球型（约2.54厘米高）

一头蒜，掰开蒜瓣，不去皮

约2克茴香籽

1/4茶匙黑胡椒

1/2茶匙盐

1/4杯橄榄油

2汤匙香醋

苦茴香消化片

实验证明，食用苦味食物有助于消化。虽然这个消化片的味道非常苦，但因为添加了其他芳香类草本植物和香料，还添加了蜂蜜，所以它的味道还能被接受。

在这个制作方法中，我会把多种草本植物粉末混合在一起，然后添加蜂蜜，制成消化片。我建议在吃饭前15分钟，服用一片苦茴香消化片。

消化片制作材料：
1茶匙当归粉末（圆叶当归）
1茶匙香菜粉
1/2茶匙龙胆根粉（黄龙胆）
1/2茶匙橙皮粉
1/4茶匙现磨黑胡椒
约2茶匙蜂蜜

包衣制作材料：
约6克茴香籽粉①
1/4茶匙细海盐

---

① 你可以自己研磨茴香籽，也可以购买现成的粉末。如果你买的是整个的茴香籽，请用研磨器将它磨成细腻的粉末。

成品：大约20粒豌豆大小的消化片

---

1. 制作包衣：在一个小碗中放入茴香籽粉和盐，搅拌均匀，待用。
2. 制作药片：另取一个碗，放入当归、香菜、龙胆根提取物、橙皮和黑胡椒，并搅拌均匀。
3. 用小号煮锅或者双层蒸锅慢火加热蜂蜜。不要煮沸，加热至蜂蜜变得与稀糖浆一样黏稠，这种黏度的蜂蜜最容易和草本植物混合。
4. 慢慢地把蜂蜜倒入装满草本植物的碗中，一边倒，一边搅拌。蜂蜜的量一定要足够，这样才能确保在制成消化片时，消化片不会出现裂纹。
5. 把混合物揉成豌豆大小的消化片。为了防止粘手，在制作消化片时，可以在手上放一些茴香籽粉和盐的混合物。
6. 这些消化片最长能保存3个月，但刚做完时效果最佳，因此越早服用，效果越好。

茴香茶

这款茶对治疗腹痛，尤其是胀气引发的腹痛效果良好。我还发现，茴香茶可以有效制止呃逆。茴香籽茶治疗小儿疝气的历史由来已久，但请注意，两岁以下的孩子在饮用此茶时一定不要加蜂蜜，以防肉毒杆菌中毒。成人每天可以喝2~3份，婴幼儿服用此茶时不要超过一茶匙，用一点儿水送服即可。儿童的服用量需咨询草药医生。

成品：$1\frac{1}{4}$ 杯（1 成人份）

1. 烧开 $1\frac{1}{4}$ 杯的水。在一个马克杯或大泡茶器中放入茴香和蜜蜂花。不要把草本植物放入小的泡茶器中，留足空间让草本植物吸收水分。

2. 把刚烧开的水倒入装有草本植物的杯子里，盖上盖子，浸泡5分钟。

3. 过滤掉茶叶，然后根据个人喜好添加蜂蜜。

用料：
1汤匙茴香籽
1汤匙干蜜蜂花或者1汤匙新鲜的蜜蜂花
蜂蜜，根据个人口味添加（可选）

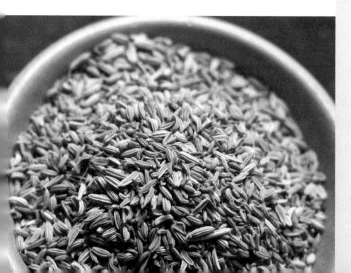

第 9 章

大 蒜

几乎没有哪种植物像大蒜一样让人又爱又恨。大蒜治病的功能举世闻名，但同样有名的还有它的刺激性气味和味道。大蒜味道如此辛辣，甚至让"吸血鬼"都敬而远之。

如果你喜欢吃大蒜的话，你一定知道，在吃完一两瓣大蒜后，你的呼吸，甚至你的皮肤可能都会散发出一股蒜味。因为这个原因，大蒜被称为"臭玫瑰"。但是，正如你将在本书中读到的，大蒜的这种渗透作用正是其药用价值的重要组成部分。

植物学名：*Allium Sativum*

科：百合科

可用部分：鳞茎、绿色花茎

能量：温、干

味道：辛辣

植物性能：促进血液循环，有益身体健康，刺激发汗，祛痰，抗菌，祛风，调节免疫力，驱虫等

植物用途：可以缓解高血压、真菌感染、细菌感染、感冒、流感、气管堵塞、小肠细菌过度生长、消化不良、哮喘、鼠疫、癌症、寄生虫、2 型糖尿病、胰岛素抵抗的症状，而且可以控制胆固醇水平

植物制品：食物、油、醋和蜂蜜

　　虽然大蒜被人们重视是因为它源于意大利菜肴，但大蒜的栽培历史已有几千年。据说，大蒜最早种植于中亚地区，随后传到世界各地。

　　作为一种药用植物，大蒜一直备受人们喜爱。根据历史记载，大蒜曾被看作一种灵药，可以治疗多种疾病，其中还包括鼠疫。今天，大蒜因为能够促进消化、增强免疫系统功能和保护心脏而广受欢迎。

大蒜的种类

　　实际上，市面上销售的每种大蒜都有药效，但必须注意的是，很多在农产品区域出售的表皮特别白的大蒜可能是经过漂白或喷洒了有害身体的化学物质。在美国，全美健康食品商店或者农贸市场出售的传统优质大蒜是最常见的。种植大蒜的农民种植了口味多样的大蒜，而且药效也更强大，食用大蒜时口感的变化类似于葡萄酒。

大蒜的价值

　　蒜蓉面包、蒜味番茄意面、香蒜酱或者蒜香鹰嘴豆泥、蒜香土豆、蒜香鸡、烤蒜、蒜泥蛋黄酱……这些都是大蒜食物，还有什么食物是不能添加大蒜的？大蒜不仅使我们的菜肴更美味，而且还是一种有效的祛风剂，因此可以促进消化，治疗腹胀、气闷、积食和便秘。

　　大蒜含有菊糖，这是一种非常重要的益生元。益生元是一种胶状物质，可以促使大肠内的有益菌群生长。肠道菌群失调会导致很多健康问题，如消化疾病（尤其是炎性肠病），自身免疫性疾病，激素失调，体重增加。大蒜内的菊糖可以有效控制这些疾病。

　　你有没有想过，为什么你吃完大蒜很长时间之后，口腔内依然有大蒜的味道？研究表明，大蒜味道的渗透性正是其药效的一部分。大蒜被碾碎后，会产生一种叫作蒜素的成分。当你吃蒜时，你的身体会将蒜素代谢成其他几种化合物，而身体要想完全代谢掉这些化合物，只能通过你的血液流动，并通过出汗和呼吸排出体外。这个过程非常神奇！

其实大蒜无须被捣碎，也可以形成蒜素。我们只需把蒜浸泡在油中就可以，蒜油可以治疗脚气。本章稍后会提供蒜油的制作方法。

增强免疫系统功能

大蒜一直以来都因其治疗传染病的功效而非常受欢迎。17世纪，大蒜被用于治疗瘟疫。20世纪，一位名为保罗·伯格纳的作家写了一本题为《大蒜的治疗功效》的书。在书中，他描述了大蒜的作用："第一次世界大战时的欧洲，人们使用大蒜药膏治疗士兵的伤口。把蒜油用水稀释后，放到无菌苔藓上，然后直接敷在伤口上。人们用这种方法拯救了数以千计士兵的生命和肢体。"实际上，西方的每种草本植物文献都提到了大蒜的抗菌效果，科学实验也已经证明了大蒜的确可以抗感染。

一些人把大蒜叫作"植物抗生素"，但仔细观察后，我们发现，这个说法并不恰当。当人体出现活动性感染时，抗生素类药会无区别地消灭体内所有细菌，进而影响痊愈。但是，大蒜却不会无差别地攻击所有细菌。

有研究表明，少量或者适量食用大蒜可以抑制多种细菌、病毒，甚至是变形虫的生长，只有食用过量大蒜才会对肠道菌群产生不利影响。大蒜不会简单地杀死身体里的其他有机体，相反，它可以激活你的免疫系统。很多研究表明，大蒜可以增加免疫系统的自然杀伤细胞，减少炎性细胞因子（免疫系统的化学信使），同时减少特定病原体，包括细菌细胞，如链球菌和真菌里的白色念珠菌。

因为大蒜可以增强免疫系统功能（如杀死细菌），所以大蒜也可以预防癌症。一项研究对一群患有直肠癌、肝癌和胰腺癌，但却无法用手术治疗的病人进行了研究。科学家把这群人分成了两种，其中一组服用安慰剂，另一组服用陈蒜提取物。6个月后，服用陈蒜提取物的一组实验对象免疫系统活性增强，自然杀伤细胞的数量增加了，而且活性也增强了。

防治感冒

你是否对经常到来的感冒不胜其烦？在一项预防上呼吸道感染的研究中，研究人员让一组孩子服用大蒜提取物，而另一组服用药物制剂。经比较发现，服用大蒜提取物的人是服用药物制剂的人的患病率的1/4~1/2。而且，服用药物制剂组的结果和服用安慰剂组的结果差不多。

你已经感冒或者患了流感吗？大蒜用于治疗感冒和流感已经有好几个世纪了，如今，它依然是草药医生的最爱。大蒜能够增强免疫系统功能，减轻病症，缓解慢性阻塞性肺疾病，甚至可以改善耳部感染。

把大蒜当药使用时，请一定要考虑大蒜的性质。如果你吃过生蒜，你会发现大蒜性热。在咬了一口生蒜后，你的舌头会感到灼热，同时鼻窦开始畅通。大蒜的热性和辛辣气味能够有效地减少体内黏液。大蒜也因此成为治疗感冒和流感的良药，它不仅可以祛寒，还可以疏通鼻窦和肺部的阻塞。

有益心脏健康和减轻 2 型糖尿病

大蒜素来以治疗感染而闻名，但今天，大蒜经常因为有益于心脏健康而被人们所关注。研究表明，大蒜可以降低顽固性高血压患者的血压。"一天一个苹果，医生远离我。"你听过这句谚语吗？我觉得如果你把苹果换成大蒜，效果也是一样的。

有一项研究很有趣，研究了大蒜对2型糖尿病患者的作用。在这项研究中，实验组和控制组的患者都正在服用二甲双胍（抗糖尿病药）。24周后，服药且同时食用大蒜的患者不仅空腹时的血糖浓度降低了，而且他们的胆固醇和甘油三酯水平也有了明显改善。

大蒜的用法

草药医生戴维·霍夫曼在《草药疗法》中写道："建议每日食用大蒜，它带给身体的好处是其他草本植物无法比拟的。"

我和我的丈夫经常食用大蒜。每年秋天，我们都会去朋友的农场。他们的农场专门种植传统品种的大蒜。我们会在农场里买大量大蒜，保证我们冬、春、夏三季的大蒜用量。我们会在每顿饭中添加大量蒜泥，也会用大蒜做火焰苹果醋和大蒜蜂蜜，这两者对治疗感冒和流感的效果特别好。（本章稍后会介绍如何制作大蒜蜂蜜，火焰苹果醋的制作方法可见前文。）我会把我们冬季要用的大蒜编成辫蒜挂在厨房里，每次看到这些既可当作食物，又可药用的大蒜，我就非常开心，我觉得能拥有这样的好物是我的幸运。每天，我们只需食用一些有辛辣味道的大蒜，就能改善心脏和免疫系统，想想就觉得这是一件特别令人满足的事情。

要注意的是，在利用大蒜杀菌减轻感冒和流感症状时，最好食用新鲜的生蒜，把大蒜捣碎，放置10~15分钟后食用，效果最佳。蒜泥也可以用来治疗其他疾病。

如果用大蒜防治心血管疾病，你可以在三餐中都添加大蒜，同样有效果。煮熟的大蒜的效用会改变，热性会降低，即使大量食用也很容易消化。

很多科学家对干大蒜粉进行了研究，虽然这些研究表明大蒜粉对人体也有益，但我还是更愿意建议大家食用新鲜生蒜。

推荐用量

每天食用一两瓣大蒜，可以给我们的身体带来很多好处。如果你想用大蒜疏通肺部阻塞，或者缓解感冒和流感症状，那你在一天中要经常食用它，才能发挥最大效用。吃大蒜时，建议与其他食物搭配食用，尤其是油，以防恶心。

特殊注意事项

研究表明，如果每次吃蒜时，都吃一两头大蒜，长此以往，过量地摄入大蒜会对身体造成损害，且容易导致一些疾病，如贫血和肠道菌群失调症。

大蒜能量很高（它真的很辣），对那些身体燥热的人来讲，大蒜很容易带来不利影响，它可能会导致贫血、消化不良、胃灼热等，食用过量大蒜甚至会感到恶心。但是，如果把大蒜煮熟后再食用，这些负面效用就会大大减少。

吃大蒜后，食用新鲜香芹有助于消除口腔中的大蒜气味。

你经常会看到一些警告，声称大蒜会稀释血液。这些警告是因为人们做了一些体外研究（用培养皿进行的研究，而不是人体内进行的研究）。但是，体内研究（在人体内进行的研究）表明，在饮食中适当食用大蒜并不会大量稀释血液，因此术后病人和服用华法林药物的人不用为此感到担心。如果你正在服用稀释血液的药物（如阿司匹林、非甾体抗炎药、促凝血药或者抗血小板药），在食用大蒜时要遵医嘱。

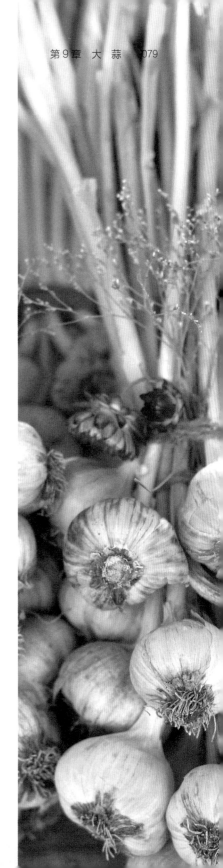

烟熏蒜味鹰嘴豆泥

用料：

一罐鹰嘴豆

1/2 杯芝麻酱

1/4 杯特级初榨橄榄油（最后滴几滴）

4 瓣蒜，捣碎成泥

2 茶匙孜然粉

2 茶匙新鲜柠檬皮

3 茶匙新鲜柠檬汁

1 茶匙烟熏（或者普通）红辣椒粉（最后撒在上面）

盐和现磨的黑胡椒粉适量，根据个人口味决定

夏日，当我想带一点儿零食去湖边，或者平时做饭时想做一道快手开胃菜时，这个制作方法是我的首选。它很容易做，而且口感丰富。我在烹饪的时候，喜欢用胡萝卜、黄瓜、甜荷兰豆和芹菜梗来搭配。吃的时候，搭配面包或者薄脆饼干，口感更佳。

成品：$2\frac{1}{2}$ 杯

1. 把鹰嘴豆的水分沥干，水不要丢掉。除了泡过鹰嘴豆的水，其余所有食材都放入食物料理机中。在机器工作时，同时缓慢倒入鹰嘴豆水，直至搅拌均匀。

2. 在食物上滴上几滴橄榄油，撒上少量红辣椒粉。然后把它储存在冰箱里，7 天内食用完。

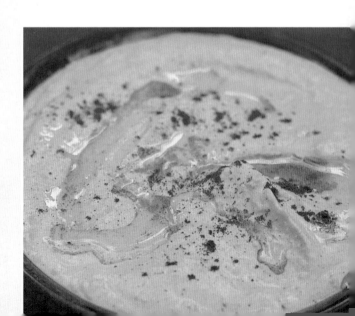

蒜油

用蒜油按摩足部，对疏通肺部和鼻窦阻塞有很好的效果。在脚上敷大蒜有助于改善慢性阻塞性肺炎，这听起来有点儿奇怪，但你可以试一下，这个方法非常有效。你会注意到，瞬间你的呼吸里就有了蒜味。大蒜中的有效成分通过血液传输到肺部，同时大蒜开始发挥祛痰和抗菌的效用，这正是肺部所需要的。你也可以在胸部涂抹蒜油，但操作起来更复杂。

我喜欢这个制作方法是因为一般人的家里都有蒜，而且蒜油适合外用，所以非常适合年轻人，因为很多年轻人不喜欢草本植物的味道。

注意：蒜油不能食用！大蒜和橄榄油混合在一起，容易导致肉毒杆菌中毒。

用料：

两三瓣大蒜

1~2茶匙橄榄油

成品：1次敷用量

1. 大蒜去皮，捣碎后，放置10分钟。
2. 把大蒜放到一个小玻璃罐中，倒入橄榄油，油量刚好没过大蒜。
3. 蒜油至少放置30分钟，最多放置12个小时，最好一次性用完。
4. 使用方法：睡觉前，把蒜油涂抹在脚上。然后立刻穿上一双旧袜子，之后再穿上一双袜子。睡觉时不要脱掉袜子。如果有需要，可多次敷用，但每次敷用的蒜油都需要现做。

大蒜蜂蜜

用料：

1/2杯新鲜蒜泥（大约15瓣蒜）

1/2杯蜂蜜①

_____

① 如果你的蜂蜜很黏稠，你
需要用双层蒸锅稍微加热
一下，或者用小火加热，
让蜂蜜变稀薄，这有助于
蜂蜜和大蒜一起搅拌。

　　把甜味的蜂蜜和辛辣味的大蒜混合在一起，你完全无法想象这会是什么味道，但它却很美味。蜂蜜平衡了生蒜的热性，这样你就可以大量饮用，而不必担心有副作用。当我嗓子疼时，我最喜欢喝大蒜蜂蜜，每隔1~2个小时喝1茶匙。

　　大蒜蜂蜜可以保存很多年。我把做好的大蒜蜂蜜放在储物架上，储存很久都不会有任何问题。我曾听人说他们做的大蒜蜂蜜放置的时间太长，导致发酵了。其实，发酵的蜂蜜仍然可以食用。但是，如果你不希望出现这种情况，那就把它们放到冰箱里。

　　时间一长，大蒜可能会变坚韧或变硬。如果出现这种情况，你可以滤出大蒜，只食用蜂蜜。其实最好的方法就是每次少量制作，这样你就可以经常食用到新鲜的大蒜蜂蜜了，而且新鲜食物的效果也更好。

成品：约1杯

_____

1. 把大蒜放入一个约227毫升的玻璃罐中。小贴士：大蒜捣碎后，先放置10~15分钟，让大蒜充分氧化，这有助于加强大蒜的功效。

2. 把一半的蜂蜜放到玻璃罐中，并搅拌均匀，然后把剩下的蜂蜜也倒入罐中。现在，玻璃罐中应该装满了蜂蜜和大蒜的混合物，如果还没有装满，你可以适当再添加一些蜂蜜，让它们装满整个罐子。把大蒜和蜂蜜搅拌均匀后盖上盖子。

3. 食用前，让大蒜和蜂蜜的混合物在冰箱里或置物架上放置24个小时。食用时，不需要过滤出大蒜。随着时间的推移，大蒜的味道会融入蜂蜜中，但你会注意到，蜂蜜渐渐变得稀薄了。只需混合一天的时间，蜂蜜中就会有蒜味。

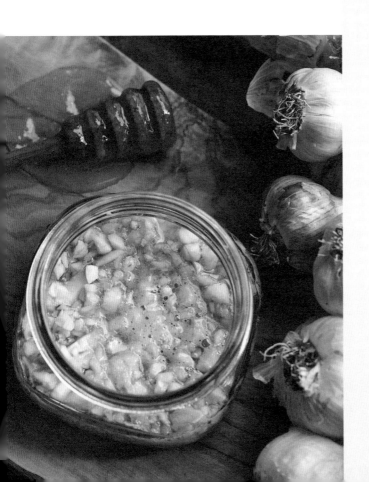

第 10 章

生　姜

阿育吠陀医学体系非常推崇生姜，并把它誉为"万能药"。多个世纪以前，人们就发现了生姜的药用价值，时至今日，它依然是一种颇受欢迎的草本植物。科学家对生姜进行了广泛研究，并证明生姜对很多疾病都有防治作用，因此生姜成了西方最受欢迎的草本植物之一。

生姜的使用方法多到令人震惊。姜的干热性质让它尤其适合有体寒、体湿症状的人。生姜对人体呼吸系统、消化系统和循环系统作用显著。它还具有明显的消炎作用，因此可以减轻慢性疼痛病人（如关节炎患者）的痛苦。

别称：姜根

植物学名：_Zingiber officinale_

科：姜科

食用部分：根茎（通常称为根）

能量：鲜块茎（温、干），干姜（热、干）

味道：辛辣

植物性能：芳香、消炎、发散、刺激发汗、化痰、祛风、止痛、杀菌、促进血液流动、杀虫，可用作发红剂

植物用途：可缓解关节炎、偏头痛、感冒、流感、恶心、内分泌失调、由瘀血引起的经期痉挛、耳部感染、心脏问题、发炎和胃病

植物制剂：烹饪品、汤剂、粉末、酊剂、糖、果汁

在东南亚地区，远在还没有文字记录的年代，生姜就开始为人们所用，至今已有 5 000 多年的历史。如今，我们很难在野外找到生姜，生姜基本由人工培植，在全世界的热带地区都有栽培。因此，关于生姜的确切起源我们不得而知。我们最常食用的部位是姜的根茎。

过去，生姜在东南亚和欧洲之间的贸易中发挥了重要作用。2 000 多年前，生姜从印度传到了罗马帝国。据史料记载，13~14 世纪，0.9 斤生姜的价格等于一只绵羊的价格。今天，我们使用的生姜产品主要包括鲜姜、干姜、姜粉和姜糖。

生姜的价值和属性

生姜的药用价值非常高。但是，我必须提醒你，用生姜养生需要考虑个人体质，才能发挥生姜的最大效用。只有当我们不再把草本植物看作药物制剂的替代品，并清楚理解草本植物的性能时，我们才能够更好地根据个人体质匹配草本植物，并充分发挥它们的作用。

希望你已经做过这本书第 3 章提供的品尝体验小练习。做完这个练习，你会发现生姜是一种偏干的温热性草本植物。更具体一点儿来说，鲜姜性温，而干姜性热。

用作兴奋剂和增效剂

生姜具有刺激性。当你听到"草本植物兴奋剂"这个词时，你可能立刻会联想到咖啡，咖啡因具有刺激性。而我们这里所说的"兴奋剂"的作用是通过加速血液循环来促进消化，以及加速体内液体流动。生姜具有上述"兴奋剂"的所有功能。

生姜一般用量很少，都是作为其他制作方法的辅助材料。实际上，据估计在中国传统中药中，超过 1/2 以上的药方都用到了生姜。这是因为生姜的刺激性，让它可作为一种增效剂，增强其他草本植物或者药物的功效。在《草本植物抗生素》一书中，史蒂芬·哈罗德·布纳介绍了生姜的这一用途："生姜可扩张血管，促进血液循环，加速其他草本植物中的有效成分更快地被身体吸收和利用。"

生姜适合哪类人

生姜有助于缓解各种身体疼痛，如腹泻导致的腹痛以及痛经。但是，药用草本植物和非处方药品不同。草本植物自身具有特定的作用机制，在使用时必须认真选择，针对具体的疼痛症状选择草本植物。例如，如果是针对肌肉紧张导致的疼痛，我们应该使用具有抗痉挛作用的药用草本植物，如茴香和甘菊。

而生姜尤其适合体寒的人，这类人通常面色苍白，舌苔也发白，而且总是感觉比别人冷。他们可能患有慢性消化不良，或者容易腹胀，而且他们更容易嗜睡，显得无精打采。如果某个人感觉身体疼痛，并且有上述症状，那么可以考虑吃些生姜来缓解。

缓解类症疼痛

生姜具有消炎作用，因此可以缓解由炎症引发的疼痛。大量研究表明，通过外敷和内服，生姜可以有效地缓解骨关节炎和类风湿关节炎导致的疼痛。

治疗瘀血

外敷生姜可以有效地缓解瘀血。在传统中医中，由血瘀导致的疼痛通常被视为血瘀症状。（常见瘀血症状有擦伤和青肿。）

在治疗骨盆内血瘀症状时，如痛经、初经延迟、瘀血和子宫肌瘤等，草药医生通常会使用生姜，从这个角度看，生姜对于治疗因瘀血和寒冷导致的痛经效果显著。

一项研究发现，每天吃生姜可以减轻体育锻炼后的肌肉酸痛。按摩时，如果配合使用姜油，可以更有效地缓解慢性腰背痛。在本章后面的内容中，我会介绍一款生姜薰衣草按摩油的制作方法。

缓解偏头痛

一项研究表明，生姜可以有效治疗偏头痛，其效果不亚于治疗偏头痛的药物。而且相比于药物制剂，生姜几乎没有任何副作用。

我最早知道生姜可以治疗偏头痛是从我的导师卡尔塔·波克·辛格·卡尔沙那里了解到的。在他给很多人的推荐中写道："在治疗偏头痛时，少数几个有效的方法就包括使用生姜，而且它的效果非常好。当偏头痛的预兆发生时，例如你的眼睛会感到不适，用两大汤匙姜粉冲水然后喝掉，这通常会起到意想不到的作用。4个小时后，偏头痛的症状可能会再次发作，这时需要再次饮用姜水。"

防治感冒和流感

在患上感冒或者流感时，如果你只能选择服用一种草本植物，那么生姜是你最好的选择。尤其是同时还有体寒和体湿症状时，如发抖或者舌苔厚等，感冒和流感时的很多症状都可以通过生姜来治疗。

生姜具有发散性和刺激性，也因此成为最适合去除黏液的草本植物。你可以制作一个生姜包，放在胸口，这样可以有效地缓解鼻塞。

当你感到有痰咳不出来，或者鼻阻塞时，喝一大杯浓姜茶可以有效缓解症状。感冒初期，当你感觉畏冷，浑身发抖时，喝一杯浓姜茶可以让你的身体发热，这有助于防止感冒或流感。另外，喝姜茶或生姜蜂蜜水可以缓解咽喉痛，姜的杀菌特性有助于我们预防传染性疾病。在本章的最后，我会介绍一款生姜柠檬茶的制作方法。

助消化

生姜可以促进消化。姜性温、味道刺激，具有排气和发散功效，因此可以治疗因瘀滞和寒性体质导致的消化不良，如腹胀、胃胀、饭后积食和便秘。有些人专门研究生姜对胃排空的影响，结果发现，与服用安慰剂相比，食用生姜可以更快地让胃排空。而且，生姜对健康的人和患有功能性消化不良（经常感觉肠胃轻微不适）的人同样有效。

治疗呕吐

生姜的一个非常有名的作用就是可以治疗呕吐。少量服用生姜就可以有效地缓解孕妇呕吐和晕动病导致的呕吐。在崎岖的乡村路上行驶时，我通常会为坐在我们车里的乘客准备姜糖，以防有人晕车。同时，生姜也可以减少化疗和服用抗逆转录病毒药物导致的呕吐。

有助于心脏健康

在美国，很多心脏方面的疾病都是潜在的新陈代谢问题的预兆，如胰岛素抵抗和糖尿病。虽然需要一个全面的方案才能够解决这些不平衡（包括个性化饮食、间歇性运动、功能性负重训练、健康睡眠周期），但研究表明，姜可以有效地降低空腹血糖和HbA1c，同时抑制代谢失衡导致的炎症。也有研究表明，生姜可以调节胆固醇直到健康水平。

治疗感染

许多草药医生经常用生姜治疗各种感染。虽然目前还没有人针对生姜的抗菌能力进行人体临床试验，但大量体外实验已经表明生姜可以抑制链球菌性咽炎、真菌感染和淫肠综合征。

如果发生耳部瘀血或者感染，我通常建议在患处滴几滴鲜姜汁，效果非常好。我还发现，生姜对治疗耳朵痒也有很好的效果。还有一点需要注意，当鼓膜穿孔时，不要往耳朵里放任何药物。

鲜姜汁或者鲜姜磨碎做成的药膏可以外用治疗各种外部真菌感染，如皮肤癣菌病。但是，请注意，鲜姜对敏感性皮肤有刺激作用，慎用。

生姜使用方法

生姜最常见的用法就是用作烹饪配料，在烹饪菜肴和制作甜点时可以少量使用，生姜味道辛辣，且具有强烈的芳香气味。商店里经常销售的生姜产品包括鲜姜、干姜和姜糖。

如果使用干姜，一定要注意选取来源优质的姜。这样的干姜仍能保持原有辛辣味道和干热性质。如果不能做到这些，那可能是因为姜太老了。

在商店里挑选生姜时，选择根茎饱满，表皮光滑的那种。如果生姜看起来很干，表皮起皱，那可能就有点儿老了，最好不要买。但是，一些看起来不太好看的姜可能依然有效。鲜姜不需要去皮，但是如果你不喜欢姜皮，可以在使用前用勺子轻轻刮去外皮。

在改善病毒感染、感冒和流感的症状时，鲜姜的作用比干姜好。

推荐用量

生姜是一种美味的烹饪调料，烹饪菜肴或者制作甜点时，可以少量添加生姜，让食物的口味更佳。

药用生姜的用量：

鲜姜：每天1~15克。

干姜：每天3~12克。

酊剂（鲜姜）：姜和溶剂的比例为1∶2，使用浓度为60%的酒精，加1~2毫升的水，每天使用3次。

特殊注意事项

生姜性温热，偏干，因此体热或感觉干燥的人不宜食用。

孕妇忌大量食用生姜。

正在服用稀释血液药物的病人在定期大量食用生姜前，应咨询医生。

生姜柠檬茶

如果你想选一种草本植物缓解感冒和流感的症状，那么生姜是一种不会出错的选择。生姜可以缓解咽喉痛、减轻各种疼痛、化痰、祛寒、治疗感冒和流感、抑制呕吐等。生姜对胃寒导致的消化不良有很好的疗效，对于体寒的人也是很好的选择。我在这里介绍的生姜柠檬茶可以每天饮用。

用料:
1汤匙鲜姜末
几滴柠檬汁
适量蜂蜜

成品: 1杯

1. 把鲜姜放在马克杯中，倒入柠檬汁和蜂蜜。
2. 把1杯刚烧开的水倒入马克杯中，盖上杯盖，浸泡15分钟。
3. 趁热喝完制作好的茶。（我喜欢把生姜留在茶里，在喝茶时吃掉。但是，如果你不喜欢吃姜，可以在喝茶前滤出生姜。）

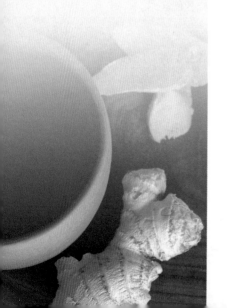

泽维尔生姜鲑鱼

我们住在太平洋西北岸，因此我很幸运地可以经常捕捉到新鲜的野生鲑鱼。这道菜是我的最爱，实际上，它是我丈夫的创意菜。在这道菜里，生姜的辛辣味道和咸味酱油，以及其他有祛风功效的调料完美地融合在一起。

成品：6人份

1. 制作腌汁：把制作腌汁用的所有材料放到一个碗中。

2. 把鲑鱼放到腌汁中，并用腌汁涂抹均匀，然后放到冰箱中腌渍一个小时。

3. 把烤箱调到176.7摄氏度，预热。把鲑鱼放到8英寸×10英寸的烤盘中，在鲑鱼上放上柠檬片，并倒出多余的腌汁。

4. 把鱼放到烤箱中，烤25分钟，或者烤到鱼肉变酥。食用前可用香芹点缀。

用料：

680克鲑鱼，切成约1英寸高的方块
一个柠檬，切成圆形薄片
1汤匙新鲜香芹，切碎，用于装饰

腌汁材料：

3汤匙日本酱油（或者大豆酱油）
2汤匙鲜姜末
3瓣蒜，切碎
3汤匙橄榄油
1茶匙干红辣椒粉
1茶匙香菜末
1/2茶匙茴香粉
1茶匙姜黄粉

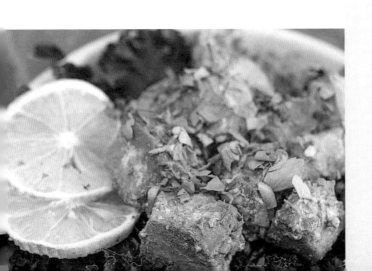

生姜薰衣草按摩膏

这款药膏非常容易制作，不仅可以用来缓解关节疼痛和腰背疼痛，甚至无论什么时候你想促进血液循环或缓解疼痛时，都可以使用。在制作时，选用哪种油都可以。橄榄油的热稳定性好，但是触感油腻，相对来说，葡萄籽油、荷荷巴油、杏核油、扁桃仁油没有那么油腻。

用料:

约1/4杯现磨鲜生姜

约1/2杯油

10~15滴薰衣草精油

成品：大约1/2杯

1. 在一个小玻璃罐中放入刚磨碎的鲜生姜。然后倒入油，搅拌均匀后，放置12~24个小时。
2. 生姜在油中浸泡充分后，滤掉生姜末，在油中加入薰衣草精油，并搅拌均匀。
3. 鲜生姜里的水分容易让混合物变质，如果想要让它保持最佳药效，最好把成品储存在冰箱里，并在1~2周内用完。
4. 取适量按摩膏用于按摩疼痛的关节和酸痛的肌肉。如果需要，可以重复使用。

第 11 章

圣罗勒

　　我经常听到有人说，他们一辈子都不想吃草本植物，在他们看来，药用草本植物和药没有区别，有病才吃，没病不用吃。但是，在中国传统医学和印度的阿育吠陀医学中，为了健康和长寿，某些特定草本植物可以终生使用。

　　圣罗勒就是一种可以滋养身体、延年益寿的草本植物。圣罗勒可以用来沏茶喝，在本章中我会介绍一个圣罗勒茶制作方法。经常饮用圣罗勒茶对身体有很多益处，如缓解压力和焦虑，调节血糖，保护心脏健康。

别称：罗勒

植物学名：*Ocimum sanctum*（*Ocimum tenuiflorum*），*Ocimum gratissimum*

科：唇形科

可用部分：叶子和花

能量：温、干

味道：辛辣、苦

植物性能：是一种适应原，具有抗菌、刺激消化、放松神经、保护心血管、化痰、保护神经及抗氧化、调节免疫力和止痛的作用

植物用途：缓解压力、焦虑，降血压，防止病毒性感染和真菌感染，减轻疼痛，治疗溃疡，抗抑郁，防治感冒和流感，缓解过敏性鼻炎，治疗疱疹病毒，缓解 2 型糖尿病和胰岛素抵抗等病症

> **植物制剂**：茶饮、汤剂、酊剂、果汁、药膏、粉末、酥油和蜂蜜的添加剂

　　印度阿育吠陀药草医学是世界上最复杂、最古老的医学体系之一，这一体系非常推崇圣罗勒，在过去的3 000多年里，圣罗勒一直被誉为"圣药"。正如你所想象的，一种草本植物享有这么高的荣誉一定有其独特之处。它的强大功效甚至会让你发问："还有什么是它做不到的？"

圣罗勒的种类

　　经常有人问我，烹饪时用的罗勒和圣罗勒是不是一种植物，答案是否定的。虽然所有罗勒都具有天然芳香，但烹饪所用的罗勒和圣罗勒不仅品种不同，使用方法也不同。在罗勒属中，约有60个不同品种的罗勒。

　　圣罗勒至少有三种，虽然它们经常被混用，但还是存在细微差别。

　　罗摩圣罗勒的叶子为绿色，是栽培最广的圣罗勒，也最容易买到。

　　克利须那圣罗勒和罗摩圣罗勒属于同一个品种，但它的叶子是绿中带紫。

　　瓦娜圣罗勒（丁香罗勒）是一种多年生草本植物，因在印度野外生长，所以很难买到。

圣罗勒的价值

　　在西方，圣罗勒作为一种适应原为人们所熟知。适应原可以调理身体，增强免疫力，如果每日食用，将有助于身体健康，属于滋补强身型草本植物。

减轻压力，缓解焦虑

　　圣罗勒尤其适合精神压力大的人群。许多研究表明，圣罗勒可以缓解焦虑情绪，缓解因压力产生的各种症状，如健忘和睡眠问题。

在一项为期两个月的研究中，35个患有焦虑症的病人参与了实验。在实验中，病人每天饭后食用500毫克圣罗勒，一天服用2次。在研究开始前、研究进行中，以及研究完成后，研究人员都会根据标准调查问卷和心理评价定量表对病人的情况进行三次临床评估。最后的研究结果显示，圣罗勒可以有效地缓解焦虑情绪，减轻因焦虑带来的压力和抑郁。实验的研究人员最后得出结论："圣罗勒对治疗广泛性焦虑障碍（GAD）效果显著，未来有可能成为一种抗焦虑药剂。"

健脑

草药医生戴维·温斯顿把圣罗勒看作大脑兴奋剂，用来治疗精神涣散的病人。他指出："圣罗勒搭配其他大脑兴奋剂，如迷迭香、假马齿苋和银杏，不仅有助于缓解更年期的消极情绪、健忘、注意力缺陷综合征（ADD）和注意缺陷多动障碍（ADHD），而且还可以加速头部创伤恢复。"

草药医生卡塔尔·波克·辛格·卡尔沙和迈克尔·铁拉在二人合著的《阿育吠陀草药法》一书中，对圣罗勒的健脑功能做了详细阐述："药用圣罗勒可以提高和增强意识，有助于冥想，改善心情。"

减轻胰岛素抵抗和 2 型糖尿病

大量人体临床研究表明，圣罗勒可以降低空腹和饭后的血糖含量。在一项为期一个月的研究中，27名非胰岛素依赖型的2型糖尿病患者参加了实验。研究结果显示，在使用圣罗勒后，这些病人不仅血糖水平明显下降，而且总胆固醇、低密度脂蛋白胆固醇、极低密度脂蛋白胆固醇和甘油三酯水平也显著下降。

圣罗勒虽然对控制糖尿病有显著效果，但注射胰岛素的病人还请注意，用圣罗勒调整胰岛素水平需在医生的帮助下进行。

有助于心血管健康

圣罗勒对心脏有很多益处，可以轻微稀释血液，促进血液良性循环。

每日食用圣罗勒，有助于优化胆固醇水平，降低因压力导致的高血压。

作为一种适应原，圣罗勒可以调节因压力带来的身体伤害，在整个心血管健康方面发挥着重要作用。

减轻疼痛

研究表明，圣罗勒可以代替COX–2抑制剂（很多现代止痛药都属于COX–2抑制剂，如西乐葆），可以有效缓解关节炎和其他炎症。圣罗勒富含丁香油酚（大蒜也含有这种成分），可以减轻疼痛。

促进消化

和我们在烹饪时常用的罗勒一样，圣罗勒对消化系统有很多好处。作为一种温性，有芳香的草本植物，圣罗勒可以和干姜搭配使用有助于缓解消化不良症状，如腹胀、胃胀、食欲下降和恶心等。草药医生也用圣罗勒治疗胃灼热和消化道溃疡。

缓解肺病

草药医生经常用圣罗勒缓解严重肺病，如支气管炎和肺部虚弱，还可以缓解如感冒和流感引起的上呼吸道感染。圣罗勒具有化痰作用，因此可以清除肺部堵塞的黏液。用圣罗勒、生姜和蜂蜜泡茶，有助于缓解咽喉痛。

增强免疫系统功能

圣罗勒有助于增强和调节免疫系统功能。长期服用可以帮助治疗哮喘，而且还可以有效缓解过敏性鼻炎的症状，如花粉症。

在一项双盲试验中，控制组服用安慰剂，另有22名健康志愿者组成实验组，每天服用圣罗勒提取物。一个月后测试结果显示，与控制组相比，实验组的多种免疫系统参数得到显著改善。

另一项研究对一款印度茶的功效进行了研究。这款印度茶包括5种草本植物：圣罗勒、南非醉茄、甘草、生姜和小豆蔻。研究人员让年龄在55

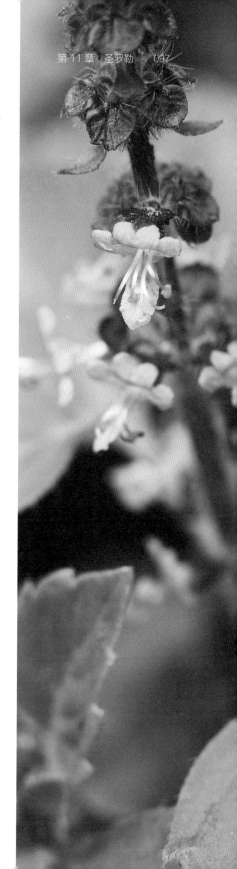

岁以上，有反复咳嗽或经常感冒的实验志愿者饮用。最终结果表明"经常服用这种茶叶可以提高自然杀伤细胞活性，自然杀伤细胞是重要的免疫细胞，可以帮助免疫系统对抗病毒感染"。

圣罗勒具有抗菌作用，因此可以治疗各种细菌、病毒和真菌感染引发的疾病，它既可以外敷又可以内服。经常食用圣罗勒还可以有效防止疱疹溃疡爆发（一种病毒感染），同时还可以外用治疗真菌感染，如皮癣。

而且还有体外实验表明，圣罗勒有一定抗癌效果。我希望以后能有更多的设计精良的人体临床试验进一步证实圣罗勒的抗癌功效。

圣罗勒的用法

草药医生大多使用新鲜圣罗勒，但是，用干圣罗勒叶泡茶也很好。

圣罗勒最常见的用法就是泡茶。因为它富含挥发油，所以最佳浸泡时间为 5~10 分钟，冲泡时盖上杯盖。

推荐用量

泡茶可以从一茶匙的圣罗勒叶开始，然后根据需要增减用量。大部分人每天不宜食用过多的圣罗勒，我建议每天每人最多用量是 113.6 毫升（大约两杯）。用量多时称重测量，才更准确；但是，一茶匙的圣罗勒非常轻，几乎无法用厨房天平秤称量。

药用圣罗勒用量：

酊剂（使用新鲜圣罗勒）：草本植物和溶剂的比例为1∶2，使用浓度为75%的酒精，每次可使用3~5毫升酊剂，一天使用3次。

茶：1茶匙圣罗勒可以泡两杯茶，根据容量测量或者用2克圣罗勒茶叶配113克水。

特殊注意事项

圣罗勒叶有避孕作用，因此我不建议孕妇和备孕期的夫妇经常食用。

圣罗勒叶可以少量稀释血液，因此服用华法林药物的人不应食用。

正注射胰岛素治疗糖尿病的患者如果想通过服用圣罗勒辅助控制血糖水平，应咨询医生。

圣罗勒生姜冰茶

这款冰饮是我的朋友埃米丽·韩发明的，我很荣幸能够在这本书中把它介绍给大家。埃米丽·韩著有《野生植物饮料与鸡尾酒》。她调制的个性化饮料有趣而又美味，这一款也不例外。

以下是埃米丽对这款冰饮的描述："圣罗勒也叫图尔西，味道辛辣，可使鸡尾酒的口感更加丰富。在这款冰饮中，它和生姜同时使用以便激发圣罗勒的温性，添加蜂蜜糖浆后，它的口味更佳。如果想要更辣的口感，可以用黑麦威士忌代替波本威士忌，剩余的圣罗勒和生姜汁水可以用来泡柠檬水。"

如果你只有干圣罗勒叶，没有新鲜的叶子，也可以做这个冰饮。你只需将点缀用的新鲜圣罗勒枝叶换成新鲜薄荷枝叶就可以了，然后用干圣罗勒叶制作圣罗勒生姜冰茶。

成品：1人份

1. 在杯子中放入薄荷树枝、圣罗勒树枝、圣罗勒生姜糖浆和柠檬水，杯子可以用柯林杯或其他高筒杯。
2. 在杯子里加入碎冰，然后倒入波本威士忌。
3. 最后用新鲜圣罗勒枝叶点缀。

用料：

一枝新鲜薄荷小树枝

一枝新鲜圣罗勒小树枝

$1\frac{1}{2}$汤匙圣罗勒生姜糖浆

$1\frac{1}{2}$汤匙鲜柠檬汁

1/4杯波本威士忌

点缀用的新鲜圣罗勒小树枝

或者薄荷小树枝

圣罗勒生姜糖浆

用料：

2汤匙切碎的新鲜圣罗勒叶，
或者1汤匙干圣罗勒叶

$1\frac{1}{2}$茶匙现磨姜末

1/2杯蜂蜜

成品：约3/4杯

1. 准备1/2杯白开水。把圣罗勒和生姜放入一个隔热的陶瓷杯中或者玻璃容器中。

2. 把烧开的水倒入容器，盖上杯盖并浸泡15分钟。

3. 用细网过滤器过滤，通过挤压滤出所有固体杂质。

4. 趁液体温热时倒入蜂蜜，并充分搅拌使蜂蜜完全溶解。

5. 成品可在冰箱里放置1~2周，但最好在1周内用完。

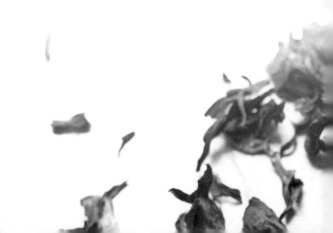

圣罗勒茶

圣罗勒茶芳香浓郁，下午喝一杯可以使我头脑清醒，也可以早上饮用。我在冲泡时用的是散装茶，虽然我更喜欢用新鲜圣罗勒叶冲泡，但用干圣罗勒叶具有同样的效果。

路易波士茶是一种草本植物茶，最初来自南非，又称南非博士茶。南非博士茶的香草味道尤其适合与圣罗勒和木槿的芳香进行搭配。

成品：1 人份

1. 准备 $1\frac{1}{4}$ 杯白开水，把所有材料放入茶杯里或者大一些的煮茶器里。不要选用太小的杯子，留足空间让草本植物吸收水分。

2. 把刚烧好的白开水倒在茶叶上，盖上杯盖，浸泡 5 分钟。在喝之前过滤掉茶叶。如果喜欢喝甜的，可以在茶里加入甜菊糖或者蜂蜜。

用料：

1 汤匙切碎的新鲜圣罗勒，或者 2 茶匙干圣罗勒

2 茶匙南非博士茶叶

1 茶匙干木槿花

适量甜菊糖或者蜂蜜，根据个人口味添加（可选）

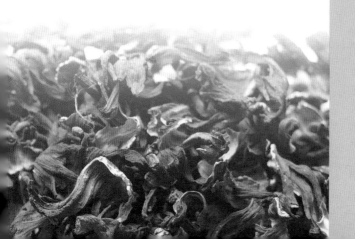

第 12 章

薰衣草

你上一次闻到薰衣草的香味是什么时候？我不是在说薰衣草味蜡烛、身体护理产品或者混合香料，而是真正的薰衣草。如果你曾闻过薰衣草的芳香，那么你会知道薰衣草因品种不同，香气也有所不同。生长在法国南部山坡上的岩石类土壤里、沐浴在阳光下的野生薰衣草闻起来是一种芳香，而长在你家花园里的薰衣草闻起来又是另一种味道。薰衣草的生长环境和品种造就了它们独特的芳香。

每次看到薰衣草，我都会被它的芳香吸引，停下来闻一闻。虽然一些人可能只是把薰衣草看作一种好闻的植物，但我喜欢薰衣草是因为它让我们明白了气味的重要性。虽然我们都知道，我们的饮食会影响到我们的健康和感受，但薰衣草告诉我们，仅仅是闻气味也会给我们的情绪带来显著影响。薰衣草的芳香可以减轻焦虑和身体疼痛，还能改善睡眠。

别称：原生薰衣草，英国薰衣草

植物学名：*Lavandula angustifolia*

科：唇形科（薄荷）

可用部分：花蕾和气生部分

能量：温性

味道：辛辣，苦

植物性能：散发芳香、抗菌、止痛、放松神经、祛风

> **植物用途**：治疗细菌和真菌感染，缓解紧张和焦虑，改善睡眠，减轻疼痛，缓解伤口和烧伤，抗抑郁，减轻头痛、消化不良和蚊虫叮咬
>
> **植物制剂**：泡茶，酊剂，精油和烹饪

薰衣草的芳香不仅令人愉悦，还能舒缓精神，它也因此备受人们的喜爱。在 2 500 年以前，薰衣草就在地中海地区被广泛用于沐浴和洗衣服。薰衣草传到欧洲北部后也大受欢迎。可爱的法兰西国王查理六世的枕头里就装满了薰衣草，而英国女王伊丽莎白一世每天都要使用薰衣草制品。现代生活中，薰衣草依然无处不在，香烛、沐浴产品，甚至是清洁剂中也含有薰衣草，薰衣草从不过时。

薰衣草的种类

薰衣草有多个不同品种，但药用价值最高的是狭叶薰衣草，即人们通常所说的英国薰衣草或者原生薰衣草。

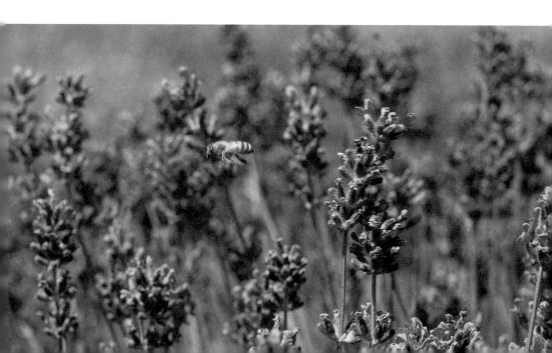

栽培广泛且多用于商业产品的是杂交薰衣草，它的英文名是 *Lavandula x intermedia*，其中的 *x* 表示这种薰衣草是杂交品种，这种薰衣草和原生薰衣草在用途上有很大的差别，也被叫作醒目薰衣草。醒目薰衣草的精油是很好的洗衣液芳香剂原料，但不适合药用。

薰衣草的价值

如果我们不了解，我们可能会把薰衣草看作一种好闻的植物，仅此而已。但关于薰衣草，有两个事实必须弄清楚。首先，薰衣草的香味具有重要的药用价值，其次，薰衣草是一种十分复杂的植物，除了它的芳香，还有很多其他用途。

镇静催眠作用

薰衣草一直以来都被用于缓解焦虑、松弛神经、改善睡眠。草药医生基瓦·罗斯·哈丁指出："当一个人感到焦虑、困惑并紧皱眉头，无法放松时，薰衣草可以用作神经镇静剂使用。"在草药医学中，神经镇静剂通常用来描述可以影响神经系统的药用植物。草药医生根据它们的作用分为两类：舒缓神经和刺激神经。

研究已经表明，人们只需闻薰衣草的味道就可以缓解焦虑。例如，在最容易让人产生焦虑的环境之一，即牙医的办公室里。一项研究让200个参与者在牙医办公室里等待和牙医见面，根据焦虑、郁郁寡欢、警觉和镇静四种精神情况把它们分成了4组。一组闻了薰衣草精油、一组闻了橙子精油、一组听音乐，而控制组既没有闻精油也没有听音乐。结果显示，不管是闻薰衣草精油还是闻橙子精油的患者，他们的焦虑情绪都有所减轻，而且心情也变好了。

薰衣草的另一个主要功能是改善睡眠。在一项发生在普通医院病房里的研究中，研究人员发现，和控制组相比，在充满薰衣草芳香的病房中睡觉的病人，睡眠得到了适度改善，而且血压也有所下降。从我个人的角度，我喜欢在我的枕头里装满薰衣草，薰衣草枕头让我的睡眠越来越好。

一项研究表明，薰衣草精油胶囊可以有效地治疗广泛性焦虑症，其效果不亚于劳拉西泮——一种常见的镇静剂。劳拉西泮以及其他治疗广泛性焦虑症的药物制剂在服用后会让人容易嗜睡，而薰衣草不会，而且也不存在滥用和上瘾的危险。

只是简单地闻闻味道，我们就可以显著改善我们的情绪和睡眠，你想知道薰衣草是如何做到的吗？研究人员决定调查薰衣草精油对自主神经系统和中枢神经系统的影响。与控制组相比，闻薰衣草的实验组成员的血压、心率和皮肤温度都有显著下降。这意味着他们的自主神经系统的兴奋度降低了。他们的大脑活动多处于 θ 波活动和 α 脑电波，这两种脑波代表了更为镇静、放松的情绪，一般出现在睡眠和冥想中。另一个研究表明，薰衣草精油不仅可以保护身体免受氧化应激损伤，还能够降低应激激素皮质醇水平。

抗抑郁

薰衣草可以缓解某些类型的抑郁症。草药医生戴维·温斯顿用薰衣草治疗那些感觉头脑不清醒和思维迟缓的抑郁症患者，他认为这是一种因执着于特定创伤事件导致的抑郁症。为了减轻这些抑郁症症状，戴维建议病人用薰衣草泡茶或者制作成酊剂服用，最好搭配蜜蜂花一起食用。（关于蜜蜂花的更多信息，参看第24章。）

有一项研究观察了薰衣草和玫瑰芳香疗法对那些极易患产后抑郁症的女性的影响。实验组病人在接受该疗法后的2周和4周内，相较于控制组，这些女性的情况得到了明显改善。

有助于消化

薰衣草性温，有芳香，因此许多草药医生用它来治疗畏寒积食的症状，缓解肠道痉挛。因为薰衣草不仅有助于消化，而且能够舒缓神经，因此对治疗神经性胃痛效果良好。由于薰衣草的热性不如大蒜、生姜或者辣椒强烈，因此适用人群更广。我喜欢在饭后用薰衣草和甘菊一起泡茶喝。

促进伤口愈合

1710年，威廉·萨蒙医生建议薰衣草可用于"治疗被蛇、疯狗和其他有毒动物的咬伤，内服的同时在伤口处敷上薰衣草药膏"。根据草药医生莫德·格里夫的记录，可以发现"二战"期间薰衣草已被广泛用于治疗伤口。从那以后，很多研究人员证实了薰衣草具有减轻疼痛和防腐作用。

有两个不同的实验研究了经历外阴切开术后的女性病患的恢复情况，该研究发现外敷薰衣草精油可以有效缓解疼痛，防治并发症，效果和标准抗菌防腐药等同，而且薰衣草在消除红肿方面效果更好。研究表明，薰衣草具有很强的抗菌功效，可以有效地抑制溃疡，促进伤口愈合、消炎，还可以用于治疗口腔溃疡。

在有关芳香疗法的记录中，法国化学家雷奈摩里斯·加德佛塞的传奇故事经常被提及。1910年，加德佛塞的实验室发生爆炸，他被烧伤了手臂，治疗时无意中使用了薰衣草精油，然后发现伤口愈合的速度变快了。据加德佛塞的报告称，用薰衣草精油冲洗手臂阻止了气性坏疽蔓延到手臂的速度。在我的身体出现小面积烫伤时，我也用过薰衣草精油，当时立刻就感觉到疼痛减轻，速度之快令人震惊。

缓解疼痛

用薰衣草减缓疼痛，尤其是治疗头痛，已经有了几百年的历史。早在1652年，草药医生尼古拉斯·卡尔佩珀就建议用薰衣草治疗太阳穴胀痛。现代研究已经证实，嗅闻薰衣草精油可以有效地治疗偏头痛。在一项共有129人参与的偏头痛研究中，当偏头痛发作时，实验人员让病人闻薰衣草精油，有92人报告称他们的偏头痛完全或者部分得到缓解。

也有研究表明，薰衣草的芳香可以有效地减轻剖宫产后的伤口疼痛。另一项是关于研究薰衣草精油对扁桃体术后患者的作用，在这个研究中，患者是48名6~12岁的儿童。研究发现，与控制组相比，实验组患者在闻

了薰衣草精油后，大大减少了乙酰氨基酚的
用量。

被蚊虫叮咬或者被蜜蜂蛰后，用薰衣草
精油外敷可以减轻疼痛和瘙痒。我的一位养
蜂朋友总是随身携带一瓶薰衣草精油，以便
在被蜜蜂蛰后可以立即涂抹。她说，薰衣草
精油不仅可以止痛，还能够消肿。还有研究
发现，在月经期用薰衣草精油按摩可以有效
缓解痛经。

薰衣草的用法

在使用薰衣草时，我能给你的唯一建
议就是确保你的薰衣草是原生薰衣草；薰
衣草包装上应该标有拉丁学名 *Lavandula
angustifolia*。薰衣草只是味道宜人，如果你
喜欢的话，可以享受它的味道。

推荐用量

在食物中添加薰衣草，或者用薰衣草沏
茶时，少量添加即可。过多的薰衣草会影响
食物原本的味道，带来苦味。

药用薰衣草用量：

沏茶：每天 1~3 克。

酊剂（采用薰衣草干花）：草本植物和
溶剂的比例为 1∶5，使用浓度为 70% 的酒精，
每次制作 1.5~2 毫升，每天可使用三四次。

精油：闻味道或者稀释后外用。

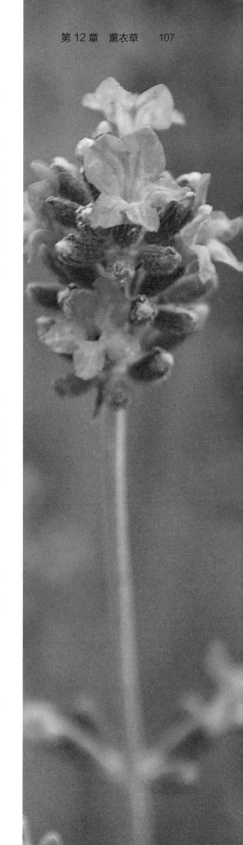

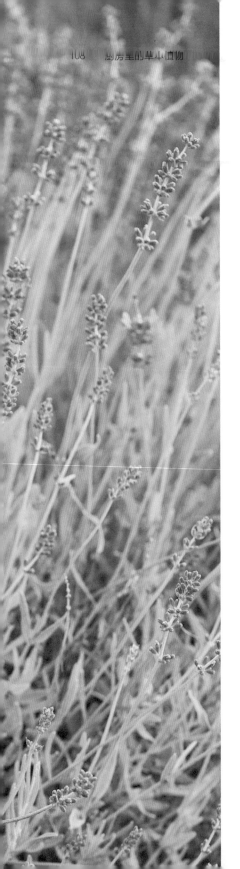

特殊注意事项

薰衣草精油功效强大，无论内用还是外敷都要谨慎小心。虽然很多人认为将精油稀释后涂抹在皮肤上很安全，但我曾见过这种做法引起化学灼伤。对敏感性肌肤而言，精油和基础油以1∶100的比例进行稀释后再使用比较安全。

关于薰衣草精油的使用一定要咨询受过正规培训的临床医生。孕妇应避免内服薰衣草精油。

不要食用花商售卖的或者院子里栽种的薰衣草。这些植物很可能喷洒了化学农药，不适合食用。

有一些未经证实的报道说，薰衣草味道的产品因含有雌激素，会影响年轻男性发育。我对这一结论表示怀疑。现在，在《植物安全性手册》中，薰衣草已被列入最高安全等级。

薰衣草浴盐

　　用薰衣草沐浴是我最喜欢的舒缓压力的放松方式。这款制作方法尤其适合缓解肌肉疼痛。为了增加疗效，我在制作方法中加了很多盐，因为我发现一些制作方法用盐量很少，几乎没什么效果。

　　为了降低成本，可以批发购买海盐或者七水硫酸镁。在很多药店都可以找到七水硫酸镁，也可以从网上订购。

成品：3 杯浴盐 / 一次沐浴用

1. 把所有材料混合在一个大碗里，混合好后就可以使用，如果暂时不用，可以先把成品保存在密封罐里。

2. 使用时，把盐一次性都倒入浴盆中并加入温水，尽可能地多泡一会儿。用浴盐泡完澡之后，再冲个澡，冲掉身上的浴盐。

用料：

1 杯海盐

2 杯七水硫酸镁

20~30 滴薰衣草精油

用料：
1汤匙薰衣草花
2汤匙美容泥浆
薰衣草纯露

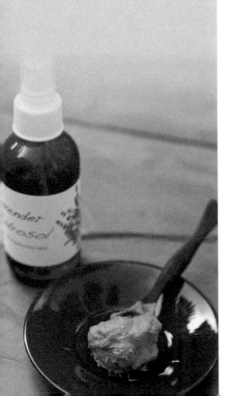

薰衣草泥面膜

　　把三种材料简单混合在一起，就可以让你享受一次不含任何添加剂的奢华面部保养了，制作时，泥浆可以当作美容配料。我个人喜欢法国绿泥，但高岭土和膨润土也都是不错的选择。

　　在调制面膜时，你还可以用到纯露。纯露指提炼精油时，在蒸馏萃取过程中，被分离出来的一种蒸馏原液，是精油的一种副产品，含有植物里的水溶性物质。你可以用淡水代替纯露调制面膜。

成品：足够用一次的量（确保脸和脖子都能够涂抹上厚厚一层）或者涂薄一些，可以用2次的量

1. 把薰衣草花磨成粉末，和黏土混合在一起，缓慢少量地往混合物里添加薰衣草纯露，并不停搅拌，每次添加都注意观察混合物的黏度。最后的成品必须是黏稠膏状，而且容易涂抹。
2. 面部清洗干净后，把面膜涂在脸上和脖子上，并涂抹均匀。等待15分钟左右，面膜会干，视面膜的厚薄而定。
3. 用温水洗掉面膜，并擦干水，如果需要的话，可以接着涂上接骨木面部美容精华或者绿茶玫瑰乳（制作方法见后文）。

甜橙薰衣草奶油冻

这款奶油冻制作简单，口感甜美，它把薰衣草的清淡香气和橙子令人愉悦的果香完美地融合在一起。如果第二天晚宴上要用，可以提前一天制作好。万一你买不到香草荚，也可以用一茶匙的香草精代替。

成品：5 人份

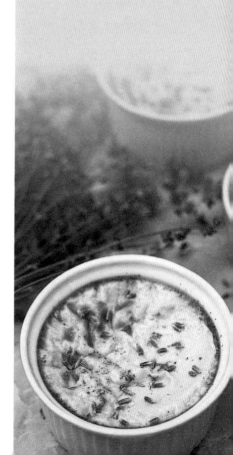

用料：
2 杯全脂牛奶
1 汤匙干薰衣草花
4 个鸡蛋
1/3 杯蜂蜜
1/2 茶匙盐
1 茶匙香草豆粉
1 茶匙有机橙汁萃取物

1. 在炖锅内加入牛奶和薰衣草，用中火加热，直到牛奶起泡，整个过程大约需要 10 分钟。关火后再放置 10 分钟，让薰衣草浸泡充分。滤出薰衣草之后再放置 20 分钟，将牛奶晾凉。

2. 当牛奶冷却后，把烤箱调到 176.7 摄氏度并预热。再取一个碗，把鸡蛋、蜂蜜、盐、香草荚和橙汁萃取物放到一起，充分混合。（注意不要把鸡蛋打散，它们不用变得蓬松。）

3. 待牛奶冷却后，慢慢倒入鸡蛋混合物中，不停地搅拌。

4. 拿出 5 个模具，分别倒入牛奶和鸡蛋混合物，然后把它们放入深底烤盘中。在烤盘中倒入热水，热水到达模具高度的一半就可以了。

5. 把烤盘放入烤箱，烘焙 30 分钟。当模具内的食材凝结成块并轻微晃动，同时顶部颜色略深，这就说明奶油冻做好了。

6. 从烤箱中取出奶油冻，晾凉，然后放到冰箱里储存一整夜，冷藏后食用。

第 13 章

芥 末

多年前，我和我的丈夫去法国旅行，顺便看望我们的家人。这次旅行非常完美，美中不足的就是在旅途的最后一周，我感冒了。我使用了随身携带的所有草本植物，但鼻子依然不通气，而且我头昏脑涨，非常痛苦。我不想浪费旅途中的每一秒，因此迫切渴望能有一种草本植物可以帮帮我。

当我站在厨房里，抱怨我的鼻子不通气时，突然意识到，我忽视了任何法国厨房都必不可少的一样植物，那就是芥末！不出所料，我立刻在冰箱里找出了好几种芥末，然后从其中一罐里舀了一勺。吃下去以后，我的鼻子立刻就通畅了，而且我开始出汗。芥末（尤其是精心制作的纯芥末）味道辛辣，甚至辣到让人没法忍受。吃了几勺芥末，我立刻感觉好多了。

这种小小的芥菜种子，看起来毫不起眼，但它不仅可以帮助我们治疗感冒和流感，还可以防止DNA（脱氧核糖核酸）损伤和氧化应激，帮助我们预防癌症并增强心脏功能。

植物学名：*Brassica alba*，*Brassica juncea*

科：十字花科

可用部分：种子

能量：温，干

味道：辛辣

植物性能：祛痰，可用作发红剂，止痛

植物用途：疏通鼻塞和慢性阻塞性肺炎，减轻关节炎导致的疼痛，发烧，预防癌症，缓解肌肉酸痛

植物制品：芥末调味品，芥末膏，沐浴用品，烹饪品

　　芥末品种繁多，栽培历史悠久，已有几千年历史。有考古证据表明，其中一个芥末品种在 6 000 年前就被北欧人当作香料使用。而在中国，一些芥末品种的种植甚至可以追溯到公元前 5 000 年。古罗马人被认为是最早发明芥末制作方法的，他们的制作方法和我们今天熟悉的芥末酱非常相似，而芥菜种子也在整个罗马帝国得到了广泛传播。在某个时期，芥末传到了高卢（今天的法国），就是在这里，芥末成了一种艺术。第戎是勃艮第大区的首府，因生产芥末调味料而闻名，而这一切都要归功一个叫让·奈容的人，他在 1856 年对芥末的原始制作方法进行了改进。

　　芥菜就像野草一样，在哪里都可以生长。这就是为什么芥末在历史上可以广泛传播，并大受欢迎的原因——它不像很多香料，如黑胡椒、肉豆蔻和生姜，只有有钱人才可以享用。

芥菜籽的种类

　　市场上容易购买到的芥菜主要有两种，即白芥和印度芥菜。

　　白芥的种子做成的芥末酱主要有白色和黄色两种，味道温和，美国绝大多数的芥末酱都是由白芥菜籽制成。

　　印度芥菜的种子呈棕色，味道辛辣刺激，尤其适合疏通鼻塞。

芥末的价值

　　虽然芥末酱通常只是作为一种简单的调料，经常被涂抹在热狗上或用于调制肉酱——这显然不是什么头号健康食品，但芥末有一种鲜为人知的优势。

由于现在农业的生产方式不够环保且没有可持续性，这导致了我们如今的食物中含有的营养成分相较于过去锐减。很多我们喜欢的水果和蔬菜，如西红柿、苹果和生菜，现代人在种植时，会着重培育它们的某些特征，但都不是以人们的健康为出发点，而是为了更好地销售。但是，芥末却没有这样的担忧。

芥菜，即我们所熟知的十字花科蔬菜，是十字花科植物中的一种。十字花科植物还包括西蓝花、卷心菜和羽衣甘蓝。乔·鲁滨孙在她的著作《吃在自然》一书中解释说，芥菜是最健康的一种植物，因为现代芥菜最接近原始品种。和它们的祖先相比，芥菜并没有什么太大的改变，依然含有大量的植物营养素。许多研究表明，植物营养素对预防癌症有显著疗效，芥菜就是其中一种。

有助于抗癌

芥末因具有多种抗癌作用而被广泛研究。在芥菜种子中发现的化合物异硫氰酸烯丙酯（AITCs）在防治癌症方面具有广阔的应用前景。

在一项临床试验中，研究者让志愿者服每天服用20克用芥菜配制的药物。仅三天后，他们的DNA损伤就有了显著减少，而且总胆固醇水平也有所下降。因此，研究人员得出结论："即使只是短期服用富含ITC（异硫氰酸盐）物质的蔬菜（如芥菜）都有可能降低罹患癌症的风险。"

有助于心脏健康

芥菜籽和芥菜籽油都富含脂肪酸，该物质可以降低氧化应激，因此对心脏健康有很大好处。

在一项试验中，研究者对360名心脏病患者进行了为期一年的追踪研究，和使用安慰剂的对照组相比，服用了鱼油或者芥菜籽油的实验组患者的心血管问题得到明显改善，具体心脏病发作次数减少，心律不齐的情况减少。该研究得出结论，这两种油都可以有效快速地防治心脏病。

增强肺部功能

在很早以前，人们就把芥末药膏直接贴在肺部用来治疗肺阻塞和支气管炎。芥菜籽辛辣刺激，可以用于稀释黏液，把黏液分泌物顺利排出肺部，芥末的这种功能使草药医生将它誉为刺激性祛痰剂。芥菜籽是帮助身体利气祛痰的良药。

中国的研究者将芥末的古老民间疗法运用到了极致。在一项研究中，中国传统医学研究者经常利用一种药膏治疗慢性支气管炎。这种药膏由多种草本植物组成，其中就包括芥菜籽。与控制组相比，使用这种药膏的病人症状得到显著改善。

缓解疼痛

芥末用于治疗关节炎的历史由来已久，尤其是天冷时，芥末对缓解关节疼痛非常有效。芥末药膏不仅可以减轻患者病痛，还能够加速一些伤病愈合，如脚踝扭伤和肌肉拉伤。

芥末之所以能够缓解疼痛，因为它是典型的抗刺激剂和发红剂。换句话说，芥末通过刺激身体组织，加速血液循环，刺激感染部位发热来发挥镇痛的功效。

我们还可以用芥末进行芥末浴（本章中，我会介绍一种芥末沐浴制作方法）。这种用法有助于缓解身体的疲劳和酸痛，舒缓身心。当人们浑身发冷时，可以洗一个芥末浴，身体很快就会暖和起来（但在身体发热或者感到心浮气躁时不建议这样做）。

芥末的用法

黄色和白色的芥菜籽通常味道温和，而棕色芥菜籽味道刺鼻、浓烈，刺激性也更强，我更喜欢使用后者。

推荐用量

芥末需要经常食用才能发挥它的最大效用。关于芥末在药用时的用量没有严格规定。

特殊注意事项

食用过量芥末可能会导致肠胃不适。

自制芥末酱

　　自制芥末酱很容易。当你掌握了基本步骤后，你可以添加其他草本植物制作出各种口味的芥末酱。我介绍给大家的是烟熏辣味芥末。虽然制作芥末的步骤非常简单，但注意，芥菜籽在食用前需要提前浸泡两天，减轻辣味。

成品：$1\frac{1}{4}$杯

1. 把芥菜籽和苹果醋放到一个玻璃碗中，盖上盖子，浸泡两天。
2. 把浸泡好的芥菜籽和苹果醋一起倒入食品处理器或者搅拌机中，加入其他材料后，开始搅拌，直到把混合物搅拌成芥末酱。
3. 如果保存在冰箱里，芥末酱可以储存至少6个月。

用料：
1/4 杯棕色芥菜籽
1/4 杯黄色芥菜籽
1/2 杯苹果醋
1 茶匙蜂蜜
1 茶匙姜黄粉
2 茶匙红辣椒粉
1 茶匙干红辣椒粉
1 茶匙盐

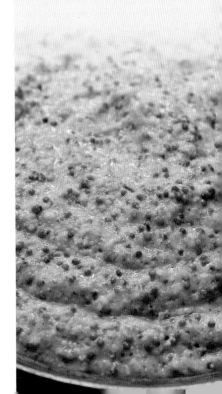

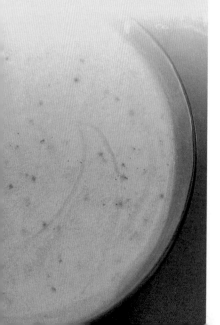

用料，

907克冬南瓜

2汤匙橄榄油

1/2茶匙完整孜然粒

1茶匙棕色芥菜籽

一个中等大小洋葱，切碎

$1\frac{1}{2}$茶匙盐

1汤匙鲜姜，捣碎

两瓣大蒜，捣碎

两罐（每罐约383.5毫升）椰奶

2汤匙柠檬汁

芥末南瓜汤

这款汤非常美味，适合在秋季饮用，这一菜谱的诞生要归功于我的丈夫。有一年，朋友送给我们很多冬南瓜，而我的丈夫很享受用冬南瓜制作美食的乐趣。在他发明的多款南瓜美食中，有很多我都特别喜欢，这个汤就是其中之一。实际上，用任何冬南瓜制作都可以，但小青南瓜可能很难削皮。

成品：8杯，4人份

1. 南瓜去皮，去籽，去掉茎干，然后切成大小适中的块状。

2. 往大炖锅里加入适量油，开中火，然后加入孜然和芥菜籽。当孜然和芥菜籽发出滋滋的响声后，再加入洋葱和盐，煎3~5分钟，并不时翻炒一下。然后，加入生姜和大蒜，再煎几分钟，直到有香味飘出。

3. 加入冬南瓜和椰奶，用大火把椰奶微微烧开后，再调小火，炖30分钟，直到冬南瓜变软。

4. 炖好后，把混合物倒入食物处理器。你可能需要分两次处理，以防食物处理器在工作时有热汤溢出。用低挡位加工约2分钟，直到南瓜汤变得爽滑。最后加入柠檬汁搅拌。

5. 趁热食用。

芥末生姜浴盐

丽贝卡·奥尔特曼来自国王路大药房，是一名杰出的草药医生，她设计了很多草本植物增效制作方法，如茶、酊剂、药膏等。当我请求她为这本书设计一种沐浴产品时，她欣然接受，于是就有了这款既令人兴奋又有芥末的独特辛辣味道的浴盐。

以下是丽贝卡对这一浴盐制作方法的介绍：芥末可以加快血液循环，让肌肉发热。在冬天，当寒气侵入身体，我们感到浑身僵硬、酸痛时，在洗澡水里添加这个浴盐，可以愉悦身心。我也喜欢在高强度体育锻炼后，或者受伤时使用这款浴盐。在浴盐中，我还添加了生姜——另一种芳香温性植物，和一些有助于血液循环的精油。

成品：3 杯浴盐

1. 在一个大碗中放入盐和小苏打，并使其混合。
2. 用筛子筛芥菜籽和生姜粉末，去除其中的硬块后加到盐里面。调匀。
3. 在盐中加入精油，搅拌均匀，然后把成品储存在蜜蜂容器里。
4. 使用：在洗热水澡时添加 1~3 杯浴盐。

用料：
1 杯死海盐
3/4 杯七水硫酸镁
1/4 杯小苏打
3/4 杯芥菜籽粉末
1/4 杯姜粉
10 滴桉树基础油
10 滴薄荷基础油
10 滴雪松基础油
10 滴薰衣草基础油
10 滴迷迭香基础油

第 14 章

肉豆蔻

在远东，曾有一个被叫作香料岛的地方，一只鸽子吞食了岛上一颗奶油色的果实，连同里面的很大的种子也吃了下去。这颗种子没有被消化，最后随着鸽子远行，扎根在茂密的热带森林里。

这颗种子在肥沃的火山土壤中发芽，逐渐长成了一棵大树。如果这颗种子是雌性的，那么在 9~12 年后，这棵树会首次结果。等到 20 年后，这棵树到了成熟期，每年可产果约 2 000 个，它最高可长到 20 英尺①，寿命最长达 75 年。这就是肉桂树。

对草药医生和烹饪爱好者来说，肉豆蔻种子和肉豆蔻皮都可使用。肉豆蔻皮是覆盖在种子外部的一层亮红色的带状物。本章主要介绍肉豆蔻种子。

当你手握肉豆蔻时，你就像拥有一个特殊宝藏。这种香料味道香甜，被誉为"南瓜香料"，人们经常将它用于度假时的烘焙。除此之外，肉豆蔻树和它的种子都具有非常强大的药用功效。

植物学名：*Myristica fragrans*

科：肉豆蔻科

可用部分：种子和种皮

---

① 1 英尺 ≈ 0.30 米。——编者注

> 能量：温、干
>
> 味道：辛辣
>
> 植物性能：令人放松，气味芬芳，抗痉挛，激发性欲，祛风，抗菌，
> 止吐和降血压
>
> 植物用途：治疗失眠、缓解常见消化问题（如胃胀、腹胀和腹泻）、
> 缓解压力
>
> 植物制剂：新鲜肉豆蔻粉，精油

肉豆蔻有着一段丰富同时又有那么点儿辛酸的历史。肉豆蔻的果实、种子和种皮的食用和药用价值很早以前就得到了广泛肯定。肉豆蔻原产于澳大利亚北部的班达群岛。数千年来，班达群岛的原住民收割肉豆蔻树果实，食用肉豆蔻果实、种皮和种子，也把它当作药物使用。肉豆蔻也是他们和周围其他岛屿进行贸易的主要商品之一。

这种味道香甜的香料很容易让人喜欢，当它通过香料之路传到欧洲后，人们一下子就疯狂地喜欢上了它，这不仅是因为它的美味，更因为人们相信它可以防治瘟疫，而且用作致幻剂。

1453 年，当陆上香料贸易终止后，海上香料贸易竞赛随之开始。探险家在广阔的大海上开辟了一条从欧洲通往东印度群岛的道路，那里盛产各种香料。在当时这会带来难以想象的利益，想想看：据说在当时的欧洲一小袋肉豆蔻种子就可以保证一个退休海员过上舒适的生活。

肉豆蔻的价值

肉豆蔻是最常见的烹饪香料之一。美国每年从世界各地进口无数吨价值数百万美元的肉豆蔻。多数被磨成粉末销售，大多用于烘焙，尤其是在假期期间，肉豆蔻的销量最大。但是，肉豆蔻也具有强大的药用价值，它可以缓解焦虑，缓解睡眠和消化问题，还可以治疗感冒和流感等疾病。

有助于睡眠

民间非常流行的一个有助于失眠的偏方就是用肉豆蔻加牛奶，非常美味。

但是，如果想治疗重度失眠，可能会有点儿棘手。肉豆蔻用量因人而异。肉豆蔻需要4~6个小时才会发挥作用，作用可持续8个小时。要想用肉豆蔻治疗失眠，并获得最大效用，建议咨询有经验的医生。

促进消化

肉豆蔻性温且具有芳香，它可以缓解很多让人不舒服的消化问题，通常用于治疗胀气和腹胀。肉豆蔻也可以有效治疗小儿腹泻。

在食物中添加芳香类调料有助于消化。肉豆蔻也可以和其他草本植物（如生姜、肉桂和大蒜）混合，做成茶饮，用于缓解肠胃不适。瓦桑特·拉德在与人合著的《植物瑜伽》一书中，指出："肉豆蔻可以有效促进消化吸收，尤其是促进肠道的吸收。"

降血压

肉豆蔻可以降血压。虽然我目前还没有听说过现代草药医生专门用肉豆蔻给病人降血压，但把肉豆蔻当药物服用的人往往血压都不高。

催情

春药中一般都含有少量肉豆蔻。虽然春药这个词往往令人不悦，人们总感觉吃了春药的人会性情大变，就像20世纪80年代那些低级电影里的人一样无法控制自己。但在草药医学中，春药可以通过多种方式带给人一个浪漫的夜晚。例如，当某个人压力过大无法放松时，春药可以帮助他放松身心，缓解紧张。肉豆蔻也是一种适应原类草本植物。那些长期饱受失眠折磨，总是感觉疲累的人可能会发现，肉豆蔻不仅可帮助他们恢复精神，而且可以让他们度过一个激情的夜晚。所以，不要把肉豆蔻当作爱情魔药。

12世纪草药大师希尔德加德·冯·宾根在《自然界》一书中曾说过，

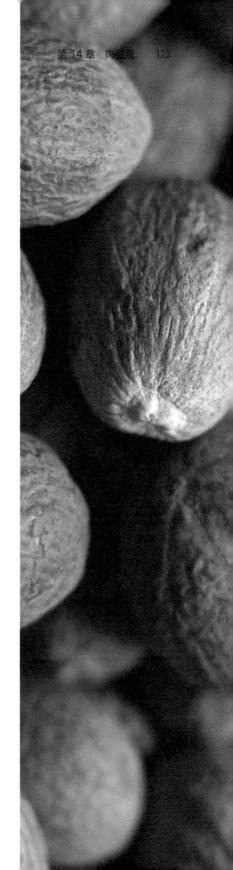

肉豆蔻可以去除你内心的苦涩，带给你快乐和喜悦。"用等量的肉豆蔻和肉桂，再加一点儿大蒜，磨成粉末，加入全麦面粉中，然后加水，做成小蛋糕。经常食用这种蛋糕，可以消除内心的痛苦，开阔心胸，缓解情绪，让你感到愉悦快乐。"

肉豆蔻的用法

走进任何一家杂货店，在调味料货架上，你都可以找到肉豆蔻。做苹果派时添加肉豆蔻会让甜品的味道更好，但这并不具有药效。如果你想要充分发挥肉豆蔻的药效，需要买完整的肉豆蔻种子，然后在需要用时现磨成粉。在磨粉时，你可以用乳酪磨碎器，也可以使用专业肉豆蔻磨碎器。

如果保存得当的话，完整的肉豆蔻种子可以保存好几年。但是，一旦磨碎后，它很快就会失效，因此肉豆蔻粉一定要及时用完，未用完的肉豆蔻粉不要储存超过一周。

推荐用量

把肉豆蔻用于烹饪可以改善消化功能，放松身心。药用的肉豆蔻粉，一定要现磨肉豆蔻种子，用量在1~15克。

特殊注意事项

肉豆蔻不宜大量食用，10~20克肉豆蔻

会让人思维混乱，且头晕眼花。30克肉豆蔻会让人感到不舒服，如呕吐、头疼甚至出现幻觉。根据《植物安全性手册》，最后一例肉豆蔻中毒致死亡事件发生在1908年。

孕妇和哺乳期妇女不宜把肉豆蔻当作药剂食用，但是可以在饮食中添加适量的肉豆蔻。

五香蛋酒

每年，我都对假期的五香蛋酒充满期待。与商店里购买的蛋酒相比，这款自制蛋酒不仅更香醇，而且含糖少。我们选用的鸡蛋是我和我丈夫从邻居家购买的新鲜鸡蛋，其他的材料还包括新鲜全脂牛奶和有机搅打奶油。虽然大部分人都可以吃生鸡蛋，但孕妇不要食用，生鸡蛋会降低免疫力。尤其不要食用那些便宜的普通鸡蛋，以防沙门氏菌感染。

用料：
三个有机鸡蛋
1/4 杯当地产原蜜
2 汤匙香草提取物
1 汤匙现磨肉豆蔻
1/4 茶匙肉桂粉
1/4 茶匙姜粉
1/8 茶匙丁香粉
1 杯多脂搅打奶油
1 杯全脂牛奶
1/2 杯黑朗姆酒（可选）

成品：$3\frac{1}{2}$杯，三人份

1. 把鸡蛋放进一个碗里，打出泡沫。（大约两分钟）

2. 加入蜂蜜，搅拌均匀后，再加入香草、肉豆蔻、肉桂、生姜、丁香，继续搅拌。

3. 先加入少许奶油，搅拌，然后再加入少量牛奶。

4. 如果喜欢，可以加入适量朗姆酒，搅拌均匀后，把成品储存在梅森瓶里。

5. 蛋酒需冷藏一两个小时。在食用前搅拌一下，并在上面撒一些肉豆蔻。

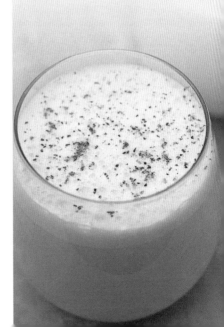

五香胡萝卜糕

蛋糕制作用料：

6汤匙椰子粉，使用前筛掉硬块

1汤匙肉桂粉

1茶匙现磨肉豆蔻

1茶匙姜粉

1/2茶匙丁香粉

1/2茶匙小苏打

1/2茶匙盐

5个鸡蛋

1汤匙纯香草提取物

1/2杯枫糖浆

1/2杯有机椰子油，用前需融化

3个生胡萝卜，磨碎（如果有需要，可以去皮）

1/2杯葡萄干

糖霜制作用料：

227毫升软化的奶油奶酪

1/2杯软化黄油

1/4杯枫糖浆

1汤匙纯香草精

1汤匙新鲜生姜末

1杯核桃仁，切碎，装饰用

我特别喜欢胡萝卜糕，但以前的很多制作方法要么含糖高，要么寡淡无味。我介绍的这款蛋糕主料是椰子粉，还添加了各种香料。如果你有机会来参加我的生日聚会，你一定会品尝到它。这款蛋糕最好提前一天做好，放置一天后再食用，味道更佳。

成品：16块。

1. 蛋糕制作：把烤箱温度调到163摄氏度，并预热。在一个小碗里，放入椰子粉、肉桂、肉豆蔻、生姜、丁香、小苏打和盐。

2. 在一个大碗中，打入鸡蛋，然后放香草、枫糖和融化的椰子油。

3. 把之前准备好的干湿材料混合到一起，然后搅拌均匀。加入胡萝卜和葡萄干。

4. 在一个9英寸×9英寸的蛋糕烤盘底上抹上椰子油。把调好的面糊倒入烤盘，烘焙30分钟。用一根牙签扎一下蛋糕中间部分，如果牙签在拔出后没有黏上食材，那就说明做好了。

5. 从烤箱中取出蛋糕，在等待晾凉的过程中，制作糖霜。

6. 糖霜制作过程：把奶油、奶酪以及黄油混合在一起。然后，加入枫糖和香草精，再加入新鲜生姜。

7. 蛋糕晾凉后，在上面撒上做好的糖霜，再点缀上一些核桃仁。然后，就可以食用了。

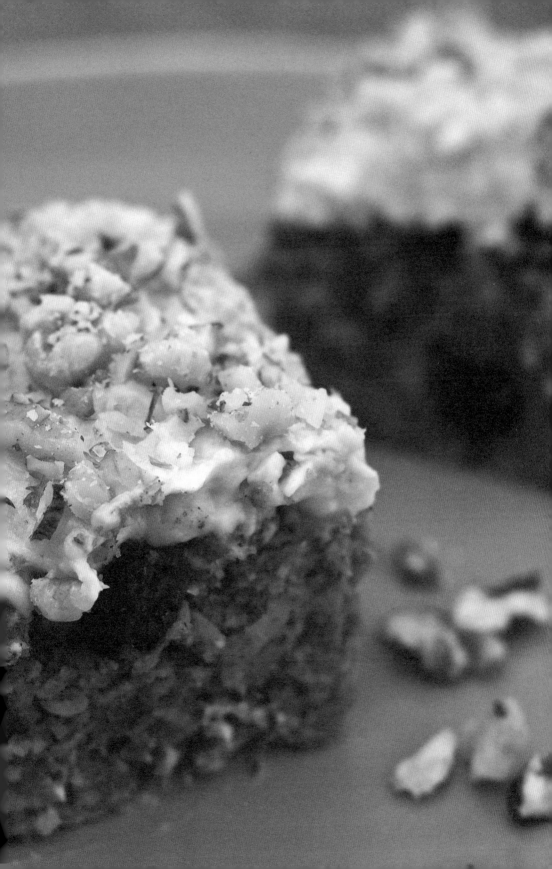

第 15 章

香芹菜

很多人喜欢从遥远的异国他乡寻找草本植物和香料，遗憾的是，我们自己厨房中常见的草本植物却很少得到应有的尊重。香芹菜就是这样一种植物。香芹菜经常被视作菜肴的装饰，仅仅让菜肴看起来更加赏心悦目。但很少有人意识到，隐藏在这几片叶子内的巨大功效。经常食用香芹菜，有助于清新口气，改善消化，减少氧化应激。

植物学名：*Petroselinum crispum*

科：伞形花科

可用部分：根、种子和叶子

能量：温、干

味道：甜（根），辛辣（叶子）

植物性能：具有芳香气味、利尿、祛风、抗氧化、通经（尤其是种子），催奶

植物用途：改善尿路感染、水肿、肾结石、膀胱炎、经期推迟、闭经、消化不良等症状，还可以预防癌症和心脏疾病

植物制剂：茶，装饰物，烹饪品，精油，鲜叶药膏

关于香芹菜的食用历史悠久，它原产于地中海的某个地方，其具体发源地已经不可考。香芹菜和胡萝卜以及芹菜都属于伞形科植物。在北方，

香芹菜属于两年生草本植物，即两年一个生命周期。它在第一年，会长出叶子和坚实的根系，第二年开花结果，然后死去。

古希腊人和古罗马人经常在宗教仪式上使用香芹菜，香芹菜和死亡有文化上的联系。香芹菜的这种象征意义延续了很多年。在欧洲，一直到中世纪，还有很多和香芹菜有关的迷信说法。在中东传统烹饪中，香芹菜的使用历史悠久，它有很多种不同的用法。现在，全世界各地都种植香芹菜。北美、巴西、中东和欧洲等地区和国家的菜肴中经常使用香芹菜。在犹太人的逾越节上，香芹菜经常出现在家宴上。

香芹菜的种类

市场上经常看到的香芹菜有两种，这两种香芹菜的外观明显不同，一种是卷叶，一种是平叶。

很多草本植物，只需要品尝一下味道，你就能认识它，香芹菜就是如此，它的味道非常独特。试着尝尝每种芹菜。它们的味道一样吗？香芹菜茎和香芹菜叶是同一种味道吗？（提示：它们的味道不一样，尝尝看有什么不同？）

如果你亲自品尝了不同香芹菜的味道，那么请记住，草本植物的香味越浓，味道越辛辣，就对消化系统越有好处，也越有利于排尿。

香芹菜的价值

香芹菜富含各种营养，尤其是维生素K1、维生素C和β–胡萝卜素含量较高。但是，如果你想通过食用香芹菜获得最大药效，只吃配菜中的那点儿香芹菜远远不够，需要食用大量新鲜香芹菜，用它做沙拉或者蘸酱吃。

作为利尿剂

香芹菜最有名的药用功能之一可能就是它对泌尿系统的影响。香芹菜的叶子和根部都有利尿作用，可以用于治疗各种与排尿有关的疾病，如尿路感染、肾结石、膀胱炎和水肿。与香芹菜叶子比，香芹菜根的利尿功能更强大，人们通常煎煮它或者泡浓茶服用。

有助于消化

香芹菜经常作为装饰出现在菜肴上，其中一个原因就是它有助于消化和增加食欲。口气不好？试试新鲜香芹菜。有消化不良症状？腹胀、胃胀、便秘？试试香芹菜。胃口不好吗？饭前吃几根香芹菜。

保护心脏

研究表明，维生素 K1 对成年人的冠状动脉钙化现象有所缓解。约 30克香芹菜叶所含维生素 K1 数量是人体每日所需量的 554%。虽然目前还没有研究香芹菜在这方面疗效的临床试验，但是因为香芹菜含有大量维生素K1，因此它在治愈心血管疾病方面的功效显而易见。

香芹菜是获取叶酸的绝佳来源。富含叶酸的饮食有助于降低高半胱氨酸水平。高半胱氨酸水平高会增加人们患心脏病的风险，和动脉硬化以及让糖尿病性心脏病患者中风的风险。

我们逐渐发现，身体慢性炎症是很多慢性疾病的根源，包括心脏病和癌症。食用富含抗氧化剂的食物，如香芹菜，可以有效防止氧化应激。而且，研究表明，香芹菜可以增强其他抗氧化剂的作用。巴拉特·阿加沃尔博士在《能治

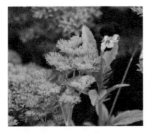

病的香料》一书中把香芹菜誉为"抗氧化剂助手"。

香芹菜也可用于治疗高血压（很可能是因为香芹菜有利尿作用）。研究表明，香芹菜提取物可以减少血小板聚集，进而降低患血栓和心血管疾病的风险。

香芹菜的用法

香芹菜最好趁新鲜食用。香芹菜很容易种植，你可以自己在院子里种

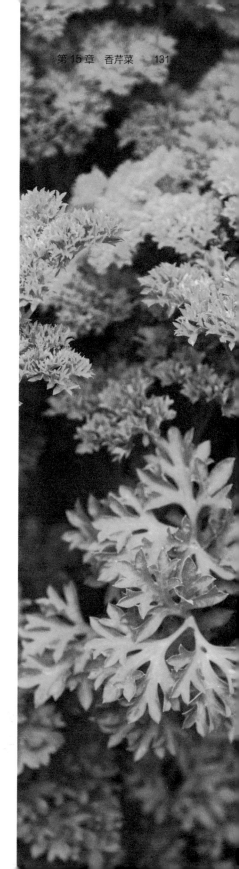

一些，而且你也可以随时从商店里买到香芹菜。购买香芹菜时，一定要挑新鲜的，不要购买叶子枯萎或发黄的。如果买了香芹菜后不立即食用，可以把香芹菜底部根茎切掉1/2英寸，然后把香芹菜放到玻璃杯中，往玻璃杯中放一点儿水，这样就可以保持新鲜。

在我们家，我们经常食用香芹菜。在炎热的夏季，我们的沙拉中至少有一半蔬菜是香芹菜叶，我们也经常食用香芹菜酱。当我们做菜时，几乎都会用香芹菜装饰，而且用量很大。我通常会用一小把香芹菜，而不是几根。

推荐用量

关于香芹菜的用量没有具体规定。但是，如果你不是正处于孕期、哺乳期或者正在服用血液稀释剂，我建议可以多吃香芹菜，如香芹菜沙拉或者香芹菜酱。

特殊注意事项

在孕期和哺乳期，不要大量使用香芹菜，无论是叶子、根茎、种子还是精油，都要注意不能过量使用。例如，不要吃主料为香芹菜的香芹菜酱和香芹菜沙拉。

虽然这种情况很少出现，但香芹菜可能会引起少数人患上光敏性皮炎。

香芹菜具有轻微稀释血液的作用。如果你正在服用血液稀释药剂，请不要大量食用香芹菜。

香芹菜香菜酱

这种酱的颜色鲜亮，鲜香美味，制作简单，轻松为你的餐桌增添一抹绿色。我喜欢把这种酱涂抹在肉和蔬菜上，在煎蛋或者炒蛋时也可以添加一些。把它用作蘸酱也是不错的选择。

成品：约1杯

把所有食材放到食物料理机中，搅拌均匀。然后把成品储存在冰箱里，几天之内食用完。

用料：

约56.7克简易包装的平叶芹菜叶

约14.2克简易包装香菜叶

1/2杯胡桃，剁碎

1/2杯帕玛森乳酪，切碎

两瓣大蒜，捣碎

1/2茶匙盐

1茶匙红辣椒粉

1/2杯特级初榨橄榄油

1大汤匙新鲜柠檬汁

1茶匙柠檬皮

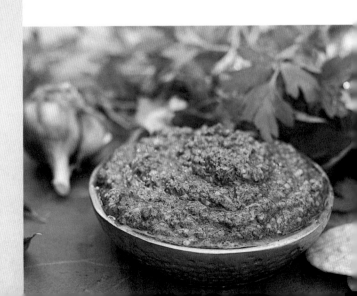

香芹菜马铃薯

这是一个传统菜谱，起源于法国中部地区，在当地被称作马铃薯沙拉。当我们在法国中部旅行时，几乎每顿饭都有这道菜。好吧，它的确很美味。当季的马铃薯富含油脂，再配上大蒜和香芹菜，你有什么理由不爱上它呢？

成品：4~6 人份

1. 把烤箱调到 204 摄氏度，预热。
2. 把马铃薯和融化的鸭油放到大烤盘上。加上适量盐和胡椒调味。
3. 把烤盘放入烤箱，大约烤 30 分钟，中途需要给马铃薯翻面。
4. 当马铃薯变软后，加入香菇和大蒜，然后再烤 5 分钟。
5. 取出烤盘，放入香芹菜调味后即可食用。

用料：

约 907 克马铃薯，切片（每片约 1/4 英寸厚）
1/3 杯鸭油（或者猪油和黄油代替），融化，盐和黑胡椒，适量
2 杯香菇，切碎
4 瓣大蒜，捣碎
一小把香芹菜，切碎

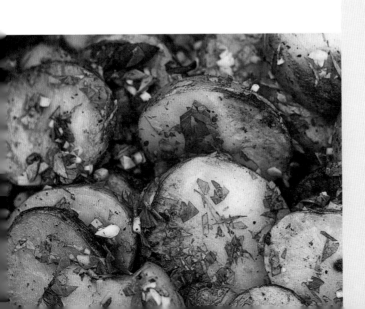

芥末香芹菜沙拉酱

这是我们家最喜欢的一种沙拉酱，除了喜爱它的味道，我们喜欢它的另一个理由就是，在这种沙拉酱中，我们可以享受到芥末、大蒜和其他草本植物。在吃香芹菜沙拉、三文鱼和朝鲜蓟时，我们尤其爱用这个酱。制作时最好使用草本植物苹果醋，如火焰苹果醋（制作方法见前文内容）或者山楂醋（详情见前文内容）。

成品：1/3 杯

把所有食材混在一起，搅拌均匀后即可食用，放在冰箱里储存不超过3天。

用料：

3汤匙橄榄油

1汤匙苹果醋（如果有条件的话，最好使用浸泡过药草的苹果醋）

1茶匙芥末酱（可从商店购买，如想自己制作，可参看前文内容）

1茶匙味噌

一瓣蒜，捣碎

2茶匙干香芹菜

1茶匙干百里香

第 16 章

胡椒薄荷

胡椒薄荷非常受欢迎。如果说人们家里只有一种草本植物泡茶的话，那很可能是薄荷茶。市面上的很多糖果中都加入了薄荷，如薄荷糖和拐杖糖。更不用说，口香糖、利口酒甚至是一些非处方药中也含有薄荷。

你最后一次喝浓薄荷茶是什么时候？如果距离现在已经有一段时间了，那么我建议你现在喝一些。趁热喝薄荷茶会带给你非常有趣的体验。你会发现，虽然你喝的是热茶，但是会感到一股清凉感，从你的嘴里，流经你的食道，进入你的胃里。多喝几次，细细品味，你才能更好地体会到这种感觉。薄荷热茶之所以有这种与众不同的清凉口感是因为它富含薄荷醇。薄荷醇是一种挥发油，存在于各种薄荷中，具有很高的药用价值。

植物学名： *Mentha × piperita*

科： 唇形科

可用部分： 气生部分（主要是叶子和花）

能量： 它的能量从温性到凉性不断变化，性干

味道： 辛辣

植物性能： 芳香、祛风、止痛、刺激神经、抗痉挛、刺激发汗和止吐

植物用途： 用于缓解肠胃不适、打嗝、口臭、感冒、流感、发烧、鼻塞、胀气、恶心、痉挛、头疼、外用可以减轻皮肤瘙痒和皮肤发炎

植物制剂： 茶、酊剂、沐浴露、精油和烹饪品

胡椒薄荷的英文学名 *Mentha × piperita* 中的 × 代表了"杂交"。胡椒薄荷是由绿薄荷和水生薄荷杂交生成。在人类历史上，出现过的薄荷种类很多，但直到17世纪末的英国，薄荷才被当作一种独特香料使用。1721年，薄荷被编入《英国药典》。

薄荷的价值

在咖啡馆或者商店里，含有薄荷的产品随处可见。薄荷的口感既有辣味又有清凉感，吃起来味道很好，对消化不良、发烧和情绪不佳等症状疗效显著。而且，薄荷也可以缓解因肠易激综合征以及神经痛引起的疼痛症状。

有助于消化

薄荷茶可以有效地缓解各种常见消化问题，同时还可以清新口气。肚子痛？来一杯薄荷茶。神经痛？来一杯薄荷茶。腹泻？来一杯薄荷茶。饭后胀气或者腹胀？没错儿——来一杯薄荷茶。下次，当你不停地打嗝时，也可以喝一杯薄荷茶。

薄荷不仅可以解决一些普通的腹痛，而且临床试验表明，对那些患有严重消化功能紊乱的人，如患有肠易激综合征的人，也有很好的疗效。在治疗严重消化功能问题时，最有效的方法是让病人服用含有薄荷精油的肠溶胶囊。

"肠溶"的意思是指胶囊有一个特殊外衣，防止药物在胃里溶解，这样可以让药片一直到肠道才会溶解吸收，并发挥最大药效。虽然薄荷油无法治愈肠易激综合征，但是可以显著地减轻各种不舒服的症状，如腹胀和腹痛。

薄荷油肠溶胶囊很安全，即使是患有肠易激综合征儿童也可以食用。一项研究是这样总结的："在一个随机的双盲对照试验中，42名患有肠易激综合征的儿童分别服用了 pH（氢离子浓度指数）依赖性药物、薄荷肠溶性胶囊和安慰剂。两周后，在食用薄荷肠溶胶囊的儿童中，有75%的疼痛症状得到了缓解。因此，当出现肠易激综合征时，可用薄荷肠溶胶囊治疗。"

改善情绪

仅仅是闻薄荷的味道就会让你大受裨益。一项研究表明，闻薄荷精油有助于人们增强记忆，提高警觉性。另一项研究表明，闻薄荷精油有助于缓解精神疲劳和恢复体力。罗斯玛丽·格拉德斯塔尔在《草本植物》一书中写道："薄荷蕴含一股'绿色能量'。它可以在不消耗，或者无须光性质储备的情况下，让人恢复精神和体力，充满活力，而且，消耗能量。"薄荷不仅可以内服，我们还可以用薄荷茶清洗餐桌，这是一种很古老的方法，不仅可以增加食欲，还能改善情绪。

减轻疼痛

薄荷可以有效地减轻疼痛。在使用薄荷时，我们可以采用热敷的方法缓解头痛，尤其是由肌肉紧张导致的头痛。热敷是药用植物缓解症状常用方法，是指把一块布在植物泡的茶中浸湿，然后敷到身体的疼痛部位。如果你想要亲自试试，在本章中我会介绍一个薄荷热敷制作方法。

薄荷精油还可以缓解严重的神经疼痛。虽然目前关于这方面的功效还缺少人体临床实验的证明，但我经历过很多因糖尿病神经病变引起脚疼的患者，在敷用了薄荷精油后，疼痛减轻。薄荷精油还可以减轻带状疱疹后遗神经痛。

薄荷还可以缓解因烧伤、毒葛或者蜂蜇引起的瘙痒和发炎症状。如果想要治疗这些症状，你需要用薄荷茶冲洗伤口或者在洗澡水中加入浓薄荷茶。

防治感冒和流感

在中医和西方草药医学中，把薄荷用于缓解流感引起的发烧已经有很长的历史。薄荷有助于身体毛孔的打开，帮助身体散热，一般当病人焦躁不安，感觉发烧时，医生多用薄荷降温。随后，本章还会介绍一个古老的西方制作方法，用料主要包括接骨木、薄荷和蓍草。

如果你需要疏通肺部阻塞，你可以用薄荷精油，也可以用热薄荷茶蒸脸。如果你想用薄荷蒸脸，需要往一个中号碗里放入少量新鲜薄荷（干薄荷），浇上刚烧开的热水，然后把脸放到碗的上方，并用毛巾围起来，以防热蒸汽流失。毛巾内的温度要足够热，但也要注意不要过热以防灼伤面部。一边蒸脸，一边深呼吸，你可以在旁边准备一包面巾纸，以防流鼻涕。

薄荷的用法

新鲜薄荷叶和干薄荷叶的效果差不多。在使用时只需注意一点：同一个制作方法中，新鲜薄荷叶的用量是干薄荷叶的2倍。

薄荷茶不仅美味，而且有助于改善消化。用1~3茶匙或者更多干薄荷叶冲一杯开水，然后盖上盖子，降低挥发油的损失，浸泡3~5分钟。

薄荷叶也可以制成药膏热敷使用。

闻薄荷精油也是方法之一，其味道可以通肺气。薄荷精油可以添加在药膏中外用，也可以内服。内服薄荷精油时，如果使用不当，会带来严重的副作用，所以服用时一定要小心，并且在有经验的职业医生指导下使用。

你可以把薄荷叶加入油中，擦拭酸痛的肌肉，缓解疼痛和痉挛。

推荐用量

药用薄荷用量：

沏茶：用1~3茶匙干薄荷叶或者2~6茶匙新鲜薄荷叶，冲一杯茶，每天饮用3~5次。

酊剂：草本植物和溶剂的比例为1：5，使用浓度为30%的酒精，每次使用3~6毫升，每天2~3次。

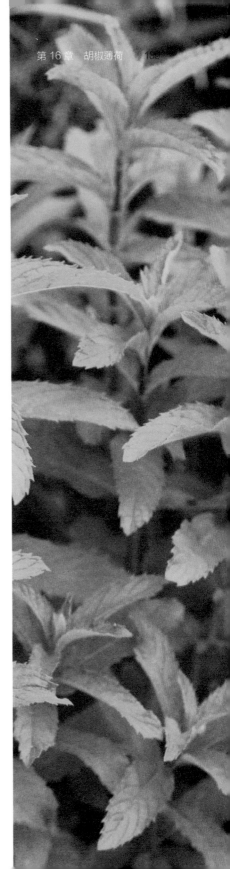

特殊注意事项

对于某些敏感人群，薄荷可能会引起胃灼热或者加重胃灼热病人的症状，患有胃食管反流的人，应避免食用薄荷。

如果产妇食用过量薄荷，会抑制母乳分泌。

薄荷酸奶沙拉

用料：

一根不去皮和籽的黄瓜，切成小块

2 杯原味全脂酸奶

1/2 杯（足量）新鲜薄荷，切碎

2 汤匙新鲜香葱或者青葱葱叶，切碎

一瓣蒜，捣碎

1 茶匙小茴香

1/4 茶匙卡宴辣椒（可选）

盐和胡椒，适量

红辣椒粉，装饰用

这款酸奶沙拉制作简单，是辛辣菜肴或者浓汤的绝佳配菜。夏天，当园子里种满黄瓜和薄荷时，我经常制作这款沙拉。如果你身边没有胡椒薄荷，用绿薄荷也可以。我喜欢它，一方面是因为几分钟内就可以做好，另一方面如果有聚会的话，这道菜可以提前做。如果你喜欢的话，可以添加一点儿卡宴辣椒，别有风味。

成品：3 杯

1. 除了辣椒粉，把其余所有食材放到一个中号的碗里，然后搅拌均匀。
2. 把成品储存在冰箱里，最长可保存 3 天。在食用前可撒一点儿辣椒粉。

薄荷热敷治头痛

　　热敷是一种很简单但很有效，还可以直接作用于患处的治疗方法。用薄荷水敷额头或者颈后，可以有效地缓解头痛。

用料：
9克干薄荷叶

成品：一份

1. 烧一杯热水，烧开后关火，然后往水里加入薄荷，并搅拌均匀，然后盖上盖子，浸泡10分钟。

2. 滤出薄荷叶，待薄荷水稍微变凉一些（我更喜欢热一点儿，但要保证这个热度不会让皮肤不舒服）后往水里放入一块干净的布，然后拧干，把它放到额头上或者后颈处。如果你觉得热度不够高，可以在布上放一瓶热水加热。

3. 一般来说，你会需要热敷20分钟，或者根据你的需求决定。热敷时有一点必须要注意，即热敷时要躺下，并闭上眼睛。

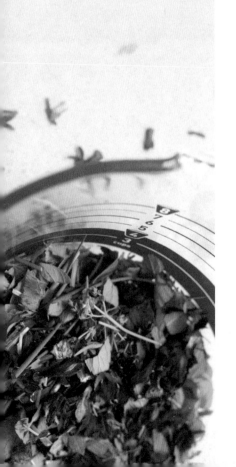

用料：

20克新鲜薄荷，切碎，或者约9克
干薄荷

约5克干木槿

一个新鲜薰衣草枝或者少许干薰衣
草花

1汤匙蜂蜜，或根据个人口味添加

薄荷木槿冰茶

有一年夏天，天气特别炎热，气温经常超过37.8摄氏度，湿度一般都在15%以下。那时的天气真的非常热，而且非常干。因此，高山湖和这款冰茶就成了我们的最爱，可以说，我们就靠着它们度过了那个夏天。自从发明出来这款茶，我就爱上了它。薄荷清凉的香气配上微酸带有刺激气味的木槿，堪称消暑佳品。

成品：8杯

1. 把1 440毫升水烧开。

2. 把薄荷、木槿和薰衣草放入一个罐子里，罐子容量不要小于1 920毫升（我喜欢用大量杯，便于之后把液体倒出。）

3. 把热水浇到草本植物上，然后搅拌，盖上盖子后，浸泡10~15分钟。

4. 把泡好的茶水倒入一个大玻璃壶中，这样你会有足够的空间往里面加入冰块（在过滤时，我用的是过滤器和漏斗。）趁水未凉时，加入蜂蜜，搅拌均匀，把成品放到架子上晾凉或者放到冰箱里。

5. 在饮用前10~20分钟，往饮品里加入冰块。请在24个小时内饮用完。

第 17 章

迷迭香

在法国南部紧张的草本植物课程结束后，我立刻动身往南，去了著名的地中海地区的卡朗格峡湾，就在马赛附近。我到那儿的时候刚好是6月初，坚如磐石的石灰土还非常干，只有最顽强的植物才能够穿透土层发芽。稀疏的植被并没有让我失去信心，我沿着一条陡峭的小路开始向山上爬。从山顶往下看，地中海深蓝色海水映入眼帘，景色美不胜收。

刚喘口气，我突然注意到自己脚下有一个宝藏：在我周围，长着一大片迷迭香。我伸手摸了一下它的叶子，手上立刻沾满了迷迭香的香气。站在地中海海岸边上的一个小山坡上，我不由自主地想到了它的属名：迷迭香属，意思是"海洋之露"。

近年来，科学家们非常着迷于迷迭香的醒脑和抗氧化作用。实际上，我们完全可以把迷迭香称为"抗氧化女王"。除此之外，草药医生一直以来看中的都是迷迭香的温和属性和发散功效，因为这让迷迭香对心脏、消化和肝有好处，而且可以改善情绪。

植物学名：*Rosmarinus officinalis*

科：唇形科

可用部分：叶子

能量：温、干

味道：辛辣

> **植物性能：** 芳香、祛风、促进循环、护肝、抗菌、刺激/舒缓神经和抗氧化
>
> **植物用途：** 刺激神经，有助于消化，缓解感冒/流感和真菌感染，可用于护肤品和洗发水，可用作食品保鲜剂
>
> **植物制剂：** 烹饪品、茶、酊剂、草本蒸汽

　　迷迭香是一种小型的木本常绿灌木，它的原产地横跨地中海地区。迷迭香可以在严酷的环境中或是岩石类土壤中生长，它属于芳香类唇形科，多年来，它因拥有令人愉悦的气味和味道而一直被人们所喜爱。除了可以用作烹饪材料，迷迭香还可以用来调配香水。莎士比亚的多部戏剧中曾多次提到过迷迭香香水。

　　在英文中，迷迭香叫作"rosemary"，因此有时它会和"圣母玛利亚"联系在一起。传说，圣母玛利亚一家人在逃往埃及时，为了躲避追捕，藏在了迷迭香丛中，当她把斗篷铺在花丛中时，白色的花朵都变成了蓝色，因此迷迭香也被称作"圣母玛利亚的玫瑰"。

迷迭香的价值

　　迷迭香是西方人做肉菜时最常使用的香料。在没有冰箱以前，迷迭香因具有防腐作用，经常被涂抹在肉类上，用来防止肉质腐烂。现代研究表明，迷迭香之所以可以延长各种肉类的保质期，防止肉类变质，主要是因为它可以抑制细菌生长。

　　在高温烹制肉类食物时，添加一些迷迭香可以减少罹患癌症的风险。高温的烹饪方法，如煎或者烤，容易产生一些有害化合物。研究表明，这些化合物可能会转变DNA，从而导致癌症。在一项研究中，研究人员在烹饪时添加了迷迭香提取物，并发现迷迭香蕴含的丰富抗氧化物质有助于阻止致癌物质的形成。虽然防癌的最好方法是不要吃高温烹饪的食物，

但这也证明了迷迭香具有保护作用，而这种正向的作用远超过焦肉的危害。

防晒和护肤

研究表明，迷迭香提取物可以有效地减少紫外线对人们的伤害。我们都知道防晒的重要性，也都知道要涂防晒霜，但是在一个非常有趣的研究中，研究人员发现其实我们只需要内服迷迭香和柠檬提取物就可以有效降低紫外线对人体的伤害。连续服用8周就可以看到效果，服用12周后，效果更好。（我在后文中提到的接骨木花面霜和绿茶玫瑰面霜制作方法中都添加了迷迭香这一辅料。）

有助于心脏健康

虽然迷迭香的主要功效并不在于心脏，但迷迭香也可以促进心血管系统功能的血液循环，减少炎症。英国草药医生杰里米·罗斯建议，同时患有心虚和抑郁症的患者可以把迷迭香和山楂搭配食用。

缓解疼痛

和大多数可以缓解疼痛的草本植物一样，迷迭香也可以通过多种方式发挥作用。正如我们前面讨论的，迷迭香具有很强的抗氧化功能，因此它可以减轻氧化应激反应和炎症。在很久以前，人们就用迷迭香缓解炎症导致的疼痛，如关节炎。草药医生建议，如果要缓解炎症疼痛，可以用迷迭香内服或者外用敷在感染处。有科学研究已经证明了迷迭香的镇痛作用，并且表明，迷迭香中含有一种专有物质，正是它可以缓解关节炎患者的疼痛。这种提取物也可以降低C反应蛋白的水平。C反应蛋白数量升高意味着系统性炎症，导致身体出现疼痛。

另一项研究观察了病患吸入迷迭香精油的功效。研究发现，虽然这种方法没有直接作用于患处，但仍然能缓解病人的疼痛。

增强记忆

迷迭香被誉为"记忆草"，它的花语是回忆和纪念，象征对爱人的怀念，或者对重大事件的纪念，如婚礼和葬礼。人们一直有用迷迭香增强记忆的传统，草药医生通常会建议学生在学习时闻迷迭香枝叶，然后在考试时，再闻一闻迷迭香。据我了解，这个传统最早可以追溯到古希腊时期，而且现代科学证实迷迭香精油可以缓解焦虑情绪，显著增强记忆。

迷迭香不仅有助于加强短期记忆，而且可用于防治阿尔茨海默病。在美国65岁以上的老人中，据统计，每9人中就有一人患有阿尔茨海默病，全球有4 400万人患有阿尔茨海默病。一项短期研究表明，750毫克的干迷迭香就可以有效改善老年人的认知能力。另一项研究表明，阿尔茨海默病仅嗅闻迷迭香精油就能增强认知能力。用迷迭香配合整体治疗方案会对这一衰竭性疾病有良好疗效。

有助于消化

和其他唇形科芳香类烹饪草本植物一样，用迷迭香泡茶可以有效缓解消化不良症状，如胀气、恶心、腹痛和腹胀。迷迭香性温而且性质温和，因此可以适当食用，它很少会带来副作用，这一点和生姜、大蒜以及辣椒这种热性的草本植物不同。

一项研究表明，在烹饪脂肪含量高的肉类，如羔羊肉时，添加迷迭香，不仅让食物更加美味，而且还有护肝作用，并能帮助人们消化脂肪。

预防感冒和流感

迷迭香茶性质温和，味道宜人，可以有效缓解感冒和流感症状。迷迭香茶叶和迷迭香蜂蜜茶还可以有效减轻嗓子疼痛。在刚开始发烧时，你会感到寒冷并且身体发抖，喝一杯迷迭香热茶可以让你的身体迅速暖和起来。同时，迷迭香也有助于疏通鼻腔阻塞和肺部瘀血。迷迭香和生姜搭配食用效果更佳。

防止脱发

在一项随机的双盲研究中，研究人员把86名脱发病人分成了两组。一组用包括迷迭香精油的混合精油按摩头皮，对照组用普通按摩油按摩头皮。7周后，在用精油按摩头皮的人中，将近1/2人的脱发现象有所改善，而对照组中，只有6%的人有所改善。

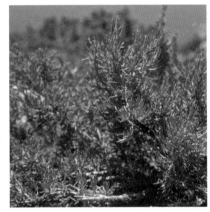

如果想要达到治疗脱发的效果，草药医生莱斯利·铁拉建议患者用混合精油按摩头皮，混合精油主要包括10毫升迷迭香精油，10毫升薰衣草精油，14克卡宴辣椒酊剂和480毫升芝麻油。经常用精油按摩头皮，按摩后让精油在头皮停留一会儿，可以有效改善脱发。

迷迭香的用法

迷迭香经常被用来萃取精油。新鲜的迷迭香叶子和干叶子均可用来泡茶，迷迭香泡茶时会散发浓郁的、令人愉悦的香气。随后，我将介绍一款迷迭香茶。

推荐用量

烹饪时加入迷迭香不仅可以让食物更美味，还有助于消化。

药用迷迭香用量：

泡茶（干或者新鲜的迷迭香都可以）：每次2~4克，每天最多泡3次。

酊剂（采用干迷迭香）：草本植物和溶剂的比例为1∶5，使用浓度为40%的酒精，每次使用2~4毫升，每天使用3次。

特殊注意事项

在女性怀孕期间和哺乳期，不要大量食用迷迭香，也不要使用迷迭香精油。在正常饮食中添加适量的迷迭香是没有问题的。

迷迭香可以降低血糖，同时服用胰岛素的病人在使用迷迭香时应该继续监测血糖水平。

少数人接触迷迭香后会出现皮肤炎。

迷迭香茶

这款茶是我的朋友兼同事克里斯托弗·贝尔纳发明的。他既是一名草药医生，也是一名作家，他现在居住在法国南部，那里是迷迭香的原产地。在制作迷迭香茶时需要注意，不要泡太久，否则不仅会产生丹宁酸，而且味道会变得苦涩，短时间浸泡有助于迷迭香的香气散发，而且味道也更清甜可口。

同时还要注意，在泡茶时，水温不要超过85摄氏度，否则将破坏芳香的品质。其实控制温度很容易，只要在某次烧水时，待水烧开后，拿一个温度计测量水温，然后用计时器计时，看看开水降到你需要的温度要用多长时间，然后记住这个时间，下次你只需要水烧开后等候相同的时间就可以了。

用料：

1汤匙新鲜迷迭香
叶子（去除细枝）

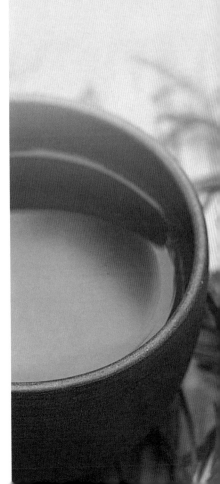

成品：1 杯

1. 把迷迭香叶子放入茶杯中，因为迷迭香的叶子很细，所以无须切碎。

2. 烧一杯开水，晾一会儿，让水温降到85摄氏度。

3. 在茶叶中倒入85摄氏度热水，盖上盖子，浸泡3~4分钟，把茶叶过滤掉后即可饮用。

用料：

2 杯橄榄

1 汤匙酸豆

两条浸泡在橄榄油中的鳀鱼

2 汤匙柠檬汁

2 汤匙烤西红柿（我买的是罐装烤西红柿）

三瓣大蒜

$1\frac{1}{2}$ 汤匙捣碎新鲜迷迭香

$1\frac{1}{2}$ 汤匙捣碎的百里香

2 汤匙橄榄油

迷迭香橄榄酱

橄榄酱是一种传统法国酱料，是由橄榄和各种草本植物混合制成的咸味美味酱料，既可以在饭前用也可以在吃饭时用。通常在吃硬皮面包时，我喜欢在面包上涂上这种酱。

在制作这种酱料时，我建议用储存在油中的无核橄榄或者腌渍好的无核橄榄。一定要选择高品质橄榄。一般来说，我喜欢将一杯法式尼斯橄榄和一杯绿橄榄搭配使用。

成品：$1\frac{1}{2}$ 杯

1. 把除了橄榄油之外的所有食材放到一起，然后放入食物料理机或者搅拌机中，开始搅拌，直到橄榄搅成小颗粒。

2. 在混合物中慢慢加入橄榄油，并继续用食物料理机加工，直到混合物形成黏稠糊状。一定要慢慢加入油，橄榄油很容易倒多。即使你倒多了，也没关系，但是混合物边缘会有一层浮油。

3. 这个酱可以用来搭配面包、饼干，甚至是蔬菜和肉，只要把酱涂抹在上面即可。余下的橄榄酱可以放入冰箱内，保质期大概是一周。

迷迭香烤羊排

　　我第一次品尝到这道菜是在我的新娘送礼会上，从此，它就成了我们家的最爱。迷迭香和大蒜的芳香以及香料的辛辣味道很好地去除了羊肉的腥膻，再搭配上咸香多汁的小银鱼，组合成了一道美味可口的菜肴。

成品：4 人份

1. 先沥干小银鱼，并绞碎。

2. 往一个 8 英寸 × 8 英寸的烤盘中放入绞碎的小银鱼、橄榄油、大蒜和迷迭香，并且用叉子碾碎混合物，直到它们变成糊状。

3. 用尖刀在羊肉表面切几条深口，然后把羊排放入烤盘，涂上刚做好的腌汁并确保腌汁进入羊肉切口。然后在室温下，把羊肉腌渍约 1 个小时。

4. 把烤箱调到 204 摄氏度，预热。倒掉烤盘上多余的腌汁，只留下羊排。

5. 把烤盘放入烤箱，烤 35 分钟，在判断有没有熟的时候可以使用肉类温度计，如果羊肉的最厚部分的温度达到了 51 摄氏度，就说明做好了。

用料：

一罐（99.4 毫升）小银鱼，浸泡在橄榄油内

2 汤匙橄榄油

三瓣大蒜，捣碎

3 汤匙新鲜迷迭香，捣碎

4 块羊排（大约 680 克）

第 18 章

鼠尾草

对绝大多数美国人来讲，鼠尾草的作用只局限于感恩节火鸡的填充物。虽然现代人对鼠尾草的认知只停留在一顿饭上，但实际上，多个世纪以来，鼠尾草一直备受推崇，它有许多不同用途与功效，不仅可以助消化，还有助于伤口愈合，调节内分泌。最近的研究表明，对于老年人普遍关心的记忆力和心脏问题，鼠尾草都有显著疗效。经常使用鼠尾草对身体有很大好处，用它做烹饪调料或者泡茶喝都可以。

植物学名：*Salvia Officinalis*

科：唇形科

可用部分：气生部分

能量：温、干

味道：辛辣，苦

植物性能：芳香、收敛、祛风、发汗、抗菌和活血

植物用途：治疗嗓子疼，多汗，感染，消化不良，2 型糖尿病，潮热，牙疼，肌肉酸痛和阿尔茨海默病，还可以降低胆固醇

植物制剂：茶、烹饪品、酊剂、牙粉、精油以及用于蒸脸

鼠尾草的属名为"salvia"这个词源于拉丁语词根的"safe"（安全）或"healthy"（健康）。莫·格里夫在《现代草本植物》中指出，鼠尾草甚至被

称为"花园拯救者"。

鼠尾草的价值

鼠尾草是一种收敛性的草本植物，它的许多有益功效都源于这一特性。你可能对收敛功效不是很熟悉，但在生活中，你一定有过类似的体验。如果你曾吃过一根没有成熟的香蕉，或者喝过特别浓的红茶，你的口中会有干涩的感觉，这就是收敛的感觉。事实上，具有收敛功效的草本植物，如鼠尾草，在和人体的黏膜组织接触时，通过使组织收缩发挥作用。这种收敛功能对治疗伤口和松弛组织有良好效果。收敛功效是酸味草本植物的显著作用，但在本章中，我们非常有必要探讨一下鼠尾草的这一功能。

改善认知能力

中世纪有这样一句古老的名言："既然园中种满鼠尾草，为什么人还会死去？"巴拉特·阿加沃尔博士，著有《能治病的香料》一书，他指出，一位21世纪的科学家可能会问："既然随处都能买到鼠尾草，人们为什么还会出现记忆力减退的情况？"

实际上，研究表明，鼠尾草在治疗记忆力减退和阿尔茨海默病方面有很好的疗效。鼠尾草可以帮助我们增强记忆力，提高注意力。这是因为鼠尾草具有抗胆碱酯酶。我们来做进一步的研究。乙酰胆碱是一种存在于大脑中的化学物质，有助于提高记忆力和认知能力。患有阿尔茨海默病的人大脑中的乙酰胆碱会降解，并随着年龄增大而减少，因此导致了记忆力的减退。而抗胆碱酯酶则可以有效地抑制乙酰胆碱的分解和减少。

在一个随机双盲的研究中，研究人员表明，鼠尾草提取物可以改善健康老年人的记忆力和注意力。在另一项研究中，研究人员让轻微或者中度阿尔茨海默病患者服用鼠尾草提取物，4个月后，与服用安慰剂的对照组的志愿者相比，实验组的认知能力有了显著提高，而且焦虑不安的情况也有很大缓解。同时也有研究表明，鼠尾草也可以提高年轻人记忆力并舒缓情绪。

约翰·杰勒德是在16世纪晚期和17世纪初生活在英国的一位草药医生，他在自己的著作《草本志》一书中指出："鼠尾草对大脑有奇效，具有增强记忆，强健筋骨，祛湿，抗痉挛，通鼻窦，镇定心神的作用。"

降低胆固醇和糖尿病

研究表明，少量鼠尾草就可以降低2型糖尿病患者的血糖、胆固醇和甘油三酯水平。有一项规模较小的研究中，让健康女性每天分两次饮用300毫克鼠尾草茶。连续4周后，她们的总胆固醇水平和低密度脂蛋白胆固醇水平（LDL-C，即有害胆固醇）都有显著减少，而高密度脂蛋白胆固醇（HDL-C，即有益胆固醇）提高了。研究也显示了鼠尾草的抗氧化防御作用。根据所有参与实验的女性报告，鼠尾草没有显示出任何副作用。因为高胆固醇水平和炎症是胰岛素抵抗患者的常见病症，因此研究人员认为鼠尾草对患有胰岛素抵抗和糖尿病的病人安全有益。

缓解咽喉疼痛，促进口腔健康

在很久以前，草药医生就喜欢用鼠尾草治疗咽喉痛。这是因为鼠尾草具有收敛作用，可以消肿并减轻疼痛。现代科学已经证明了鼠尾草的这一功效。

在一项随机的双盲实验中，实验人员让实验组服用鼠尾草和松果菊的

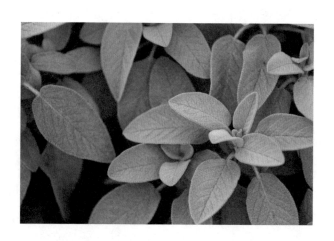

提取物治疗咽喉疼痛，另一组服用抗菌防腐药和麻醉利多卡因合成的喷雾治疗嗓子。3 天后，在缓解症状方面，前者所取得的治疗效果略好于后者。另一项研究表明，与安慰剂相比，液体鼠尾草提取物可以更有效地缓解因病毒性咽炎引发的疼痛。

另一个鼠尾草发挥收敛功效的地方就是人的口腔。很多草本植物牙膏和漱口水制作方法中都添加有鼠尾草，鼠尾草可以缓解疼痛，治疗口腔溃疡、口疮、牙龈出血、牙龈松动和唇疱疹。

缓解更年期症状

众所周知，鼠尾草可以有效地缓解女性更年期多汗症状，如盗汗和潮热。草药医生经常建议更年期女性多喝鼠尾草茶或者酊剂，单独饮用或者和其他草本植物一起泡茶都可以。

2011 年，在瑞士，研究人们在一项为期 8 周的多中心临床实验中证实了鼠尾草的这一功能。参与者在服用了新鲜鼠尾草叶子做成的药片后，报告称她们感到潮热的强度和频率明显降低。研究人员报告说："从第 1 周到第 8 周，患者每周每天发生潮热的平均次数都有显著减少。在 8 周时间里，发生轻微、中等、严重和非常严重潮热的平均次数分别降低了 46%、62%、79% 和 100%。"

改善消化

鼠尾草味道辛辣，带有苦味。当一种植物同时具有苦和辣两种味道时，我们通常就可以判断出它有改善消化的作用。鼠尾草可以有效帮助我们排出胃肠气体，因此可以用来治疗胃胀气和消化不良，还可以缓解腹绞痛。

鼠尾草尤其适合那些脂肪消化能力弱的人群。在饭前或饭后饮用一杯鼠尾草制成的饮品，或者把鼠尾草添加到肉里，都有助于分解脂肪。一直以来，鼠尾草就是油腻肉类的绝佳搭配，例如在吃鸭肉和香肠时搭配鼠尾草，都会有助于消化。

改善皮肤问题

鼠尾草富含具有抗氧化和消炎作用的化合物。研究显示，把鼠尾草提取物用于外敷时，其效用和氢化可的松一样，都可以用来治疗皮肤炎症。

鼠尾草金缕梅喷雾，可以有效缓解静脉曲张症状。制作喷雾时，先往一个小罐子里放入鼠尾草，然后装入金缕梅精华（一般药店均有售卖）。搅拌均匀后，浸泡4周，然后过滤掉草本植物。可随时喷洒在患处。

鼠尾草的用法

无论干鼠尾草还是新鲜鼠尾草都有良好效用。你可以购买新鲜鼠尾草，然后自己晾干，留待以后使用。和大多数芳香草本植物一样，鼠尾草最重要的部分也是它的芳香和浓烈味道。鼠尾草非常适合与肉类一起搭配食用，也可以泡茶喝。在本章中，我会介绍一款鼠尾草柠檬茶制作方法。

草药医生通常建议用鼠尾草泡茶或者把它制成酊剂内服，而用鼠尾草泡茶后，把茶叶过滤掉，用茶水洗头，可以去头皮屑。

磨成粉末的鼠尾草叶可以制作牙粉，鼠尾草牙粉不仅可以止血（治疗牙龈肿痛）还可以抗菌。如果自己制作牙粉的话，把鼠尾草磨成精细粉末即可，然后用牙刷粘上牙粉，用和平时一样的方法刷牙就可以。

我们还可以把鼠尾草浸泡到油里，制作鼠尾草油，这种油可以用来按摩疼痛和发寒关节，可以有效缓解疼痛，并促进血液循环。在制作鼠尾草油时，先往一个罐子里装入新鲜的干鼠尾草叶子，然后倒入油，装满。搅拌均匀，浸泡4周。浸泡好后过滤掉药渣即可使用。当你需要时就可以使用。

推荐用量

在烹饪时加入适量鼠尾草，不仅可以让菜肴风味更佳，而且有助于治疗消化方面的小毛病。

药用鼠尾草用量：

泡茶（干鼠尾草）：1~2克，每天2~3次。

酊剂：草本植物和溶剂的比例为1∶5，使用浓度为30%的酒精，1.5~2毫升，每天3次。

特殊注意事项

不建议孕妇大量食用鼠尾草。

鼠尾草能够抑制乳汁分泌，除非想要断奶，否则不建议哺乳期女性大量食用鼠尾草。

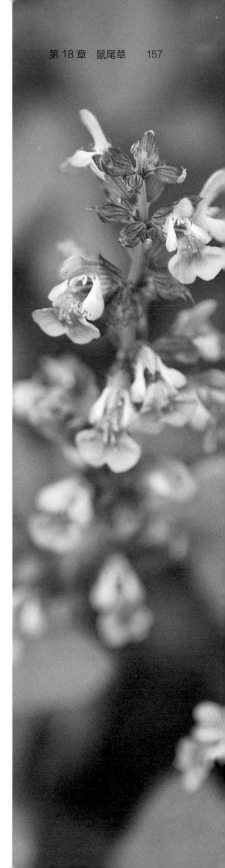

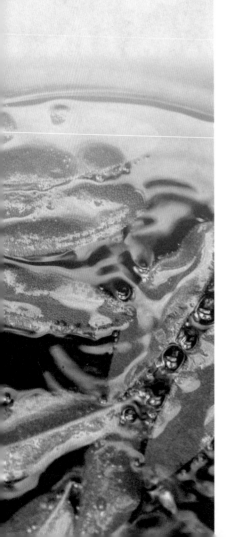

油炸鼠尾草叶

用料：
2~4汤匙椰子油
20片完整新鲜鼠尾草叶子

油炸鼠尾草叶酥脆可口，可以轻松点缀你的主菜或奶酪盘，美观又好吃。我喜欢用椰子油炸鼠尾草，其实用任何高耐力的油都可以。如果你想要使用新采摘的鼠尾草叶，在油炸之前最好先放置几个小时，等叶子变蔫后再炸。

成品：20片鼠尾草叶

1. 取一个小煎锅，用中火加热。(我一般使用的是小号铸铁锅)。倒入适量油，油量取决于你的锅的大小。待充分融化后，确保油量可以没过鼠尾草叶，但也不要过多。注意火候；如果油冒烟了，调小火。

2. 当你需要确定油温时，只要放一小片叶子到煮开的油里。如果叶子发出了嘶嘶响声，就说明油温可以了。然后把叶子放入油中，油炸20~30秒，然后用叉子或者夹子，把叶子翻面，再炸15秒左右。

3. 炸好后，把叶子装盘，建议在盘子上铺上吸油纸或者吸油布，吸干多余油脂，晾凉后食用。

鼠尾草柠檬茶

鼠尾草茶不仅简单美味，而且对身体有很多好处。在饭前或饭后饮用，都会有助于消化。在夏天饮用时，我喜欢在里面加入冰块。

用料：
1汤匙干鼠尾草叶，捣碎
薄柠檬片
蜂蜜适量（可选）

成品：$1\frac{1}{4}$杯

1. 把 $1\frac{1}{4}$ 杯的水烧开。往茶杯或者泡茶器中放入柠檬片和鼠尾草。用来泡茶的容器不要过小，为茶叶的膨胀和移动留出足够空间。
2. 把刚烧开的热水浇到鼠尾草和柠檬上，盖上盖子，浸泡5分钟。
3. 把茶叶过滤后，加入蜂蜜，即可饮用。

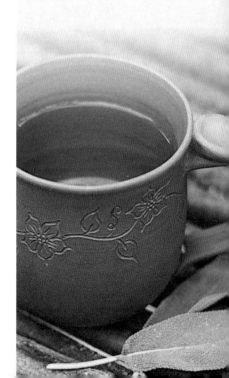

鼠尾草烤鸡

珍妮·麦格鲁泽是我最喜欢的一位作家兼博主，这道菜就是我从她那里学来的。鼠尾草和鸡肉是绝配，有了鼠尾草，鸡肉会变得更加鲜嫩多汁。

用料：

1个洋葱，切薄片

2汤匙橄榄油

盐和现磨胡椒，适量

2汤匙新鲜鼠尾草叶，捣碎

2瓣大蒜，捣碎

1/4杯黄油，软化

907克鸡腿，带皮

1个柠檬，切成薄片

成品：4人份

1. 把烤箱调到177摄氏度，预热。

2. 把洋葱放入小号瓷质烤盘，加入橄榄油、盐和胡椒拌匀。

3. 另拿一个碗，烤盘放入鼠尾草叶、大蒜和黄油。用刀轻轻分开鸡皮和肉，注意不要划破鸡皮。把鼠尾草、大蒜和黄油均匀涂抹在鸡腿上的鸡皮和鸡肉之间。

4. 先在烤盘上铺上洋葱，然后摆上鸡腿，撒上盐和胡椒，根据个人口味决定香料用量。然后在鸡身上放上薄柠檬片。

5. 把烤盘放入烤箱，大概烤40分钟，或者等鸡肉熟透就可以了。（用肉类温度计测量鸡肉温度，如果温度达到74摄氏度，就可以食用了。）

6. 拿掉柠檬片，再烤两分钟，或者一直烤到鸡皮变得金黄酥脆。

7. 把烤好的鸡肉从烤箱中取出，搭配之前取出的柠檬片食用。

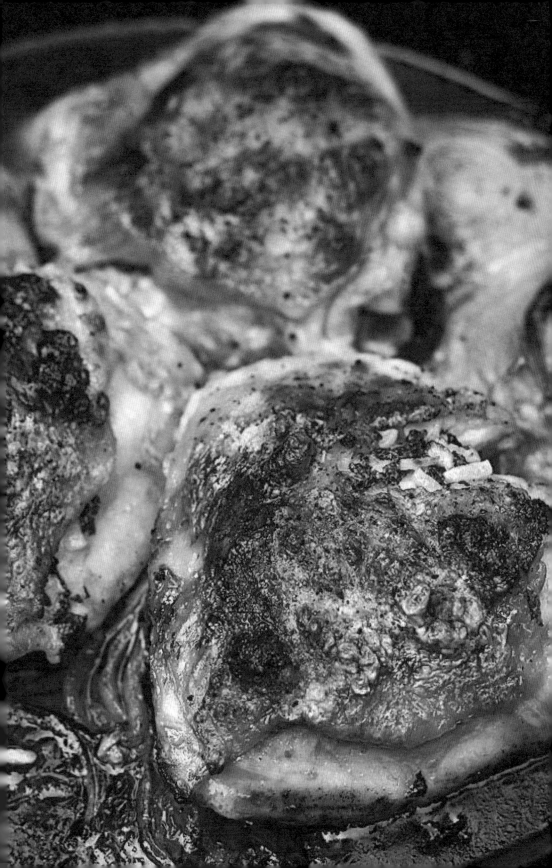

第 19 章

百里香

几年前，我和我的朋友克里斯托夫·贝尔纳一起在普罗旺斯南部徒步旅行，他也是一名草药医生。克里斯托夫走在我前面10步远，突然他十分兴奋地大声喊我，我立刻赶了过去，看看他发现了什么。原来是野生百里香，大约有6英寸高，长满了小细叶，为了看得更清楚，我们二人都蹲了下来。

看到这棵小小的植株后，我终于明白了为什么许多草药医生在使用时会区分野生百里香和人工种植的百里香了：与人工种植的品种相比，野生百里香的叶子虽然很小，但它散发出来的气味极其浓烈，味道也更刺激辛辣。虽然我只是尝了一口，我就知道，这株小小的毫不起眼的植物有很多药用价值。

植物学名：*Thymus vulgaris*

科：唇形科

可用部分：叶子

能量：温、干

味道：辛辣

植物性能：芳香、抗菌、祛风、刺激发汗、抗痉挛、化痰、通经和杀虫

植物用途： 缓解感染、感冒、流感（症状包括发烧、嗓子疼和咳嗽）、尿路感染、宫颈感染、局部真菌感染、脾胃虚弱、伤口、灼伤、牙疼、鼻塞、口气、炎症、百日咳、消化不良、痛经和闭经

植物制剂： 蜂蜜制品、醋、酊剂、蒸汽、浸泡油、药膏、烹饪调料、止咳糖浆和阴道冲洗剂

　　百里香原产于欧洲南部和地中海地区，生长在野外坚硬的岩石类土壤中。这种广受喜爱的植物在经过人工培育后，现在在全世界各地都有栽培。

　　世界上一共有数百种不同的百里香，其中绝大部分都可以用来制药。你可以试着尝一尝，看看味道辛辣吗？如果味道很辣的话，那么它很可能有很高的药用价值。味道温和的百里香在药效上不如味道辛辣的那种。

百里香的价值

　　百里香性热且干，同时味道辛辣，因此可以用来治疗消化不良、增强免疫系统功能、缓解疼痛。百里香的气味芳香浓郁，因此通常在烹饪时需用少量，而药用时用到的剂量相对大一些。

防治感染

　　人们用百里香治疗各种细菌感染的传统由来已久。用百里香泡茶或者在漱口水中加入百里香酊剂可治疗牙龈肿痛或发炎，以及其他一些口腔感染疾病。在漱口水中加入百里香茶或者浸泡过百里香的蜂蜜，可以缓解咽喉疼痛。外敷百里香可以治疗酵母菌和真菌感染如体癣和阴道感染。草药医生阿维娃·罗姆建议，把百里香和其他草本植物搭配制成阴道栓剂，在怀孕晚期使用，有助于消灭 B 型链球菌。

　　现代研究肯定了百里香的抗菌功效。在《草本植物抗生素》一书中，史蒂芬·哈罗德·布纳指出，研究已经证明百里香可以减少细胞对抗生素产

生耐药性。大量体外研究表明，百里香精油可以抑制病原体，如白色念珠菌、金黄色葡萄球菌、粪肠球菌、大肠杆菌和医院感染。据美国疾病预防控制中心统计，在美国每年有200万人出现耐抗生素感染，其中有23 000人因此失去生命。百里香以及其他有类似功效的草本植物，为越来越多罹患耐抗生素感染的人群带来了一线希望。

很多草药医生认为，百里香也有助于增强免疫系统功能。英国草药医生杰里米·罗斯在他的《西方草本植物和中医相结合》一书中指出："百里香可能特别适合那些重复使用抗生素治疗的人，例如，患有呼吸道感染或者尿路感染的病人，一般患这种病的人免疫系统和消化系统功能都会变弱，这会导致病人无法及时消灭体内的病原体，反而越积越多。"

防治感冒，缓解咳嗽

几千年来，百里香一直被用于治疗感冒和流感引起的各种症状。甚至公元1世纪的著名医生狄奥斯科里迪斯曾这样写道："人人都认识百里香。"他建议把百里香、盐和醋混合饮用可以通过肠道清除体内黏液。

百里香所蕴含的热性和干性能量对治疗体寒和身体阻塞效果良好，如舌苔厚腻和肺部淤塞。百里香还作为一种镇咳药被广泛应用，它不仅可以缓解痉挛性咳嗽，甚至还可以治疗干咳，如顿咳。

现在，科学已经开始进一步证明了传统医学中用百里香缓解急性支气管炎的疗法是有效的。在一项双盲安慰剂对照临床试验（即对照组使用安慰剂）中，研究人员发现，实验组中患有急性支气管炎的病人在使用了百里香和月见草的干浸膏后，他们的治愈时间明显比使用安慰剂的控制组短。在另一项双盲安慰剂对照临床试验中，实验组中患有急性支气管炎的病人在使用了百里香和常春藤叶提取物后，在两天时间内，实验组咳嗽发作频率比使用安慰剂的对照组减少了50%。同时，实验也表明，把百里香和常春藤叶提取物混合对12~17岁之间的青少年急性支气管炎有很好的疗效，而且比较安全。

有助于消化

在饮食中添加百里香有助于消化，如果大量食用的话，可以帮助治疗一些消化问题，如胃气胀、嗳气和气胀。同时，百里香有助于缓解肠道痉挛，对于那些患有腹泻或者肠易激综合征的病人非常有益。

你的消化系统中来了一些不受欢迎的客人？百里香很早以前就被用作驱虫剂，去除体内的寄生虫。草药医生安·麦金森指出："在传统草药学中，在早饭前喝一茶匙百里香酊剂搭配蓖麻油，可以有效去除体内寄生虫。在法国，百里香专门用来洗肝、刺激消化和增强肝脏功能，同时百里香也被用于治疗消化不良、食欲不振、贫血、肝胆疾病，皮肤病和嗜睡等。"

减缓疼痛

虽然百里香主要用于治疗消化问题、感染和上呼吸道感染，但是同时它也是缓解疼痛的良药。草药医生莫德·格里夫认为，把百里香外敷在关节疼痛处，其作用相当于抗刺激剂或者发红剂，发红剂通过刺激皮肤组织，让患处发热，加速血液循环。在历史上，很多草药医生建议用百里香治疗月经延迟和痛经。

百里香的用法

百里香很容易种植。在开花前，我会收割一些细小的木质茎，把长出地面几英寸高的细小木质茎剪下来。每个生长季，我都会收割两三次，这足以供应我们整个季节的百里香用量了。我不得不提醒您，在挑选木质茎上的小叶子时一定要有耐心。把叶子晾干后，储存在密封玻璃容器内。

百里香可以制成各种各样的草本植物制剂。无论是泡茶、酊剂还是把它浸泡在油、醋或者蜂蜜里，都可以很好地发挥疗效。

百里香的很多抗菌功效都体现在百里香精油上，至少有7种不同化学型的百里香精油。在选择百里香精油时，一定要咨询专业人士，并了解不同精油的特性，这对安全使用百里香和充分发挥效用至关重要。

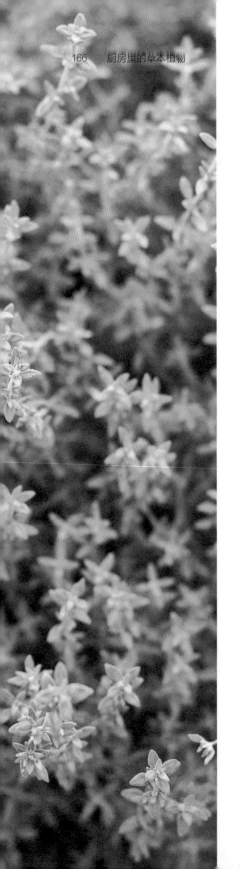

推荐用量

百里香是一种美味的调料，因为它芳香浓郁，味道辛辣，因此在烹饪时通常不需要添加太多。

药用百里香用量：

泡茶（干百里香）：每天约使用2~6克。

酊剂（干百里香）：草本植物和溶剂的比例为1∶5，使用浓度为35%的酒精，每次使用2~4毫升，每天3次。

精油：稀释液，浓度为1%或更少（1滴精油配100滴基础油）。

特殊注意事项

孕妇不应把百里香当药物服用，也不应使用百里香精油，因为它会刺激子宫收缩，具有通经活血作用。

哺乳期女性也不应该大量食用百里香或使用百里香精油。

在选择百里香精油时，应考虑它的化学类型，把少量精油稀释后使用。为了确保安全并充分发挥精油的作用，内服精油需在专业芳香理疗师的指导下进行。

在使用百里香时，仍需注意过敏反应，虽然这并不常见。

百里香蜜醋

利用草本植物、蜂蜜和醋制作蜜醋的历史可以追溯到古希腊时期。这款酸甜口感的蜜醋尤其适合治疗呼吸系统疾病，偶尔能治疗支气管炎，尤其当黏液过多时，例如多痰的咳嗽。

一勺蜂蜜就可以缓解咽喉疼，除此之外，蜂蜜还有很多其他好处。例如，蜂蜜具有抗菌作用，可抑制病原体生长，而且还可以化痰。

虽然在制作方法中，我规定了百里香的具体用量，但如果你使用的是 480 毫升容量的罐子，你也可以用肉眼估计用量。如果你使用的是新鲜的百里香，把捣碎的百里香叶子和小细枝，装满罐子的 3/4。如果你用的是干百里香，用叶子填满罐子的 1/3 就可以。

用料：

4 把新鲜百里香，或者 2/3 杯干百里香

1/4 杯当地原蜜

$1\frac{1}{2}$ 杯有机苹果醋

成品：约 $1\frac{1}{2}$ 杯

1. 取一个 480 毫升容量的罐子，放入百里香，然后加入蜂蜜和足量的苹果醋，并搅拌均匀。

2. 用玻璃盖子或者塑料盖子把瓶子盖好（如果你用的是金属盖子，请在金属和液体之间放一层植物羊皮纸或者蜡纸，以防醋腐蚀金属盖）。

3. 浸泡两周，每天需摇晃罐子一次。两周后，过滤掉杂质，蜜醋就完成了。做好的蜜醋可以放在冰箱里或其他阴凉地方储存，至少可保存 1 年。

4. 食用，当成年人感到咽喉痛或痰多咳嗽时，可每隔一个小时饮用一勺。（这个蜜醋也可以加入橄榄油当作沙拉酱使用。）

普罗旺斯西红柿

在我和我丈夫去法国南部的时候，我婆婆给我做了这道菜。这道菜做法简单，采用家传秘方，虽然用的是夏末的西红柿，但味道依旧十分鲜美，我一下子就爱上了这道菜。在传统菜谱中一般都需要用到面包屑，但为了突出芳香草本植物的风味，如百里香和圣罗勒，我一般不用面包屑。

用料.

3个中等大小西红柿，切成两半

3瓣大蒜，捣碎

1汤匙新鲜香芹菜，切碎

1汤匙新鲜圣罗勒，切碎

2茶匙新鲜百里香，或者

1茶匙干百里香

1/4茶匙现磨黑胡椒

1/4茶匙盐，或者根据口味添加

3汤匙橄榄油

1/4杯帕玛森芝士

成品：6人份

1. 烤箱预热到177摄氏度，把西红柿切成两半后，放入烤盘里。

2. 把大蒜、香芹菜、圣罗勒、百里香、黑胡椒、盐和橄榄油混合在一起，然后撒在西红柿上。

3. 烤20分钟，直到西红柿变软。

4. 撒上帕玛森芝士碎，再烤一两分钟，直到芝士变成金黄色。稍微晾凉，然后趁热食用。

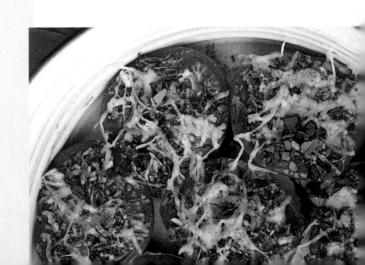

百里香野樱皮止咳糖浆

关于如何利用草本植物治疗感冒的课上，我介绍过如何制作糖浆，在这里我新研制了一个改良版制作方法，可以有效止咳。药蜀葵根和蜂蜜有润燥功能，而野樱皮和百里香可以缓解咳嗽反射。在这个制作方法中，因为很多草本植物的形状不规则，因此最好通过称重确定用量。

用料：

30 克干的野樱皮

10 克干药蜀葵根

7 克干的百里香叶

1/2 杯蜂蜜

1/4 杯浓缩酸樱桃汁

成品：约 $1\frac{3}{4}$ 杯

1. 把野樱皮、药蜀葵根和2杯水放入平底锅中。开火煮至沸腾，然后盖上盖子，煮20分钟后，水量会减少大概1/2。

2. 熄火后，加入百里香，然后盖上盖子，再浸泡5分钟。

3. 过滤掉草本植物，再称量液体重量，加入1/2杯蜂蜜和1/4杯浓缩樱桃汁（如果你有1杯液体，就加入1/2杯蜂蜜和1/4杯浓缩酸樱桃汁）。

4. 把做好的止咳糖浆放在冰箱里储存，可存放1个月，你也可以把它冷冻以后再用。如果你发现它发霉了，那就必须扔掉。

5. 成年人每30分钟服用5毫升，或根据需要决定用量。在制作的时候，你也可以少加一些蜂蜜，然后当作茶经常饮用，但是不要一整天都只喝它；如果用作茶饮，至少要连续饮用两天。

第 20 章

姜 黄

如果你看到过草药医生用姜黄来改善人类健康的功效清单，其数量之多，可能会超出你的想象：一种草本植物怎么可能有这么多用途？这可能是因为姜黄强大的消炎作用。炎症可以导致很多疾病，如癌症、2 型糖尿病、自体免疫疾病、支气管哮喘、关节炎、溃疡性结肠炎、牙周炎、湿疹、寻常型银屑病等。实际上，很多困扰西方人的疾病都与慢性炎症有关。

植物学名：*Curcuma longa*

科：姜科

可用部分：根茎（根）

能量：温、干

味道：辛辣、苦

植物性能：止痛、促进血液循环、利胆、抗氧化、收敛、祛风、抗炎、止血、用作创伤药、抗痉挛

植物用途：减轻关节炎、消化不良、湿疹、出血、伤口、溃疡、腹泻、肝脏问题、疼痛、阿尔茨海默病、感冒或流感、癌症、心脏病和 2 型糖尿病

植物制剂：烹饪调料、粉末、酊剂和茶

姜黄和生姜的关系很密切。和生姜一样，姜黄也是植物的根茎，通常

用作烹饪调料和药物。姜黄原产于东南亚，现在在世界各地的热带地区都有种植。印度使用姜黄当作调料已经有几千年的历史，姜黄除了用于烹饪，也是阿育吠陀医学中的主要草本植物之一。世界上的绝大部分姜黄都产自印度，仅印度每年就大概会消耗掉产量的80%。西方人对姜黄和它所含的化学成分如姜黄色素，进行了广泛的研究，姜黄因诸多益处而备受赞誉。

姜黄的价值

我们经常听到炎症会带来各种消极的作用，但并不是说所有炎症都不好。急性炎症是免疫系统治愈骨折、扭伤和擦伤等病症的重要过程。但是，当急性炎症发展成慢性炎症时，问题就严重了。

非甾体抗炎药主要用来治疗慢性和急性炎症，它可以显著改善所有炎症，无论是有益的还是有害的，在这个过程中，它们也会阻止可以保护胃黏膜完整性的重要脂肪酸的形成。而且这种药物已多次被证明会影响软组织损伤的恢复时间，如果长期服用的话，副作用更大。虽然很多人都认为非处方药是安全的，但事实是，每年都有数千人因服用非处方药死亡。

在治疗慢性炎症上，姜黄完全可以取代非甾体抗炎药，而且更安全。姜黄作为抗炎药，其发挥作用方式和非甾体抗炎药抑制炎症的效用完全不同，姜黄通过增强体质来打败炎症，所以准确地说，姜黄的功效不是抗炎而是调节炎症。姜黄不会抑制脂肪酸如前列腺素的形成，也不会抵制炎症的积极作用。姜黄治疗身体的方式有很多种：促进谷胱甘肽生成（它可以解毒），减少自由基的损伤，抑制某些炎症酶。

有助于消化和保护肝脏

姜黄可以有效地保护肝脏健康，而且比较安全，如果经常食用，效果更佳。肝是一个非常神奇的器官，它负责血液滤过，分解和排除新陈代谢产生的"垃圾"，储存糖原，让你充满能量；肝分泌胆汁，帮助消化脂肪。

草药医生认为，肝功能障碍会导致消化问题，激素失调，营养吸收问题以及炎性皮疹，例如湿疹。

经常听见有人采取极端排毒饮食甚至洗肝。一些洗肝的人认为，每年洗几次肝有助于身体健康。但从整体健康角度来看，这种方法没有意义。因为人体的细胞每天每时每刻都在排毒，排毒是一个自然的过程，因此保证解毒系统的健康更重要。时刻保持肝脏健康，而不是一年洗几次肝，才会对身体健康有帮助。

在一个随机对照研究中，研究人员表明，在12周的治疗后，姜黄通过降低谷丙转氨酶（ALT）水平，显著改善了肝脏功能。（ALT水平升高表明肝细胞出现炎症或者出现损伤。）

有利于伤口愈合

姜黄有助于伤口愈合，调节炎症，因此对于治疗很多由炎症导致的消化道疾病有明显疗效。草药医生成功地用姜黄治疗了急性消化问题，如憩室炎、结肠炎和溃疡。从草本植物能量的角度看，姜黄可以治愈溃疡表面，减少炎症，止血，防止感染。（这里的"治愈"是指闭合溃疡伤口，让细胞收缩，降低感染风险。）

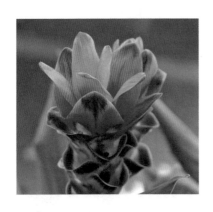

缓解溃疡

研究已经证实了姜黄可以缓解消化性溃疡。在一项研究中，研究人员让溃疡患者服用姜黄胶囊。12周后，在参加研究的人中，有76%的人溃疡痊愈。另一项研究表明，服用姜黄素可以有效地阻止溃疡性结肠炎的复发。

缓解胰岛素抵抗和 2 型糖尿病

胰岛素抵抗、代谢综合征以及 2 型糖尿病在西方社会越来越普遍。有效解决代谢功能紊乱需要一个全面的方法，包括健康的睡眠习惯，多运动，以及食用低碳水化合物饮食。很多研究表明，在全面改善生活习惯的同时，搭配姜黄素使用，对缓解炎症，治疗 2 型糖尿病和降低胰岛素抵抗有显著作用。

改善心脏健康

2 型糖尿病是导致肾衰的常见原因。有 44% 的新病例是由慢性炎症引起的。研究表明使用姜黄的人会大大改善其生物标记，这可能会增加罹患晚期肾病的风险。

姜黄通过消炎来改善心脏健康。人们也越来越明白炎症是很多心脏疾病的原因，包括动脉硬化和胆固醇水平失衡。姜黄也可以调节胆固醇水平，但这一作用需要更多的临床试验的证明。

对于那些心脏病患者，姜黄也有很多好处。在一项研究中，研究人员表明，对已经接受冠状动脉旁路移植术的病人来说，姜黄素可以降低心脏病的发作风险。

姜黄还有助于维护心脏健康。健康的中年人食用少量姜黄素可以降低甘油三酯的水平，减少其他与心脏病相关的炎症。另一项研究表明，女性绝经后坚持做有氧运动，并服用姜黄素，心血管功能会得到明显改善。研究结果显示，姜黄素和有氧运动可以有效地改善随年龄增长出现的内皮功能衰退。（内皮细胞是指血管的内壁，内皮功能衰退易导致心血管疾病。）

增强记忆，防治阿尔茨海默病

阿尔茨海默病与其他慢性疾病一样，十分复杂。在这里，我不是要告诉大家，用一种草本植物就可以治愈某种疾病。但是，一项人体临床试验表明，姜黄可以增强患有糖尿病前期和出现阿尔茨海默病生物标记的人的记忆力。（最近，阿尔茨海默病被称为3型糖尿病，因为它和代谢综合征息息相关。）

预防癌症

李威廉博士是美国血管新生基金会的共同创始人，他在TED演讲中提过一个问题："通过吃，我们可以'饿死'癌症吗？"李威廉博士主要研究血管新生和癌症之间的关系。一般来说，血管新生是一件好事，这对伤口愈合十分必要，但在某些情况下，血管新生过多会为癌细胞提供血液和营养物质，加速癌细胞的生长和传播。李威廉博士的TED演讲非常有趣，他强调了姜黄可以阻止血管新生引起的癌症。

缓解疼痛和消除炎症

服用姜黄可以从预防的角度保持肌肉和骨骼系统的健康。实际上，练习瑜伽的人会用姜黄来加强肌腱和韧带，促进它们的灵活性。另外，还有多个双盲对照研究表明，姜黄可以当作消炎药使用，它的作用和消炎药功效相当，可以减轻患者因关节炎导致的疼痛，但没有消炎药常见的副作用。

我曾亲自见证了这种芳香植物的功效。朱迪和苏珊是我的两个病人，她们两人都用姜黄来治疗因炎症引起的疼痛。看到她们逐渐恢复，我心里既震惊，又悲伤，我震惊于这种草本植物的强大功效，但悲伤的是很多人并不了解这种功效。

当朱迪第一次来见我时，她因为骨关节炎和类风湿性关节炎，手指痛得很厉害，甚至影响到了正常生活，例如切菜。她当时服用的两种药会带来很严重的副作用，包括免疫能力下降和突然失明的风险。

我和朱迪一起为她量身定制了一个改善健康的计划。在她使用的草本植物中，就包括姜黄。开始治疗仅一周后，我就收到了她的一封邮件，她特别兴奋——那种令人虚弱的疼痛消失了。在内分泌医生的指导下，朱迪慢慢减少药物的摄入，在6个月后，她过上了"无痛"的生活，而且不需要吃药了。

当我第一次见到苏珊时，她已经被膝盖疼痛困扰了将近10年之久。即使是从路上挪到路边，也会让她十分痛苦。为了让自己正常活动，她经常服用非甾体抗炎药。在开始使用姜黄的两周后，多年来她感到膝盖不痛了，后来，她也不需要服用任何非处方药缓解疼痛了。

姜黄的用法

姜黄最常见的形态是粉末状，品质优良的姜黄粉末为亮黄色，如果颜色出现改变成棕色的迹象，那么姜黄就不太新鲜了。

姜黄富含神奇的抗氧化成分，但不是很容易被消化吸收。下面就如何提高姜黄素的吸收率给大家提供两点建议。首先，加少量的（大约3%）现磨黑胡椒到姜黄中。阿育吠陀草药学在很早以前就在使用过这种方法，科学已经证明，黑胡椒中的提取物胡椒碱可以把姜黄吸收率提高2 000%。另一个建议就是把姜黄放入油中加热，油和热量有助于萃取姜黄成分，更利于人体吸收。

如果你去任何一家保健食品店，你可能会看到有多种姜黄素可供选择。事实上，知道姜黄的人，就没有不知道姜黄素的。但是，科学往往把一种复杂的草本植物分解成一种成分，对此我表示怀疑。事实上，草本植物之所以具有独特的强大功效，正是因为它们包含的成分不到上千种也有数百种，在人体内通过各种方式共同发挥作用的。虽然研究已经表明，姜黄素的确具有一定作用，但我还是建议大家使用完整的姜黄根茎。

推荐用量

如果只是为了预防疾病而在饮食里添加姜黄，使用的量不要过多——大概1天1克就可以。但是，如果你想利用姜黄治疗某些疾病，那么你可能需要增加剂量才能够达到目的。其中最简单的方法就是服用姜黄胶囊。

药用姜黄用量：

姜黄粉：每天1~10克。

酊剂：草本植物和溶剂的比例为1∶2，使用浓度为60%的酒精，2~4毫升，每天2~3次。

特殊注意事项

姜黄容易染色，它会把接触到的每个东西都染成金黄色，例如你的手、菜板、厨柜等。

姜黄性温且干，可能会增加干燥症状。如果你食用得过多，你可能会感到渴，还会引发潮热和盗汗。因此，姜黄最好和酥油或者润燥类的草本植物一起使用。

以下人群应尽量避免食用大量姜黄：服用血液稀释剂的人，有血凝障碍的人，患有胆结石的人以及孕妇和哺乳期女性。最后两种人群目前还有争议。

姜黄牛奶

在印度，把姜黄和牛奶混合是印度人的传统食物。我第一次知道姜黄牛奶是从我的导师卡塔尔·波克·辛格·卡尔沙那里，从那以后，我就开始自己试验，改良出了多个不同的版本。这里介绍的制作方法是我目前最喜欢的，也是非常神奇的一款，可以让你享受到很多种姜黄的好处。当你熟悉了这些口味后，可以尝试增加香料的用量，这样每次饮用时，你都可以吸收更多姜黄的好处。

如果你对乳制品过敏，也可以用非乳制品代替，任何一种都可以——包括杏仁奶、米浆或者椰奶，它们的效果都很好。酥油（液体黄油）可以用黄油或者椰子油代替。

成品：2 杯，2 人份

1. 开中高火，在小号煮锅中融化酥油，加入香料，搅拌 30 秒或者直到有香味飘出。
2. 加入牛奶，持续搅拌，直到产生热蒸汽。
3. 熄火，加入蜂蜜并搅拌，直到蜂蜜溶解。
4. 把液体放到搅拌机里，高速搅拌 30 秒后再散热。混合物应该和酥油中的油脂混合在一起，变成金黄色，而且会产生泡沫。要想让金奶变黏稠，搅拌是必需流程。
5. 把成品倒出来，立即食用。

用料：
2 汤匙酥油
1 茶匙姜黄粉
1/2 茶匙生姜粉
少量现磨黑胡椒
2 杯牛奶
1 茶匙蜂蜜，或根据个人口味添加（可选）

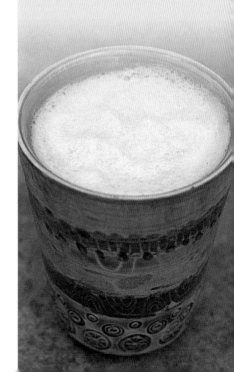

姜黄南瓜子酱

这一高蛋白点心非常美味。首先把南瓜子泡一下，分解里面的植酸，让南瓜子更容易消化。（浸泡时，把南瓜子放在一个容器里，加水直到没过南瓜子，然后往里加一点儿盐，搅拌均匀后盖上盖子后，放置6~8个小时，或者一整晚。）

用料：

$1\frac{1}{2}$ 杯南瓜子，在水中浸泡一夜，然后沥干水分

2汤匙海带片

2汤匙日本酱油或者黄豆酱油

两瓣蒜，捣碎

1汤匙姜黄粉

1茶匙孜然粉

2茶匙红辣椒粉

1/2茶匙现磨黑胡椒

1杯鸡汤或者蔬菜汤

1/4杯橄榄油

适量盐

成品：$1\frac{1}{4}$ 杯

1. 把浸泡过的南瓜子、海带片、日本酱油、大蒜、姜黄、孜然、红辣椒粉和黑胡椒放入食物处理机。

2. 当机器工作时，往混合物中慢慢倒入肉汤和油，一直搅拌到混合物变得非常光滑而且容易涂抹开。

3. 这个酱可以用来蘸蔬菜和苏打饼干，或者涂抹在三明治上。

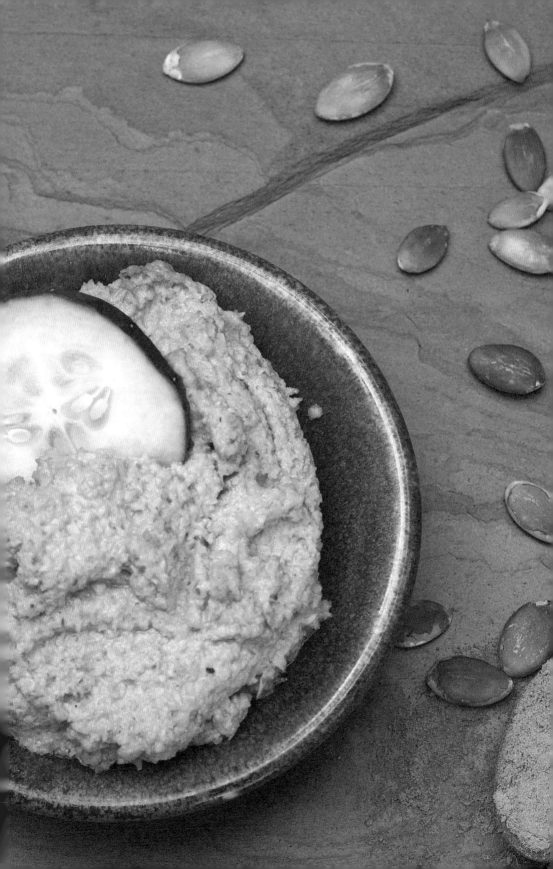

用料.

2汤匙孜然粉

2汤匙香菜粉

1汤匙姜黄粉

$1\frac{1}{2}$汤匙肉桂粉

3/4茶匙丁香粉

约0.3克小豆蔻粉

辛辣香料粉

这是一种印度传统综合香料，既可以被添加到咖喱里，也可以用来烹饪肉菜和蔬菜。我们烹饪过很多印度风味的菜肴，几乎每道菜中都用了这种香料粉。要想制作最新鲜且口感最丰富的香料粉，我建议把所有要用的香料现磨，成品需要1周内食用完。

成品：约45克

把所有香料磨成粉并放在一个碗里，彻底混合在一起。然后密封，存放在阴暗处保存。在食用时，可以把它随意涂抹在蔬菜或肉类食物上。

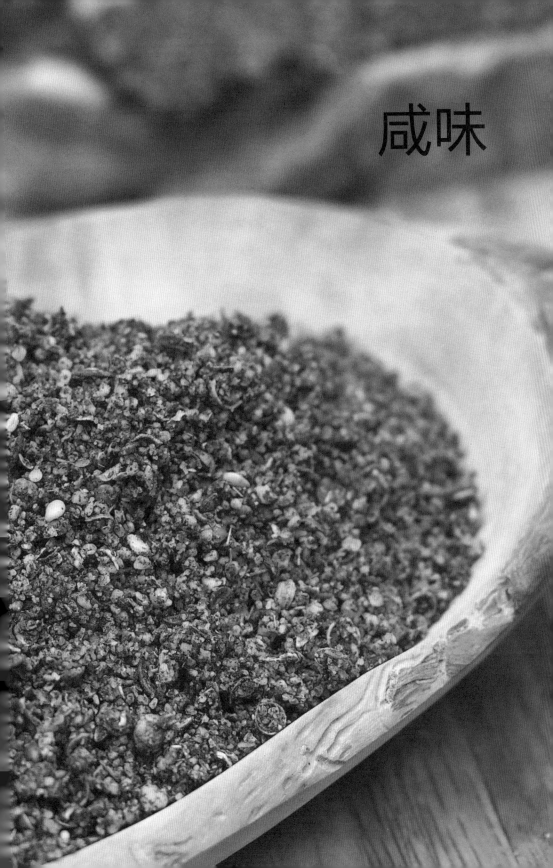

咸味

第 21 章

荨 麻

在西方世界从全球各地大量进口神奇异国药用草本植物的时代，荨麻犹如一位无名英雄一样，默默地为人类健康做贡献。草药医生苏素·威德指出，荨麻适合"那些想要稳定血糖水平，重塑代谢系统，以期恢复正常体重，缓解疲劳，恢复肾上腺功能，缓解过敏或者更年期问题和想减轻慢性头疼的人"。她的话一点儿也不夸张，荨麻因为富含多种营养和大量有益身体的成分，所以成了解决各种健康问题的强大助手。

别称：刺荨麻，普通荨麻

植物学名：*Urtica dioica*

科：荨麻科

可用部分：开花前的嫩叶，种子和根

能量：凉、干

味道：咸味

植物性能：营养丰富、补肾/加强肾上腺功能、用作适应原、利尿、收敛和止血

植物用途：治疗关节炎、湿疹、低代谢、甲状腺功能减退、头发/牙齿/骨骼问题、疲劳、低泌乳、造血功能差、季节性过敏、尿路感染、哮喘、痛经、闭经、胰岛素抵抗和 2 型糖尿病

植物制剂：营养液、茶、酊剂、烹饪、冰冻食品或干货

　　荨麻广泛生长于北半球富含蛋白质的土壤中，人们食用和用荨麻入药已有多年的历史。荨麻的柄是编织麻绳、渔网以及布料的主要来源。在法国中部，当我参观古人类的穴居遗址时，我发现了大量荨麻存在过的迹象，我很好奇，我们对这种植物的利用到底有多早？是不是在数千年前就已经存在了？

　　也许，在你外出徒步旅行的时候，你对这种植物就已经很熟悉了。当你在漫不经心地散步时，一旦这种植物碰到你的皮肤，立刻就会让你游走的意识立刻回到当下。荨麻的叶子和根茎上都布满刺毛，被碰触它们会分泌甲酸，甲酸会刺激皮肤，让人感到又痛又痒。这就是为什么荨麻又经常被叫作"刺荨麻"的原因。

　　在我的想象中，荨麻之所以长这么多刺毛，一定是为了保护自己，防止他人经常采摘并利用自己丰富的营养。使用时，把荨麻煮一下或者晾干都可以去掉刺毛，但是正如你接下来会看到的，刺毛有着非常重要的药用价值，荨麻的叶子、根茎和种子均可入药。

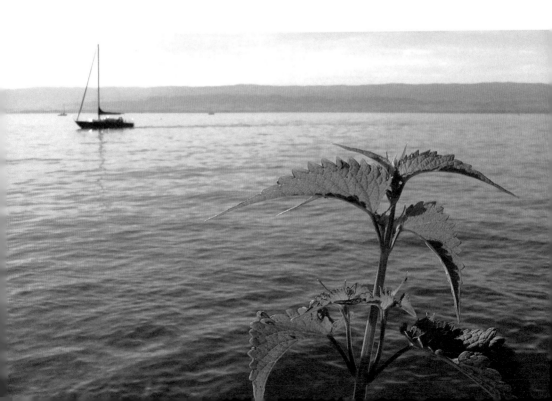

荨麻的价值属性

荨麻可以治疗多种疾病，且药效显著，因此草药医生会建议人们经常食用，有助于身体健康。营养不良会导致肌肉痉挛，内服荨麻可以有效缓解因此产生的疼痛。

经常感到没精神？草药医生建议，经常服用荨麻可以补充能量，保持活力。荨麻药用价值高，有很多用途，但我猜测，荨麻之所以能让人充满活力大多是因为它的高营养。

有利于骨骼、牙齿和头发的健康

荨麻富含营养物质，它对保持骨骼和牙齿的健康以及预防脱发具有重要作用。很多女性在饮用了荨麻茶（制作方法见本章）后，骨骼密度都得到了改善。

荨麻叶子在晾干后，每100克荨麻籽中含有2 900毫克钙。荨麻中的钙是自然产生的，因此很容易被我们的身体吸收（市面上的含钙营养品根本无法与之相提并论）。荨麻中还富含另一种对骨骼健康有益的化学物质——镁。

有益于女性健康

女性在怀孕期间很容易缺铁，但铁补充剂都很难吸收，而且易导致便秘。服用了荨麻就完全没有这些担忧！很多女性告诉我，在她们怀孕时，每天喝荨麻茶，有效地改善了缺铁的情况。

荨麻也有助于经期女性健康。草药医生经常用荨麻帮助女性治疗闭经或者月经不调。经常服用荨麻茶可以有效缓解痛经，这可能是因为荨麻富含镁。

缓解季节性过敏

经常服用荨麻茶还可以有效缓解各种季节性过敏症状。研究人员尚不确定它的原因，但他们猜测可能是因为荨麻含有组胺，这种化学物质可以减少炎症反应。要想获得最佳治疗效果，最好在过敏季开始的前一个月，每天饮用荨麻茶。如想缓解急性季节性过敏症状，我建议使用冻干荨麻。

缓解胰岛素抵抗和 2 型糖尿病

荨麻是另一种对新陈代谢和血糖水平有很多积极作用的草本植物。多项研究表明，荨麻对治疗炎症和高血糖效果显著，这两者都是胰岛素抵抗和 2 型糖尿病的并发症。

对患有胰岛素抵抗和 2 型糖尿病患者的临床研究表明，荨麻可以有效降低空腹血糖、糖化血红蛋白（可体现一段时间内的血糖平均值）和缓解炎症。

有助于排毒

很多人认为人们并不需要经常排毒，即使排毒，也只要吃一些蔬果奶昔或者一顿健康饮食就可以了。但事实上，排毒是一项非常重要的身体功能，你的体内细胞每天每时每刻都在排毒。健康排毒的最好方法就是经常保养你的排毒器官，让它们正常工作。

荨麻对很多排毒器官都有好处，包括肝、肺和尿路。草药医生经常用荨麻治疗消除功能差的问题，如湿疹和便秘。草药医生也用荨麻增强肺部功能，用来治疗哮喘或气短。

荨麻具有利尿功效，可以增强整个泌尿系统功能。我通常会建议那些尿路再感染的人服用荨麻茶。

有助于前列腺健康

草药医生一直有用荨麻根保养前列腺的传统。在一项研究中，研究人员用荨麻和塞润榈治疗前列腺增生，他们发现，和那些用于良性前列腺增生的常规药物相比，这些草本植物的效果更好，而且更安全。

缓解疼痛

荨麻的刺毛非常有名。17 世纪的草药医生尼古拉斯·卡尔佩珀在他的

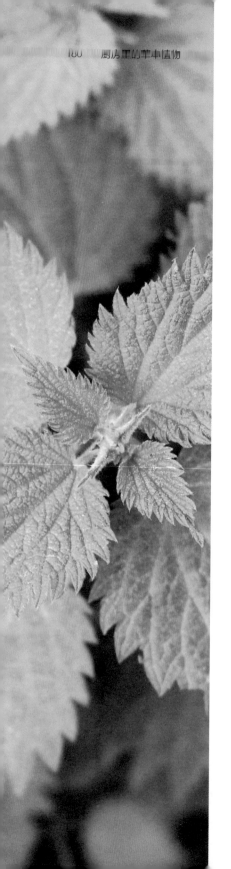

著作《卡尔佩珀草本植物全集》一书中这样描述荨麻的刺毛，"荨麻的名气无须赘述，即使在漆黑的夜晚，你也可以仅凭感觉就发现它们。"

新鲜荨麻的刺毛会分泌甲酸，沾到皮肤上，会产生令人不舒服的疹子——但这些刺毛可以用于治疗疾病！新鲜荨麻外用，即用荨麻拍打身体，可以缓解肌肉骨骼疼痛。我曾尝试过用荨麻拍打我僵硬的脖颈，效果出人意料地好。我还听很多人讲过用荨麻拍打可以缓解因关节炎导致的关节疼痛。研究人员研究荨麻拍打的功效，这证实了新鲜荨麻刺毛可以缓解膝盖疼痛和大拇指疼痛。

内服荨麻，可以缓解肌肉酸痛和炎症，减轻疼痛。

荨麻的用法

本章介绍的制作方法均采用干荨麻叶，从网上药店就可以买到。

春季，当野生荨麻叶最嫩的时候采摘，采摘时一定要小心。因为荨麻叶上布满了刺毛，在食用前一定要煮一下。

推荐用量

荨麻营养丰富，可以作为食物大量食用，一次可以食用几盎司。

药用荨麻用量：

茶（用干荨麻）：每天用28克碎叶。

酊剂（用新鲜荨麻）：每次使用3~5毫升，使用浓度为75%~95%的酒精，每天3~5次。

特殊注意事项

不建议食用荨麻在开花或者结籽后的叶子。

体质偏干的人在食用荨麻时要注意。

对一些人来讲，荨麻可能是一种强利尿剂。

经常有人报告称食用荨麻后会头疼。

用料：

1杯生榛子

2汤匙芝麻

1/3杯完整的香菜籽

3汤匙完整小茴香籽

1/2杯干荨麻叶

1/4杯干香芹菜叶

1茶匙精海盐

1/4茶匙现磨黑胡椒

荨麻叶杜卡混合香料

多年前，一位朋友送了我一份他在中东市场上购买的混合香料。因为说明书上的文字我们都不认识，所以我们根本不知道里面都有哪些原材料，但这并不妨碍我们对它的喜爱。多年后，我发现这是一种埃及传统香料，叫作杜卡，是由坚果和香料构成的混合香料。我在制作这个制作方法时，把杜卡进行了改良，往里添加了荨麻和香芹菜。我们把制成的香料和橄榄油混合在一起，制成软膏状，然后用它来搭配面包、肉、鸡蛋，甚至是蔬菜。

成品：280克

1. 开小火，在平底锅内干炒榛仁，直到有香味飘出，榛仁的外皮脱落（这大约需要10分钟）。不停翻炒，以防粘锅底，炒好后把榛仁放到一边待用。

2. 小火干煸芝麻，直到芝麻变成金黄色，且有香味飘出（大概需要5分钟）。在干煸的过程中不停翻炒，以防粘锅底。炒好后把芝麻和榛仁放到一起。

3. 干煸香菜籽和孜然，直到有香味飘出（需要2~3分钟）。炒好后把它们和榛仁、芝麻放到一起。彻底晾凉。

4. 在食物料理机里，放入所有材料，然后加工，一定要绞碎所有食材。

荨麻营养茶

泡茶的过程我们都很熟悉，先放入少量茶叶，然后浸泡一小会儿，但荨麻茶则不然，里面需要加入大量荨麻叶，而且浸泡时间也要长得多。荨麻茶是由草药医生苏素·威德倡导起的流行，她在书中写道："每日饮用荨麻营养茶，不仅可以抗癌、延年益寿，还可以美容——一切尽在杯中。"每日饮用荨麻茶有益健康，这是因为荨麻内富含大量营养物质，不仅可以为身体提供性质，还有助于骨骼、牙齿和头发健康。

苏素建议在制作荨麻营养茶时不要添加其他草本植物。但如果你觉得味道过于浓烈，可以先用一半荨麻，等逐渐习惯它的味道后再慢慢增加用量。你也可以添加其他东西调味，例如我在制作方法中介绍的柠檬香草、薄荷或者生姜。

成品：3 杯，一人份

1. 把 4 杯水烧开。取一个约 946 毫升的罐子或者法式咖啡壶，放入所有荨麻。

2. 把刚烧开的水浇到草本植物上，搅拌均匀，然后盖上盖子，浸泡 4 个小时或者一整晚。（如果用法式咖啡壶的话，在泡好前，不要把柱塞压下去。）

3. 泡好后过滤掉茶叶。荨麻茶无论热饮还是冷饮都可以，但要在 36 个小时内喝完。

用料：

28 克干荨麻叶（碎叶）

一些柠檬香草用于调味（可选）

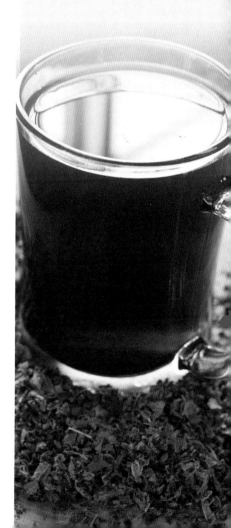

荨麻茄子

荨麻生长期短，但营养丰富，晾干后可以长期保存。把干荨麻叶用水泡开，与茄子搭配，做成辣味茄子，不仅美味可口而且营养丰富。这道菜的灵感来自我最喜欢的一本烹饪食谱《印度三姐妹烹饪菜谱》，由考尔家的三姐妹赛瑞娜，亚历克莎和普里亚编写。

成品：配菜，6人份

用料.

1杯干荨麻叶片

3/4杯鸡汤或者蔬菜汤

1/4杯橄榄油

1个中等大小洋葱，切片

1/2茶匙完整的孜然籽

1/2茶匙盐

3瓣蒜，捣碎

1磅茄子，切成1/2英寸长的薄片

1磅西红柿，切块

1茶匙辣椒粉

1/2茶匙香菜粉

1茶匙生姜粉

1茶匙姜黄粉

1. 把荨麻叶放到一个小碗里，加入汤，放置大约15分钟。汤的量应该盖住荨麻；如果有必要，当汤被荨麻吸干后，再加入一些汤。如果荨麻叶泡开后，还有剩余的汤，则不需要再加汤，放置一边待用即可。

2. 在煎锅中放入油，中火加热，并加入洋葱、孜然和盐，煎炒3分钟。

3. 加入大蒜和茄子。盖上盖子焖煮，直到茄子变成半透明的，不时翻炒一下，以防粘锅。

4. 加入西红柿、荨麻叶汤、辣椒粉、香菜粉、生姜粉和姜黄粉。

5. 搅拌均匀后煮一下，半盖锅盖。当茄子变软并呈半透明状，调味汁变黏稠后，整个过程大约需要10分钟。

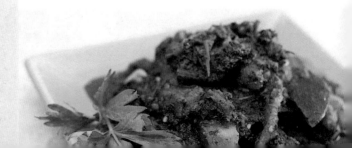

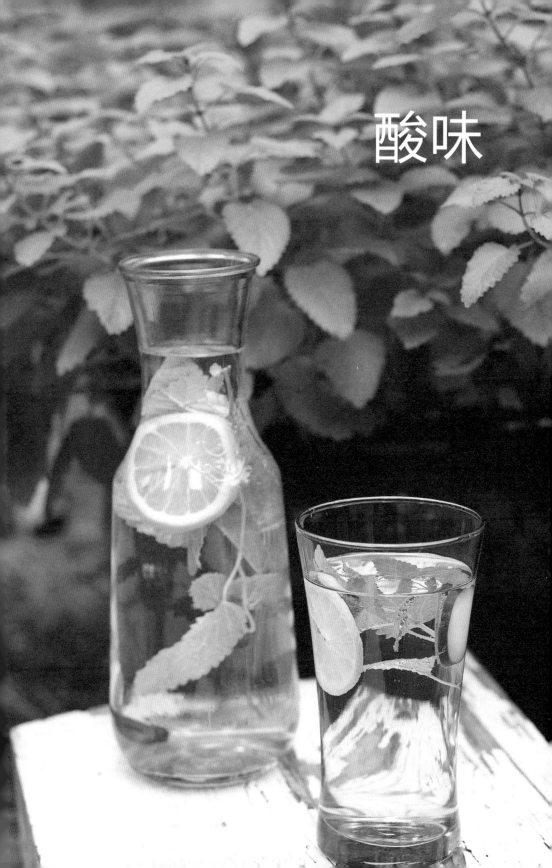

酸味

第 22 章

接骨木

我住在华盛顿梅索谷，在这里，一年中的大部分时间里，都有接骨木生长，它们毫不起眼，静悄悄地和周围融为一体。但就在夏天过后的秋分时节，这种灌木突然鲜活起来。我先看到一朵花开了，然后又开一朵。很快，大片白色的花朵点缀着大地，宣告着接骨木这种植物的盛大出场。到了秋季，大片白色花朵又变成了紫色的果实。

接骨木花和接骨木果实都是防治上呼吸道感染（如感冒，尤其是流感）的最佳良药。我无法想象，如果没有接骨木的花或者果实，我要怎样度过一整个冬天。实际上，研究已经证明，接骨木果实作为药剂的功效不亚于现代治疗流感的抗病毒药，而且还没有带来副作用的风险。这再一次证明了即使现代医学有诸多好处，但草本植物的药用价值依然不可忽视。

别称：黑接骨木，欧洲接骨木

植物学名：*Sambucus nigra*，*Sambucus nigra ssp. cerulea*；*Sambucus nigra ssp. canadensis*

科：五福花科

可用部分：果实和花朵

能量：冷、干

味道：酸（果实）、苦（花朵）

植物性能（果实）：抗病毒、调节免疫力、抗氧化、缓解炎症

植物性能（花朵）：抗病毒、舒缓神经、促进发汗、利尿、护肤，抗氧化

植物用途：治疗感冒、流感、疱疹、发烧、耳部感染和保护眼睛

植物制剂（果实）：食物、糖浆、酊剂、茶、染料

植物制剂（花朵）：茶、浸泡油、药膏、酊剂、糖浆

在欧洲，人们使用接骨木已经有很长的历史。在史前遗址中，考古人员发现了大量接骨木种子，这表明在马格达林时期（约9 000~17 000年前）接骨木已经被当时的人使用了。考古人员还挖掘出了接骨木叶子形状的燧石矛头，据说是用于仪式。这让我们了解到，接骨木在当时可能很受推崇，就和现在一样。

过去，对欧洲人来讲，接骨木灌木十分重要，它不仅可以食用还可以入药，还是制作工具的原料，在很多地方，流传着许多和接骨木相关的故事和神话故事。有一个民间传说认为，砍掉接骨木会带来坏运气。考虑到接骨木的重要药用价值，我可以理解为什么砍伐接骨木会带来霉运了。

接骨木果的价值

接骨木果实的药用价值非常高。1 000多年来，它的功效一直备受草本植物专家的推崇，在很多重要历史文献中都有提及。接骨木果实被誉为治疗流感的特效药，但除此之外，它还包括很多其他功效。

接骨木果实富含黄酮类化合物，可以有效缓解炎症和减少氧化应激。草药医生指出，接骨木果实对保护眼睛和缓解关节痛有很好的效果，甚至可以治疗皮疹，缩短皮疹爆发周期。同时，接骨木果实也是治疗2型糖尿病的重要草本植物，但至今还没有临床试验验证这一作用。

接骨木果实在防治感染方面的作用得到了多方面的证实。在历史上，人们一直在用接骨木果实防治感染。很多草药医生在实践中积累了丰富的经验，这一功效也得到了现代临床试验的验证。

缓解上呼吸道感染和流感

很早以前，接骨木就被称为"人类的医药箱"，接骨木果实对于治疗上呼吸道感染效果十分显著。一项研究发现，接骨木果实中特有的免疫调节成分有助于治疗上呼吸道疾病。

体内实验和体外实验都充分研究表明，接骨木果实提取物制成的药剂可以有效治疗多种流感病毒。在一个双盲实验中，试验开始2天后，在服用接骨木药剂的人中，就有93.3%的人的流感症状得到了显著改善；而在使用安慰剂对照组中，直到试验开始6天后，才有91.7%的人的症状得到改善。因为接骨木果实治疗感冒的效果显著，所以接骨木糖浆成了治疗流感最受欢迎的草本植物。

另一项在挪威进行的临床试验进一步证明了接骨木果实的这一功效。在这个随机的、双盲实验中，参与试验的60名病人在患流感不到48个小时内，研究人员让一部分人每天服用4次接骨木糖浆，每次服用15毫升，另一部分服用安慰剂。研究结果显示，与服用非处方药的病人相比，病人只需服用少量接骨木糖浆就可以达到缓解流感症状的目的。

很多体外实验显示，接骨木果实对很多流感病毒菌株和致病细菌都有效。这一点尤为重要，导致流感的细菌容易导致肺炎。在2009年甲型H1N1流感大爆发时，许多临床研究发现了接骨木果实的抗病毒功效。研究进一步发现，接骨木果实中含有的黄酮类化合物可以阻止病毒进入宿主细胞。

接骨木花的药用价值和性质

在过去，接骨木花主要用于治疗皮肤外伤，接骨木花也可以制成化妆水、乳液或者面霜，据说它们质地柔软细腻，可以恢复肌肤的活力，接骨木花化妆水在过去对女性来说是非常重要的护肤品。体外实验已经表明接骨木花是一种非常有用的化妆品添加剂，因为它们"达到了防晒产品的官方标准，不仅紫外线防范范围大，而且具有高度的光稳定性和抗氧化性"。

　　虽然接骨木花也具有治疗上呼吸道感染的作用，但它和接骨木果实完全不同。根据我的个人经验，以及无数草药医生的报告，毋庸置疑，接骨木花和接骨木果实一样可以调节免疫力并且能抗病毒，因此它们可以有效地治疗感冒或流感。接骨木花也和接骨木果一样有助于眼睛健康。而且，一些体外实验也确认了接骨木花的提取物具有强大抗炎功效，对治疗牙周炎尤其有效。

缓解发烧的症状

　　直到现代，依然有很多人害怕发烧，人们坚信最好的方法是购买非处方药物，如乙酰氨基酚来实现立刻退烧。然而，我们现在知道，发烧是一种重要且有益的免疫系统反应。如果用药物立刻退烧，我们就是在阻碍免疫系统发挥作用。

　　接骨木花经常被用来维持健康的发烧过程。正如我们在这本书中提到的"辛辣味道草本植物"部分看到的，某些辛辣草本植物可以让人的身体暖和起来，人们通常在发烧，浑身发冷，颤抖的时候会食用这样的草本植物。在发烧的后期，病人可能会感觉焦躁不安，浑身发热，但是不会出汗。这时服用接骨木花就非常有效。

　　接骨木花通过扩张毛细血管，帮助身体排汗。草药医生吉姆·麦克唐纳把这种作用比作犹如在闷热房间里打开了一扇窗户。虽然使用接骨木花并不会人为地帮助退热，但它在病人浑身发热焦躁不安的时候可以带来一些舒适感。

接骨木的用法

　　接骨木花和接骨木果实都可以从商店里购买，它们在晾干后依然有很好的药效。

　　利用接骨木治疗急性病，如流感和发烧时，最好少量多次使用，不要一次性大剂量服用。

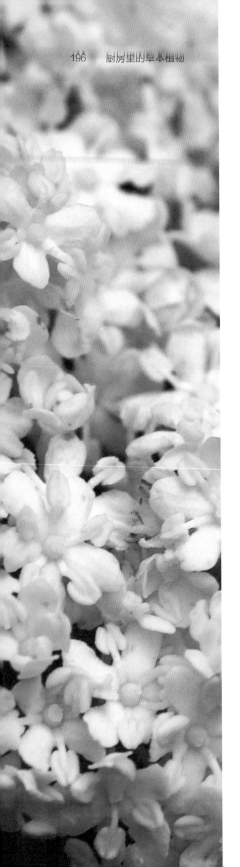

至于接骨木果实，我最喜欢把它们制成糖浆、醋蜜剂或者煎煮服用。很多草药医生喜欢把它制成酊剂。接骨木果实还可以制成各种各样的美味食物，如红酒、果冻等，我最爱的是巧克力接骨木糖浆搭配煎饼。

推荐用量

接骨木果可以当作食物食用，就像其他食物一样食用。

药用接骨木用量：

糖浆（接骨木果实）：每小时1茶匙到1大汤匙。

酊剂（干接骨木果实）：草本植物和溶剂的比例为1：4，用浓度为30%的酒精，每次使用4~6毫升，每天4~8次。

酊剂（干接骨木花）：草本植物和溶剂的比例为1：5，使用浓度为30%的酒精，每次使用3~6毫升，每天4~6次。

茶（接骨木花）：15克，可全天多次少量饮用。

特殊注意事项

食用生的接骨木种子可能会引起反胃恶心，但煮熟后再食用，症状会减轻。

有人食用了从商店购买的接骨木果粉后，出现呕吐症状，这很可能是因为果粉中混入了接骨木种子。

接骨木果糖浆

　　多年来，在防治感冒或者流感时，我一直都在使用这个制作方法，它非常有效。在感冒症状刚出现时，效果非常好。你应该知道那种感觉，当你感到嗓子痒，或者浑身无力，有点儿发冷——这就是身体在向你发出警告，你要生病了。

　　接骨木糖浆最好经常服用，我一般每隔30~60分钟就会喝一匙。

　　接骨木糖浆不用加蜂蜜就已经非常甜，但加了蜂蜜后可以延长保质期。如果你加入了和果汁等量的蜂蜜，那么这个糖浆就可以保存一年。通常，我只会往里面加一点点儿蜂蜜，然后在几天之内就用完。

成品：约2杯

1. 把接骨木果、苹果汁、甘草根、黑胡椒，和2杯水一起倒入一个中号煮锅内。开大火煮沸后调小火，盖上锅盖，用文火炖20分钟。

2. 关火。再加入百里香和迷迭香。搅拌均匀后盖上锅盖，浸泡20分钟。

3. 过滤。我喜欢用果汁过滤袋或者薄纱棉布过滤，这样可以挤干净果汁。

4. 根据个人口味加入适量蜂蜜。然后储存在冰箱里，备用。

用料：
约115克干接骨木果
1杯苹果汁
9克甘草根
1/2茶匙现磨黑胡椒
1汤匙干百里香
2汤匙干迷迭香
适量蜂蜜，根据个人口味添加（可选）

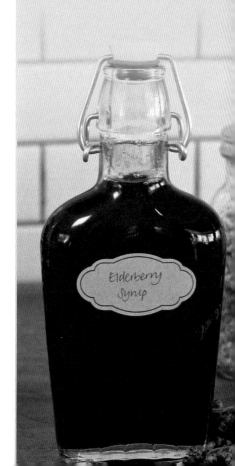

用料:

约20克干接骨木花

约9克干蓍草叶子和花

约15克干蔷薇果

约4克干胡椒薄荷

蜂蜜，根据个人口味添

加（可选）

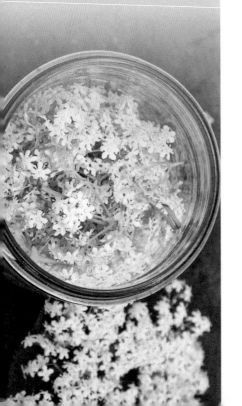

接骨木花茶

这款花茶的多种菜谱已流传了上百年，据说开始是20世纪的草药医生朱丽叶·德·白拉吉·列维发明的，她为了研究草本植物，花了大量时间和欧洲的吉卜赛人生活在一起。很多人都曾对我说过，当他们患感冒或者流感时，这款花茶都是他们的首选。泡好茶后，最好装到保温壶里，可以全天饮用。

成品：$2\frac{1}{2}$杯

1. 把$3\frac{1}{2}$杯水烧开。

2. 把所有草本植物放到一个946毫升的罐子中。倒入刚烧开的水，搅拌均匀。

3. 盖上盖子，浸泡30分钟，然后过滤。

4. 根据个人喜好，可以往茶中加入蜂蜜，趁热喝。

接骨木花面霜

这是一款奢华面霜，可以有效保护皮肤不
受到曝晒的损害。它不是单纯的防晒霜，但可
以帮助皮肤抗氧化和免受 UVA（长波黑斑效应
紫外线）损害。接骨木面霜质地柔软丝滑，却
不油腻。每天早晚均可使用。用手指取少量面
霜，然后涂抹在面部、脖子和前胸处，或者其
他任何会被阳光晒到的地方。每次无须使用很
多，按照本制作方法制作的量可供两个人使用
一整个夏季。

这款面霜还具有补水和延缓肌肤衰老的功
效。在制作方法中，我使用了荷荷芭油，因为
我喜欢它的丝滑质感——但荷荷芭油的售价很
高。你也可以用葡萄籽油、杏仁油和扁桃仁油
代替。

因为配料之一的金盏花很轻，而且形状不
规则，因此我们建议用天平称量它的重量。

成品：不足 100 克

1. 第一步往碗里倒入油，可用双层蒸锅或者
   慢炖锅。注意不要让油过热，这样就变成
   "炸"草本植物了。油的理想温度是 37.8 摄
   氏度。
2. 双层蒸锅法：在蒸锅中加水，水深大概为
   1~2 英寸（也可以用深锅代替蒸锅，在里面
   加入 1~2 英寸深的水，然后在上面放一个

用料：
1/2 杯荷荷芭油
约 10 克干接骨木花
6 克干金盏花
1 茶匙迷迭香抗氧化提取物
10~15 滴薰衣草精油

和锅口密合的碗）。把荷荷芭油、接骨木花和金盏花放到碗的顶部。用小火
加热，直到油变得温热，然后关火，盖上锅盖，晾凉。然后每隔1~2个小时
重复这个过程，加热然后晾凉，坚持24~48个小时。但你不需要整晚都看着
火，在睡觉时可以先不用重复这个过程。

3. 慢炖煲法：把荷荷芭油、接骨木花和金盏花放入慢炖锅，酸奶机或者其他可
   以设定成37.8摄氏度的低温厨房电器中，浸煮24~48个小时。

4. 用多层薄纱棉布过滤掉草本植物，然后往油中加入迷迭香提取物和精油，并
   搅拌均匀。

5. 用液体分配器把成品装入瓶中。瓶子可选用带滴管的传统上用来装酊剂的瓶
   子或其他密封良好的装饰瓶。

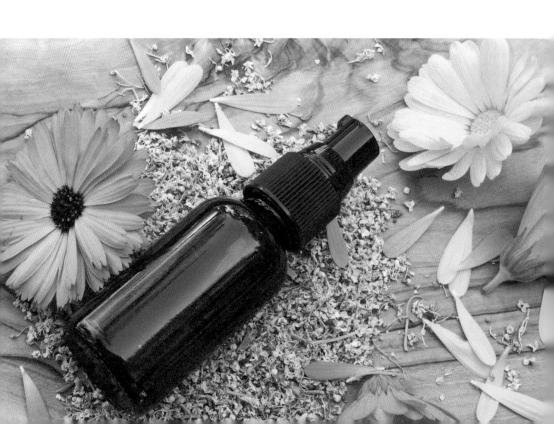

第 23 章

山　楂

　　我最近询问了一些草药医生，请他们说说他们认为对心脏最有益的草本植物。在153名回复的医生中，有93名选择了山楂树。实际上，草药医生使用山楂树的叶子、花和果实治疗心脏病的历史已经有好几个世纪了。在过去的几十年间，科学家们的研究表明山楂树可以降血压、降低胆固醇、提高心脏患者的生活质量。有很多研究都证明了山楂树的功效。

　　在美国，心脏病致死是各种死因中的第一位，但令我惊讶的是，竟然很少有人知道山楂树的功效。我不是在向大家兜售万能药，我知道，心脏病的病因有很多，山楂树也不是灵丹妙药，只要食用了就可以治病，甚至有了山楂树就能无视基本的健康生活，如健康饮食和积极生活方式。但是，山楂树的确对心脏健康有很大的好处，它不仅可以防治心血管疾病，而且对已经患有心血管疾病的人颇有好处。

植物学名：*Crataegus spp.*

科：蔷薇科

可用部分：叶子、花和果实

能量：微凉、中性

味道：酸

> **植物性能：**滋补心脏、舒缓神经，还可用作助消化药、收敛剂、利尿药和抗氧化剂
>
> **植物用途：**治疗与心脏相关的疾病、心虚、消化不良以及调节血压
>
> **植物制剂：**茶、酊剂、醋、食物

在欧洲文化中，山楂树一直很受欢迎，有很多关于山楂树的传说和民间故事。山楂树除了可以入药，这种坚硬的木头还可以被制成各种工具，树木上密集的硬刺还让这种树木成了天然篱笆及栅栏的最佳选择。北美原产的山楂树品种多样，在过去，很多美洲当地人利用山楂树治疗各种疾病，如治愈伤口和消化不良。在中国，人们使用山楂树的历史也非常悠久，经常用山楂治疗消化不良。

当春天山楂树开花时，满树都是白色或者粉色的花朵。在授粉后，山楂树开始结果，果实在深秋成熟。这些红色的果实吃起来有点儿干，因品种不同，口味有酸有甜。

山楂树的种类

山楂树属于蔷薇科，在北半球各地均有种植。山楂树品种达280多种，但它们的医学用途均差不多。在科学上被研究得最多的品种是单子山楂、锐刺山楂和红花山楂。

山楂的价值

草药医生戴维·霍夫曼指出："山楂树可滋补身体，可用来治疗大部分的心血管疾病。"

目前，西方医学在治疗慢性疾病方面的范例主要依赖抑制症状，而不是解决导致疾病的病因。例如，如果你有季节性过敏症，医生可能会给你

开一些药阻止你的身体分泌组胺，而不会帮助你调节免疫系统，把预防过敏症状放在第一位。在西方医疗体系中，医生治疗心脏病也会采用相同的范式，即给病人开具一些抑制心脏病症状的药物。虽然这种创可贴式的治疗可以在短时间内救命，但并不能把解决心脏病人患病的根源。

事实上，许多常见处方药会消耗维持心脏健康所必需的营养素。比如胆固醇合成酶抑制剂，经常用于降低胆固醇，就会消耗身体内的CQ10。CQ10是一种对心脏健康非常重要的酶。另外，利尿药通常被用来治疗高血压，但它也会消耗身体内的钾。缺钾很容易导致心律不齐。山楂树在滋补心脏和强健心脏方面疗效显著，而且没有其他药物制剂的副作用。

山楂树是如何在身体内起作用的呢？和大多数药用草本植物一样，山楂发挥作用的方式多种多样，其中有很多方式我们现在还没有弄清楚。但是，可以确定的一点是，山楂树富含黄酮类化合物。心脏病通常和炎症有关，研究表明，经常食用富含黄酮类化合物的药草或者食物可以减少炎症，降低氧化应激。

降低胆固醇

从20世纪50年代起一直到不久前，我们都错误地认为胆固醇高是因为人们食用了高胆固醇食物。最新研究指出，胆固醇高和系统性炎症有关，因而富含黄酮类化合物的山楂树有助于降低胆固醇。

数十年来，研究人员一直在研究山楂树与各种心脏病之间的关系。在一项研究中，研究人员让患有糖尿病和冠心病的病人连续6个月每天服用1 200毫升山楂树叶和花的制剂。6个月后，与服用安慰剂组的病人相比，服用山楂树叶子和花的实验组病人的低密度脂蛋白胆固醇明显减少了，而且还发现一种和心脏病有关的酶，即中心粒细胞弹性蛋白酶也减少了。在这个研究中，试验中采用的药的剂量明显低于草药医生建议的用量，想必如果按照药草医生建议的量，效果会更好。

治疗高血压

对草药医生来讲，山楂果最常见的用途是治疗高血压。有的草药医生只用山楂，有的则会和其他草本植物搭配，但都建议同时要保证饮食健康，定期锻炼。几百年来，山楂树一直是最受欢迎的用于治疗高血压的药草。

临床研究已经证实了这一传统用途。在伊朗的一个双盲安慰剂对照研究中，92名患有中度高血压的患者连续4个月服用了当地产的山楂果提取物。这些病人每个月都测量血压，结果显示3个月后，病人的收缩压和舒张压都有明显降低。在另一项研究中，研究对象是患有2型糖尿病的患者，结果同样显示他们的舒张压降低了。

有助于心脏健康

草药医生查尔斯·凯恩指出："作为心脏病药，没有哪种药草可以像山楂树一样，具有如此温和，但又强大的功效。"除了可以治疗某些具体的心脏病症状，如高血压和高脂血症外，也有研究表明，山楂树可以增强患有轻微或者中度心脏病病人的一般心脏功能。

在一项研究中，参与者共有1 011人，都是患有2期心脏病的病人。这些病人在连续24周服用某种山楂树药剂后，心脏功能得到明显改善，其中包括脚踝水肿的情况减少，心脏功能得到改善，血压降低。

另一项研究使用了同样的山楂果制成的药剂，但病人连续服用了两年。两年后，与控制组相比，这些病人的三种主要心脏病症状都得到了改善，包括乏力、锻炼引起的疼痛以及心悸等情况都有所改善。研究得出结论，对于轻度或中度心脏病患者，山楂树药剂具有显著疗效。

山楂果的用法

西方的草药医生更喜欢使用山楂果；但在近年来，山楂树的叶子和花在研究中引起了普遍关注。

山楂果可以当作食物食用，而且有很多种食用方法，包括泡酒、泡醋、制成山楂蜂蜜、果酱甚至是做成调味汁。我建议人们经常大量食用山楂果，每天食用有助于心脏健康，为心脏补充营养。

山楂树的叶子和花可以做成美味的带有少量鞣酸的茶叶，这种茶很容易让人想起红茶。

推荐用量

山楂果可以大量食用，就和吃其他食物一样。但要想充分发挥山楂果、山楂叶或者山楂花的功效，最好长期食用。

药用山楂用量：

茶：每天最多使用30克山楂果，总计每天最多使用30克山楂叶和花。

酊剂（用鲜山楂果）：草药和溶剂的比例为1：1，使用浓度为40%~60%的酒精，每次5毫升，每天3~5次。

酊剂（用干山楂叶和花）：草药和溶剂的比例为1：5，使用浓度为30%的酒精，每次使用5毫升，每天3次。

特殊注意事项

服用洋地黄和 β 受体阻滞剂的心脏病患者在服用山楂前需咨询医生。

个别人服用大剂量的山楂叶容易出现肠胃不适。如果出现这种情况，请减少用量。

患有舒张性、充血性心力衰竭的人不宜食用山楂。

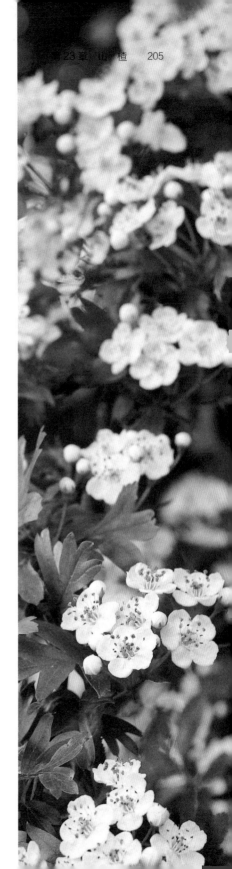

用法：

约20克干山楂果

约15克干山楂花和叶子

甜菊或蜂蜜，根据个人口味添加

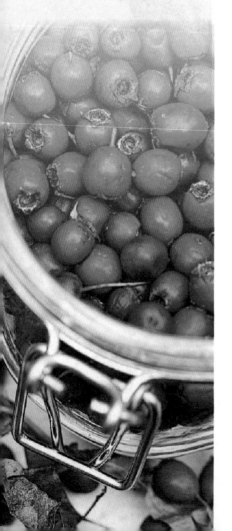

山楂营养液

山楂的叶子、花朵和果实都含有丰富营养，同时食用这些，有助于保护心脏健康。这款营养液味道略涩，带着山楂花淡雅的香气和果实的甜香。在炎热的夏天，我非常喜欢在里面加些冰，把它做成冰饮。

成品：大约840毫升，一人份

1. 把960毫升水烧开并把所有材料放入一个960毫升的罐中或者法式咖啡机中。
2. 往容器中倒入热水，把草药搅拌均匀，并盖上盖子。浸泡4~8个小时或者一整晚。（如果使用法式咖啡机，在浸泡完成前不要把柱塞压到底。）
3. 过滤出草药。然后根据个人口味往里加入蜂蜜或者甜菊，请在24个小时内饮用完。

山楂甜酒

山楂甜酒有助于消化，除了营养丰富的山楂，我还往里面添加了其他药草。甜酒可以在晚饭后少量饮用。（饭后喝一杯甜酒，可以让我在一天的工作后彻底放松下来。）

最近，我用山楂甜酒调制了一款低度数的鸡尾酒，即5~15毫升的甜酒混合大约240毫升苏打水。这个鸡尾酒非常受欢迎，很多人都想从我这里买一瓶。于是，我把这个制作方法介绍给了他们。

成品：约360毫升

用料：

150克丁山楂果

1个苹果，去籽，切碎

约9克鲜姜，捣碎

3个豆蔻荚，捣碎

1个香草豆，从中间切成两半

1个肉桂棒

1个柠檬皮

约15克干的芙蓉花

80毫升不加糖的纯石榴汁

120毫升蜂蜜，根据个人口味添加

480毫升白兰地

1. 把所有药草、香料和水果放入一个1品脱的玻璃罐里。
2. 往玻璃罐里加入石榴汁和蜂蜜，然后用白兰地酒填满玻璃罐（大约480毫升白兰地）。
3. 浸泡4周，在浸泡的过程中要经常摇晃一下玻璃罐。
4. 过滤。这个甜酒需避光保存，请放在阴凉处。最好在1年内饮用完。

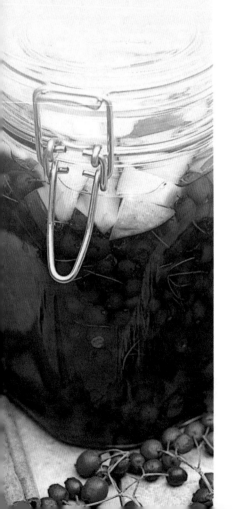

用料:

鲜山楂或干山楂

苹果醋

带玻璃或者塑料盖子的玻璃罐

山楂醋

　　山楂果还可以制成红色的美味山楂醋。在家里自制沙拉时,我经常用这个醋调味。我也可以在吃饭前喝一茶匙山楂醋,有助于消化。在这里,我给出了每种材料的准确用量,你可以自己决定做多少。如果你想制作480升醋,大概需要300克新鲜山楂果或者150克干山楂,以及约360毫升醋。

成品:自己决定

_____

1. 如果使用鲜山楂果,用山楂果把罐子装满。如果是用干山楂果,只需把罐子装满一半(干山楂会膨胀)。

2. 在罐子里加入苹果醋。加好后盖上玻璃或者塑料盖子。如果用金属盖子,在盖子和罐子之间放一张仿羊皮纸或者蜡纸,因为醋会腐蚀金属。

3. 把醋浸泡2周,每天摇晃一次玻璃罐。做好后,过滤掉山楂。这款山楂醋不需要放到冰箱里(虽然也可以冷藏),一年内食用完。

第 24 章

蜜蜂花

几年前，我和一群人在太平洋的西北岸上的一个原始森林里徒步旅行。我们沿着一条杂草丛生的小路前进，道路两旁长满了巨大蕨类植物和低矮的灌木。就在我们凝视着头顶的巨大树木时，有人踩在了蜂巢上，我们立刻就被一群愤怒的蜜蜂包围。虽然我很快就跑到了安全的地方，但依然被蜇了好几下。当时我四处寻找，试图找点儿东西缓解疼痛时，我看到小路旁有很多野生的蜜蜂花。我摘了一些叶子，嚼碎，然后把它敷到患处，神奇的是，疼痛和肿胀感慢慢消失了。

自从那次探险后，每当有孩子被蜜蜂蜇时，我就会用新鲜的蜜蜂花叶子给他们治疗。孩子的父母看到尖叫的孩子在敷上蜜蜂花叶子后，渐渐平静下来了，都非常吃惊。除了可以紧急处理昆虫咬伤外，蜜蜂花还具有令人放松的作用。同时，蜜蜂花也可以治疗病毒性感染，以及防辐射的作用。

别名：香薄荷、香蜂草

植物学名：*Melissa officinalis*

科：唇形科

可用部分：气生部分及开花前的叶子。

能量：凉、干

味道：酸

> **植物性能：**芳香、放松神经、抗病毒、促进发汗、芳香消化剂、抗痉挛
>
> **植物用途：**缓解焦虑、神经过敏和压力，抗病毒，治疗蚊虫叮咬、神经性消化不良、发烧和咳嗽
>
> **植物制剂：**茶、输液、酊剂、精油、浸泡油、烹饪

蜜蜂花因为清新的柠檬气味而得名，很多人都喜欢喝蜜蜂花制成的药剂。

蜜蜂花原产于地中海地区，后来传到美国。把蜜蜂花入药已经有几千年的历史。罗马学者普林尼、古希腊名医希波克拉底、古罗马医生盖伦、卡尔佩珀以及莎士比亚都对蜜蜂花赞不绝口。很多文献记录了美国的第三任总统托马斯·杰斐逊曾在蒙蒂塞洛种植蜜蜂花。

蜜蜂花的属名是*Melissa*，源于希腊语，意思是"蜜蜂"或者被简称为"蜂蜜。"在古希腊神话中，Melissa是一名仙女，她与蜜蜂共享智慧和蜂蜜。蜜蜂花是蜜蜂最喜欢的植物，不仅可以产出大量花蜜，还经常被蜂农用来防止蜂群分群。

蜜蜂花的价值

蜜蜂花因其良好的镇静和舒缓神经的功效一直备受重视。草药医生把它看作神经镇静剂，可以用来放松、舒缓、支撑神经系统。

蜜蜂花还可以抗痉挛，因此能够缓解因紧张导致的疼痛，如头疼，后背疼以及胃痉挛。因为蜜蜂花味道好且安全，是治疗儿童牙疼的一个不错选择。

改善情绪，缓解压力

人体临床试验表明，蜜蜂花可以有效缓解头脑发育迟缓患者的躁动，

改善健康人群的情绪和压力水平。蜜蜂花还可以缓解焦虑、烦躁、压力、治疗失眠、季节性情绪失调和神经紧张。

改善睡眠

蜜蜂花是一种温和镇静剂，有助于改善睡眠。一项研究表明，缬草和蜜蜂花搭配使用可以有效改善绝经期妇女的睡眠。另一项研究显示，上述两种药草混合使用对多动儿童以及患有睡眠障碍（作息不规律）的儿童也十分有效。

抗病毒

蜜蜂花可以缓解唇疱疹和其他疱疹爆发。我曾亲眼见证了蜜蜂花减少急性发作疱疹的程度和持续时间，如果定期食用，还可以降低未来疱疹爆发的可能性。

在最近几年，有大量研究证实了蜜蜂花的抗病毒属性，尤其是对1型和2型单纯疱疹的作用。有研究证明，用蜜蜂花制成的乳膏可以缓解一些

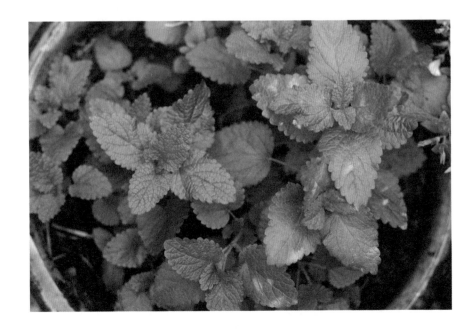

生殖器疱疹的常见症状，如瘙痒、麻刺感、灼热、刺痛和肿胀。这个药膏也可以缩短溃疡愈合的时间。

草药医生卡塔尔·波克·辛格·卡尔沙建议外敷蜜蜂花治疗水痘爆发，水痘是一种和单纯疱疹非常相似的病毒。

预防DNA损伤

蜜蜂花具有强抗氧化性，有研究表明它可以治愈氧化应激和DNA损伤。在一项研究中，55名长期接触放射源的人员被要求在30天内，每天饮用两次蜜蜂花茶。（X射线的辐射会损伤DNA，并诱发氧化应激。）在喝蜜蜂花茶的前后分别对测试者的氧化应激指标进行记录。研究证实，在30天后，这些人员的氧化应激指标都得到了显著改善，包括血浆DNA损伤的改善。看到这里，我建议人们在接受任何X射线的辐射前和辐射后都喝一杯蜜蜂花茶。

蜜蜂花的用法

要想充分发挥蜜蜂花的功效，我建议使用新鲜蜜蜂花。蜜蜂花容易栽培，可以盆栽。新鲜的干蜜蜂花虽然药效不减，但越老的蜜蜂花就越没有活力。蜜蜂花有着绝佳的口感，因此它的使用方法多样，如沏茶或者制作酊剂。

蜜蜂花也可以浸泡到油中制成药膏、唇膏和治疗疱疹的软膏（这可以代替蜜蜂花精油）。要想用蜜蜂花制作一款膏药，先把新鲜干蜜蜂花捣碎，装到玻璃罐里，然后往里注满油。（在选择油时，我建议选耐储存的油，如橄榄油或者荷荷芭油）。把蜜蜂花和油搅拌均匀。然后把混合物放到阴凉避光处放置2周，在这个过程中每天需要搅拌一下。在使用前需要过滤出草本植物。

不要忘了蜜蜂花在厨房的应用。蜜蜂花可以用来做肉、鱼和蔬菜，或者制成调味料、拌蔬菜沙拉和水果沙拉或者制成植物黄油。

推荐用量

蜜蜂花，无论是干的还是新鲜的，都可以经常食用，它的用量不定。你可以用一茶匙蜜蜂花泡一杯淡茶，也可以用一盎司蜜蜂花泡浓茶（大约2杯）。用量较大时称重量更准确；但是一茶匙的草本植物太轻了，厨房天平无法测出其重量。

药用蜜蜂花用量：

茶：每天使用5毫升到1盎司不等。

酊剂（新鲜蜜蜂花）：草药和溶剂的比例为1∶2，使用浓度为45%的酒精，每次使用3~5毫升，每天3~5次。

特殊注意事项

体外实验表明，蜜蜂花可能会抑制甲状腺功能，这种作用在人类身上还没有体现出来；但是，如果你患有甲状腺机能低下，则不要过量食用蜜蜂花。

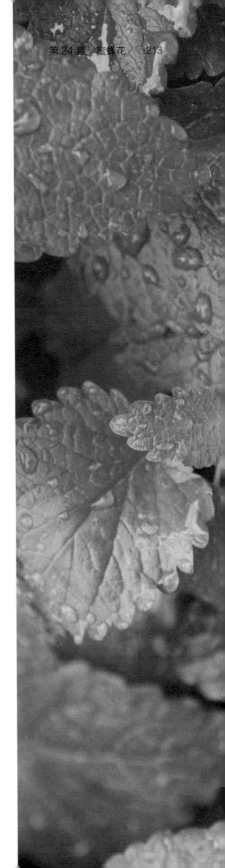

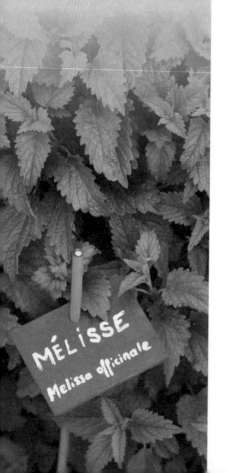

用料：

1/2杯干蜜蜂花

1/2杯干燕麦秆

两大汤匙干玫瑰花蕾或者玫瑰花瓣

适量甜菊或蜂蜜，根据个人口味添加

蜜蜂花营养液

　　这个制作方法使用了大量的蜜蜂花而且浸泡了相当长的时间，因此你可以充分体会到蜜蜂花镇静和舒缓神经的作用。除了蜜蜂花，还使用了燕麦秆，这也是一种具有镇静和恢复功能的草本植物。

　　这款营养液也可以制成冰饮。

成品：约3杯，1~2人份

1. 取3杯水，煮沸。

2. 把所有草本植物放到一个960毫升的玻璃罐中。然后，加满热水。

3. 盖上盖子，浸泡4个小时或者一整夜，然后过滤。根据个人需要添加甜菊或蜂蜜，来增加甜度。

4. 请在24个小时内饮用完。

蜜蜂花橙皮鸡

在盛夏，我最喜欢做这道菜，那时的蔬菜很新鲜，都是从菜园里直接采摘的。新鲜的蜜蜂花味道清新，橙子香甜可口，搭配在一起尤其味美。如果你没有买到蜜蜂花，也可以用其他芳香薄荷代替。五香粉在任何商店都可以买到，你也可以按照这本书的制作方法自己制作五香粉。

成品：6人份

1. 先制作腌汁：把1/4杯冷水和玉米淀粉混合在一个碗里，并快速搅拌。然后，加入橙汁、橙皮、酱油、香油、生姜、蜂蜜和五香粉。

2. 另取一个小一点儿的碗，用1/4的腌汁腌渍鸡肉。腌渍15~30分钟。（在这个过程中，你可以准备蔬菜。）

3. 取一个大号煮锅，倒入适量橄榄油并中火加热。加入洋葱，翻炒30秒。

4. 把腌好的鸡肉放入锅里，翻炒大概5分钟，或者直到鸡肉变色，表面没有粉色。

5. 加入豌豆荚和胡萝卜。翻炒，直到豌豆荚和胡萝卜变软。

6. 往锅里加入剩下的腌汁。继续翻炒3~5分钟，直到汤汁变得浓稠，鸡肉熟透。

7. 关火。加入一半的蜜蜂花叶子和所有的芝麻。

8. 在食用前，在鸡肉上撒上剩下的一半蜜蜂花叶子。

用料：

681克无骨鸡胸肉，切成1英寸大小的小块

1汤匙橄榄油

1/2个红洋葱，切成薄片

227克豌豆荚，切成1英寸大小的块状

1个大胡萝卜，切成火柴棍大小

1/2杯新鲜蜜蜂花叶子，去掉茎

约2汤匙烤芝麻

腌汁用料：

1汤匙玉米淀粉

约3/4杯橙汁

1汤匙细碎有机橙皮

约1/4杯酱油或者大豆酱油

1汤匙芝麻油

约1汤匙鲜姜，捣碎

1汤匙蜂蜜

3茶匙五香粉

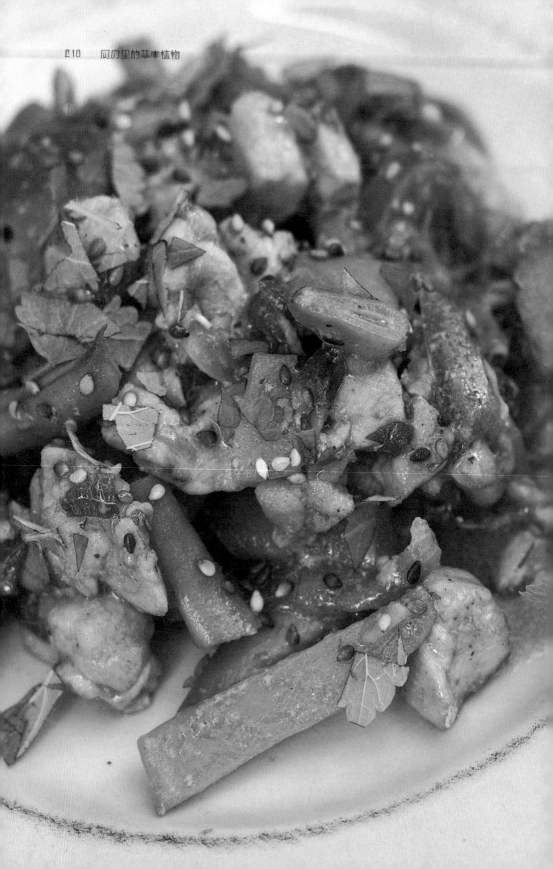

蜜蜂花水

　　这是一款适合夏季饮用的蜜蜂花水，制作简单，味道清香，美味，有助于缓解疲劳。如果使用新鲜蜜蜂花，先用手掌稍微揉搓一下，可以充分释放蜜蜂花的芳香。

成品：960毫升

1. 把新鲜或者干的蜜蜂花、柠檬片以及黄瓜片放入一个960毫升的玻璃罐里。
2. 用温水注满玻璃罐，放置2~4个小时，让植物的味道充分融入水中。（如果你使用的是干的蜜蜂花，为了避免喝到细碎的叶子，你可能需要在饮用前过滤，或者在饮用时使用带有过滤功能的吸管。）
3. 在24个小时内饮用完，即使冰饮也是一样。

用料：
1个蜜蜂花细枝（大概有10片叶子）或约1茶匙的蜜蜂花
1个柠檬薄片
两个西瓜薄片

第 25 章

玫 瑰

每年的6月，我居住的山谷里到处都是盛开的野生玫瑰花。一丛丛普通且毫不起眼的绿色灌木突然间绽放粉色花朵，成为一道亮丽风景。走在小路上，在玫瑰还没有映入我眼帘之前，野玫瑰醉人的芳香就随着微风袭来，远远就能听到忙碌的蜜蜂在花间嗡嗡叫。每年，我都会尽情享受这个时节。

我和我的丈夫经常去野外采摘野生植物。毫无疑问，在所有的野生植物中，野玫瑰是我的最爱。对我来说，身处玫瑰花沁人的香味中，手指轻触如丝般柔滑的玫瑰花瓣，是一种奢华而又愉悦的体验。

数千年来，玫瑰花因为其美丽而备受人们喜爱，但玫瑰花的可贵之处不仅如此，它还具有十分强大的药用价值，不仅可以缓解心理和生理的疼痛，愈合伤口，还具有降低系统性炎症的作用。

植物学名：*Rosa spp.*

科：唇形科

可用部分：花瓣、内皮、叶子、果实

能量：凉、干

味道：酸（涩）

植物性能：收敛、止痛、镇定神经、激发性欲、抗炎和抗氧化

植物用途：治疗膀胱感染、感冒、流感、缓解疼痛、悲伤、抑郁，抗炎，帮助愈合伤口

植物制剂：茶、酊剂、蜂蜜、糖浆、醋、食物

　　如果有一个鲜花人气大赛，我觉得获胜的一定是玫瑰。在所有的花园、书籍、装饰主题以及各行各业里，到处可见玫瑰花的身影。玫瑰花原产于北半球的多个地区。据推测，玫瑰的栽培始于中国，后来，杂交玫瑰传到了欧洲。在欧洲，人们对玫瑰的喜爱与日俱增。

　　玛利·罗丝·约瑟芙·塔契·德·拉·帕热利，人们通常称她为约瑟芬皇后，她是法兰西第一帝国的第一位皇后，据说她也是第一个出钱资助杂交玫瑰栽种的人。据说她的家马勒梅松城堡种植了数百种杂交玫瑰，这为她赢得了"现代玫瑰种植之母"的美称。

　　自古以来，玫瑰就象征着爱情和友谊。在现代社会，人们对玫瑰的推崇达到了一个新的高度。美国零售业联合会指出，在2015年的情人节，美国人给爱人买玫瑰的金额高达21亿美元。

玫瑰品种

　　真正野生玫瑰只有5个花瓣，颜色从纯白到深粉各异，中间是一簇亮色雄蕊，非常漂亮，每一朵都芳香浓郁。那么，今天这成千上万种的玫瑰是如何培育出来的呢？

　　这一切源于我们对玫瑰的疯狂迷恋。因为爱，所以有了现代玫瑰的千姿百态。现在的玫瑰不仅花瓣数量多了，颜色也更绚丽多姿：白色、黄色、粉色、橘色、红色、蓝色，还包括所有中间色。但遗憾的是，多数玫瑰培育都是为了它的美丽，因此在这个过程中，玫瑰的芳香和药用性能很多都消失了。

　　如果为了身体健康选择玫瑰，那么最好选择芳香浓郁的野生玫瑰。如果你找不到野生玫瑰，那么用培育的玫瑰也可以，但是，有一些事项需要注意。首先，喷洒过杀虫剂的玫瑰不要用。不要使用从花商处购买的玫瑰，因为基本都会喷洒农药。（除了不能使用喷洒过农药的玫瑰，也不要使用包装成花束的玫瑰）。其次，我建议使用芳香浓郁的玫瑰花的花瓣。如果你的玫瑰没有任何香味，那么请重新选一些吧。

玫瑰的价值

在美国中，治病指医治物理性疾病。我们使用客观的物理措施来诊断和治疗疾病，而病人的心灵和情绪健康则属于医学的另一个分支，它是教堂的职责，或者是灵魂导师的工作。但玫瑰提醒我们，这种分离是最近的人们人为创造出来的现实。玫瑰的香气、美丽形态以及它们的药用价值不仅长久以来有助于我们的身体健康，而且也有助于我们的精神健康，它是对我们的身心都非常有益的神奇药草。

保护心脏

玫瑰对心脏有很大的好处。在一项研究中，参与者连续6周每天服用40克玫瑰花粉。与对照组相比，在6周后，实验组的血压和血浆胆固醇水平都得到了明显改善。

研究人员也研究过将玫瑰油涂抹到皮肤上对人的生理机能的影响。研究结果显示，外用玫瑰油后，人的呼吸频率、血氧饱和度和收缩压都有明显降低，这表明人的自主神经系统的觉醒整体下降，而且参与者也感到自己的心情更加平静和放松。这个研究充分表明了玫瑰能给身体带来多方面的好处。

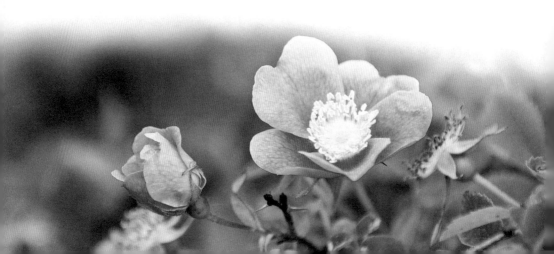

除了有助于心脏健康，玫瑰还可以让人心情愉悦。当你感觉绝望、伤心、痛苦和抑郁时，玫瑰可以舒缓心情。草药医生戴维·温斯顿推荐了一个玫瑰花瓣酊剂，它的主料是玫瑰花瓣，同时搭配山楂树叶、含羞草皮，这一酊剂有助于缓解悲伤情绪和创伤后应激综合征。在一项为期4周的研究中，研究人员把玫瑰油和薰衣草精油混合在一起，给极有可能患上产后抑郁的女性使用，结果显示，接受了芳香疗法的女性的焦虑和抑郁情绪明显降低，而且这一疗法没有任何副作用。

有助于伤口愈合

一直以来，人们就有利用玫瑰植株各个部分治疗内部和外部伤口的传统。丹尼尔·摩尔曼在他的《美国原住民植物学》一书中记录大量美国原住民利用玫瑰治疗伤口的实例。派尤特人经常使用一种常见的野生玫瑰，即伍兹氏玫瑰，通过外用这种玫瑰可以治疗疖、晒斑、疮、切伤、肿胀和伤口。奥卡诺根–科尔维尔人在被蜜蜂蜇后，会把嚼碎的玫瑰叶子涂在患处。

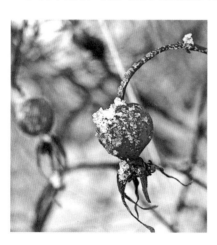

据报道在北美，玫瑰最常见的一个作用就是用于治疗腹泻。草药医生通常会用具有收敛性的草本植物帮助伤口愈合，玫瑰是一种收敛性很好的植物。它可以增强组织活力，有助于皮肤修复以及强健松弛组织，因此玫瑰对牙龈中的牙齿松动和过度腹泻导致肠道组织松弛有很好的疗效。

消炎和缓解疼痛

玫瑰的收敛性的另一个作用就是治疗组织溃烂，它可以通过使组织紧缩帮助伤口愈合。在一项双盲安慰剂对照研究中，口腔溃疡（复发性阿弗他口炎）患者在服用了一款用玫瑰提取物制成的漱口水后，有效地缓解了疼痛和炎症，而且患者的溃疡面积和数量都减少了。

多种研究表明，玫瑰种子和玫瑰果实可以消炎并减缓疼痛。时至今日，多个研究表明，每日服用玫瑰果实可以有效地缓解骨关节炎病人在臀部和膝盖的疼痛，强健身体，而且玫瑰果实对类风湿性关节炎也有好处。一项研究表明，玫瑰果可以降低骨关节炎病人的炎症指标，如血清C反应蛋白。

玫瑰不仅可以消炎。另一项研究表明，喝玫瑰茶可以改善青春期女性的经前期综合征。在这项研究中，130名青春期女孩被随机分成两组，一组喝玫瑰茶，对照组喝安慰剂。和对照组相比，经常饮用玫瑰茶的女孩的痛经减轻了，痛苦和焦虑情绪也得到了缓解。

玫瑰的用法

虽然玫瑰植物的多个部分都可入药，包括叶子、皮和根部，但我常用的依然是玫瑰花和玫瑰果。玫瑰果是玫瑰的果实，在夏末和秋天，玫瑰会结出深红色的果实。

玫瑰花瓣和玫瑰果实都含有丰富的生物类黄酮，而且玫瑰果还以富含维生素C而闻名。把玫瑰果晒干或者用它烹饪食物会降低它的维生素C含量，因此要想发挥玫瑰果的最大价值，直接把它摘下来食用效果最佳。但玫瑰果可以制成各种调味品，包括果冻、蜂蜜、醋和蜜饯。新鲜玫瑰花瓣可以制成果酱、红酒、蜂蜜和醋，还可以用来拌沙拉，或者泡茶喝。

如果你居住在北半球，一份可靠的野外指南可以帮助你找到你所在地区的野玫瑰。

推荐用量

玫瑰花瓣和玫瑰果都可当食物食用。研究表明，要想发挥玫瑰的药效，每天的食用量在5~45克均可。

特殊注意事项

不要食用喷洒了杀虫剂的玫瑰。几乎所有从花商处购买的玫瑰都有残留农药，因为它们销售的玫瑰不是用于食用的。

玫瑰精油味道宜人，但价格昂贵，因为在制作时需要大量的玫瑰才能够制成1盎司精油。如果你发现玫瑰精油很便宜，那里面很可能掺杂了其他植物。

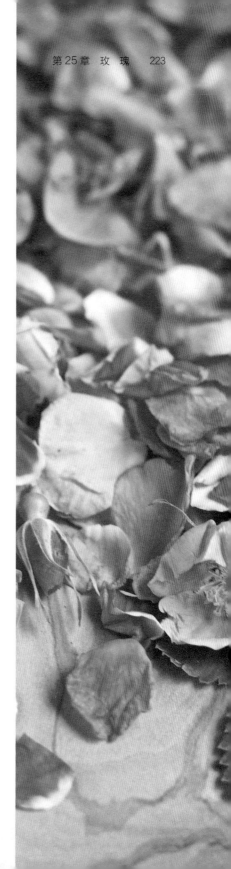

玫瑰花茶

用料：
2汤匙干玫瑰花蕾或者花瓣，注意
把汤匙盛满
1汤匙干柠檬马鞭草
1汤匙干矢车菊（可选）
蜂蜜，根据个人口味添加（可选）

玫瑰花茶味道清香，再搭配柠檬马鞭草，在一天的劳累后，喝上一杯玫瑰花茶，可以有效缓解身心疲劳。矢车菊会让茶的口感在清香中略微透着苦涩，给茶叶带来很细微的变化，但如果你没有矢车菊，也可以不用。

成品： $1\frac{1}{4}$ 杯

1. 把 $1\frac{1}{4}$ 杯的水烧开。把所有草本植物放入一个茶杯或者一个大一些的煮茶器中。不要把草本植物放入小茶杯，留足空间让草本植物在水里膨胀移动。

2. 把刚烧开的热水浇到茶叶上，盖上盖子，浸泡7~10分钟。在浸泡时，不时搅拌一下茶叶。沏好后过滤掉茶叶。

3. 如果需要，可以往里面加一些蜂蜜。趁热喝。

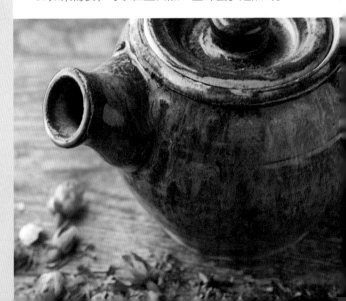

玫瑰果－蔓越莓蜜饯

蜜饯是把水果和香料放在一起炖煮制成，制作方法非常简单。这款蜜饯在我们家非常受欢迎，在冬季和节假日时，我们经常做。蔓越莓具有极强的抗氧化性，建议经常食用。苹果可以去皮，也可以不去——这完全取决于你。

成品：4 杯，8 人份

1. 把水果、玫瑰果、柠檬汁、橙皮、苹果汁、石榴汁和生姜放入一个平底锅里，然后点火把液体烧开。锅中的液体烧开后转小火炖煮。
2. 继续炖煮20分钟，在炖煮时经常搅拌，以防粘锅。20分钟后水果会变软，混合物呈胶状。
3. 加入香料和蜂蜜之后尝一下，可根据个人口味，看需不需要再添加一些蜂蜜。放置2分钟后关火。
4. 趁热食用，如果需要，可以加入搅打奶油。

用料：

3杯中等大小苹果，切小块

2杯新鲜蔓越莓

1/3杯的玫瑰花蕾，去掉种子

1汤匙柠檬汁

1汤匙橙皮

1杯苹果汁

1/2杯石榴汁

2汤匙现磨生姜

2茶匙肉桂粉

1/2茶匙现磨肉豆蔻

1/4茶匙现磨丁香

1/4杯蜂蜜或者糖，或根据个人口味确定用量

新鲜搅打奶油（可选）

玫瑰果苹果穆兹利

穆兹利是一种以燕麦片为主的牛奶什锦早餐，其他食材一般包括坚果和水果干。食材在浸泡一整晚后，燕麦和坚果都变得更容易吸收，玫瑰花瓣也充分泡开了。前一天晚上只需稍做准备，第二天早上，你就可以快速制作出美味的早餐。

用料：

$1\frac{1}{4}$杯燕麦

1/3 杯干玫瑰果，去籽

1/2 杯生杏仁，切碎

1 茶匙肉桂粉

一点儿现磨肉豆蔻

2/3 杯全脂牛奶

1/3 杯原味酸奶

1/2 杯苹果汁

1 茶匙香草提取物

2 茶匙蜂蜜，或根据个人口味添加

一个中等大小的苹果，切片

成品：4 人份

1. 把燕麦、玫瑰果、杏仁、肉桂和肉豆蔻放入一个带有盖子的碗里。然后往里面加入牛奶、酸奶、果汁、香草精和蜂蜜。再把碗放到冰箱里，放置一夜。
2. 早上，往碗里加入苹果。如果需要，可以再加入一些牛奶。如果你喜欢吃热的，可以加热后食用。

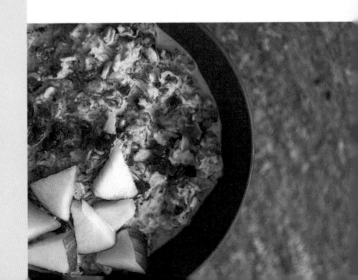

第 26 章

茶

如果你要给一种对人类影响最大的草本植物颁奖，那么毫无疑问，这个荣誉应该给予谦逊的茶叶。茶是一种灌木叶子，它影响过文化，挑起过战争。直到今天，茶依然是世界上人们最常喝的饮料。美国是世界上第二大茶叶进口国，在美国，超过一半的人每天都喝茶。

数千年来，茶一直深受人们的喜爱，这不仅是因为它美味，以及具有和咖啡类似的提神作用。今天，越来越多的人选择喝茶是因为茶对我们的健康有诸多好处。但是，茶还有一种鲜为人知的好处。喝茶不仅可以让人放松精神，一起喝茶还有助于增强人际交往，在我们这样一种充满压力的文化中，茶叶无疑是一剂良药。

植物学名： *Camellia sinensis*

科： 山茶科

可用部分： 叶子

能量： 凉、干

味道： 酸（涩）

植物性能： 兴奋剂、抗氧化、保护心脏

植物用途： 补充精力、保护心脏、维持口腔健康、治疗胰岛素抵抗和 2 型糖尿病

植物制剂： 茶、烹饪

茶叶是常绿灌木茶树的叶子，据说原产于亚洲东南部和亚洲中国西部。因为茶叶的栽培历史悠久，现在已经很难准确地确认茶叶的原产地。一些人认为，茶和姜黄一样，根本不存在野生品种，全部都是人工栽培的。因为人类对茶叶的利用已有几千年，茶树的历史就是一部复杂而迷人却又时而肮脏的历史，一个与茶有关的主题就可以写一本书！如果你想阅读更多茶叶的文化可以阅读由凯文·加斯科因、弗朗索瓦·马尔尚和贾斯明·德斯哈内合著的《茶的历史、栽培和品种》一书。

茶的种类

茶有很多种，包括红茶、绿茶、白茶、乌龙茶和普洱茶，它们都来自同一种植物，即茶树。虽然红茶和绿茶在口感和香味上都不同，但实际上它们都来自茶树的同一部分。

茶叶的产地、采摘方式以及加工炒制方式都会对最终的茶叶形态产生影响。不同类型茶叶的主要区别就是氧化程度不同。红茶是完全氧化的茶，绿茶是不氧化的，乌龙茶是半氧化的，普洱茶则是陈年发酵茶。由于这些加工方法不同，最终导致了茶叶品种的不同。

茶的价值

茶富含抗氧化剂和黄酮类化合物，即儿茶素。研究显示，茶叶有益于心脏、口腔、皮肤健康，对防治代谢综合征和癌症有很好的疗效。喝茶在很多方面有益于人的身心健康，但是，我希望你定期找一个时间，静下心来，好好品茶，而不是在出门前匆忙喝一口。好好品茶对你的身心健康都十分有益。

有助于心脏健康

毫无疑问，经常喝茶对你的心脏有好处。无数的研究表明，喝茶能够从多个方面保护心脏。茶可以降低血压和心率变异性（一种心脏病的征兆）。研究也表明，经常喝茶可以降低血脂，防止动脉硬化，进而预防或缓解动脉粥样硬化。经常饮茶还可以降低C–反应蛋白和血小板活化，这两者都会给心脏造成压力。

减轻胰岛素抵抗和 2 型糖尿病

研究人员就茶对代谢系统和2型糖尿病的积极影响进行了广泛研究。在一项安慰剂对照研究中，老年病人被要求连续12周，每周6天，每天锻炼30分钟。在研究结束时，那些在锻炼的同时，每天喝3杯绿茶的老人的体重明显减轻而且代谢指标也有明显改善，其中包括空腹血胰岛素和葡萄糖水平。

在另一项临床试验中，参与实验的肥胖人士均患有代谢综合征，他们被要求每天喝4杯绿茶。在8周后，喝绿茶组的体重、氧化应激的生物标记以及胆固醇水平都有明显下降。这项研究因此得出结论，茶叶对患有代谢综合征的人有多种好处。

有助于口腔健康

用茶保护牙齿和牙龈，这听起来有些不可思议，但是多个临床试验显示，绿茶可以保护口腔，而且是以非常有趣的方式。在一项研究中，在智齿手术后，使用绿茶漱口水的人的疼痛缓解了，而且吃的止痛药也少于用安慰剂漱口的病人。另一项研究发现，用含有2%绿茶的漱口水漱口5分钟可以有效抑制牙斑菌，这是一种经济划算且有效的预防蛀牙的方法。

有助于缓解压力

现代人长期生活在慢性压力之下。我们绝大多数人都处于过度疲劳状态，无论是工作、家庭还是社会，都时刻在逼迫着我们。待办事项的清单似乎永无尽头，做完一件事，还有另一件事在等着。工作、金钱和健康的压力迫使我们经常处于焦虑中，这种慢性压力正在扼杀我们的生命。

慢性压力让我们无法体会生活的快乐，同时也带给我们无数的慢性疾病。实际上一项研究指出，在美国，慢性压力已和六大主要致死疾病联系在一起。美国心理学会一项调查显示，77%的调查对象说压力让他们生病。

慢性压力已成为我们文化的顽疾，需要重大社会变革才会从根本上解决它。与此同时，你可以每天做一些改变，自己缓解压力。我建议从定时喝茶休息开始，你可以选一个时间，不去想什么任务清单，也不去担心日常生活。在这一刻，抛开一切杂事，彻底放松身心，你可以独处，也可以邀三五好友品茶闲聊。（在本章中我会介绍一个制作方法，可以在这时候使用。）

茶的用法

在准备这本书这一部分内容时，我拜访了位于西雅图的浮叶茶店，店主秀文给我上了一节课，是关于乌龙茶的。秀文是一位茶艺爱好者，她把茶看作一种沉思和联想的方式。她指出，装在茶包里的茶不仅在品质上不如散装茶，而且当你使用茶包时，你也就失去了和茶叶之间的联系。

实际上，在美国大多数茶叶都是装在袋里，或者被制成了现成的茶饮料。如果你喝茶是为了健康，那最好不要喝这样的茶叶。最好购买有机茶叶，或者从线上销售商或者专业茶店购买散装的茶叶。

秀文同时也告诉我，茶叶鉴赏大师不仅能够品出茶的好坏，还能品出茶的生长地。虽然我们可能永远也达不到那样的高度，但经常饮茶，并在那一刻只享受当下，同样可以带给我们宁静和满足，这恰恰是在今天这样忙碌的生活中很多人既欠缺又渴望拥有的。

推荐用量

虽然茶叶对身体有很多好处，但茶中含有咖啡因。在确保有益健康的情况下，每天食用多少茶叶，这是因人而异的。而且茶叶品种的不同也会影响用量。我的建议只供参考，具体用量还需要你自己确定。喝一杯茶就会让你紧张不安？如果喝一天茶，晚上你会睡不着吗？如果这些答案是肯定的，那么这表明你可能不太适合喝茶。

药用茶叶用量：

茶：1~2茶匙茶叶，150毫升水，每天3~5次。

特殊注意事项

所有茶都含有咖啡因，对咖啡因敏感的人喝了茶可能会过度兴奋。红茶中含咖啡因最多，而绿茶所含咖啡因最少。

绝大多数进口到美国的茶叶，尤其是袋装茶，质量都不好。研究发现，低品质茶叶中含有大量毒素，如氟化物和重金属。购买有机、散装茶叶才是对健康最好的选择。

很多茶叶都是手工采摘的，也是手工加工而成。在购买茶叶时，寻找符合公平交易标准的茶叶，确保采摘和加工茶叶的工人得到合理工资，受到平等对待。

自制伯爵茶

伯爵茶属于红茶，是一种混有柑橘类水果佛手柑的香味的茶叶，是从意大利和地中海地区传到美国的。一开始，伯爵茶可能真的加入了佛手柑皮，但是渐渐地，茶里加入的都是佛手柑精油。

伯爵茶制作起来很容易，你在家里就可以做，自己做还可以控制香味。精油多少会影响茶叶的味道，精油少则味道淡，而精油多则香气浓郁。矢车菊并没有什么味道，但会让茶叶更漂亮；如果你没有，也可以不加。

用料：

10~15滴佛手柑精油

1杯散装红茶（我喜欢阿萨姆茶）

约20克干橙皮 [①]

2汤匙干矢车菊（可选）

1个香草豆荚，切碎

奶油，根据个人口味添加（可选）

蜂蜜，根据个人口味添加（可选）

---

① 商店购买的干橙皮形状规则，块儿小。如果你自己制作，在晾干前一定要先把橙皮弄碎，因为一旦晾干后它会变得很难弄碎。

成品： $1\frac{1}{4}$ 杯散装茶叶，大约30~60份

---

1. 把佛手柑精油倒入一个480毫升玻璃罐里。盖上盖子，摇晃瓶子，让精油均匀沾到玻璃罐的内壁上。

2. 加入茶叶后盖上盖子，摇晃30秒。然后加入剩下的材料，继续摇匀。

3. 这款混合茶可以立刻饮用。但我喜欢放置几天，让香味充分融合后再用。做好后把成品放在阴凉处，避光储存，在6个月内饮用完。

4. 煮伯爵茶：把 $1\frac{1}{4}$ 杯水烧开。放1~2茶匙制好的混合茶在茶杯中或者大容量的煮茶器里。不要把草本植物放入小容量的泡茶器中；留足空间让草本植物膨胀移动。

5. 倒入热水。盖上盖子，浸泡3-5分钟。过滤掉叶子。

6. 煮好后可以立即饮用，也可根据个人口味加入奶油和蜂蜜。

独自品茗乌龙茶

为了健康，你可能用遍了世界上所有草本植物和香料，但如果你从未给自己留一些时间，那么一切都是白费的。这个制作方法不仅仅是关于茶叶的，它也是在告诉你，请花点儿时间休息休息，独处一下吧。

虽然喝任何茶叶都是很好的放松和休息方式，但我更喜欢乌龙茶。自从秀文给我上了一堂乌龙茶的课后，我就迷上了这种茶。在课上，秀文讲述了在美国和中国台湾泡茶的区别。她说，在美国，人们重视的是确切的数据。他们想要知道水的准确温度，茶叶的具体用量，浸泡具体时间。在这里，我没有介绍这些细节，你可以彻底放松，随意地泡一杯茶。慢慢地，你就会知道自己喜欢的口味。

我曾喝过一种名为"东方美人"的乌龙茶。这种茶并不是最复杂的茶叶，但恰恰是它朴素和清甜的口感吸引了我。这款茶对浸泡次数没有要求，而且即使浸泡很长时间，也不会变涩。

用料：

乌龙茶叶

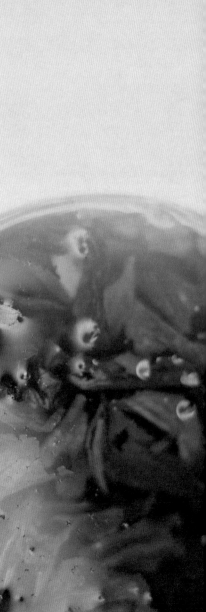

成品：自行决定

1. 把水烧开后放置 1~2 分钟。

2. 把散装乌龙茶叶放入小茶杯中，茶叶铺满杯子底部。

3. 倒入热水，装满茶杯。然后浸泡，当茶叶沉到杯子底，就意味着茶泡好了。

4. 把你的待办事项清单和所有的担心都放到一边，找一个安静的地方，独自享受一杯茶。

绿茶玫瑰面霜

用料：
1 杯荷荷芭油
30 克绿茶叶
10 克干玫瑰花瓣
1 克紫草根（可选，加入它会让面霜呈现粉红色）
20 克蜂蜡
25 克椰子油
20 克乳木果油
1/3 杯玫瑰纯露
约 1/3 杯芦荟凝胶
1 茶匙迷迭香抗氧化提取物
15 滴天竺葵精油（可选）
10 滴葡萄柚精油（可选）
8 滴快乐鼠尾草精油（可选）

在罗斯玛丽·格拉德斯塔尔的制作方法中，我最喜欢的一个制作方法就是"完美面霜"。这款面霜在过去几年里，我做过无数个不同的版本。这是非常好用的一款面霜，我的朋友们向我"再要一罐"时从不羞涩。

必须承认，这可能是这本书中最复杂的一个制作方法了，但如果你喜欢营养丰富的面霜，那么学着自己动手做一个，你将会看到一个全新的奢华世界。你在商店里购买的绝大多数面霜——即使标着"纯天然"——也都含有一些奇怪的成分。这一款面霜中添加的都是对你的皮肤最好、最有营养的材料。

这个制作方法中的很多原料形状不规则，因此你需要用天平测量它们的重量。

因为这款面霜没有添加任何防腐剂，所以一定要清洗干净所有器皿、碗和搅拌器，等等。同时，确保所有的用具都是干的，没有沾水，也不要在混合物中加入水，加入水容易导致面霜变质。这个面霜我做了很多年了，只有一次发生过面霜变质。判断面霜是否变质的标准是看面霜表面是否发霉。

荷荷芭油耐储存，也易被皮肤吸收，但它的售价很高。你也可以用扁桃仁油、葡萄籽油和杏仁油代替它。迷迭香抗氧化剂可以从药店买到，如高山药店。除了保护面霜中的油脂，迷迭香抗氧化剂也对皮肤有很多好处。

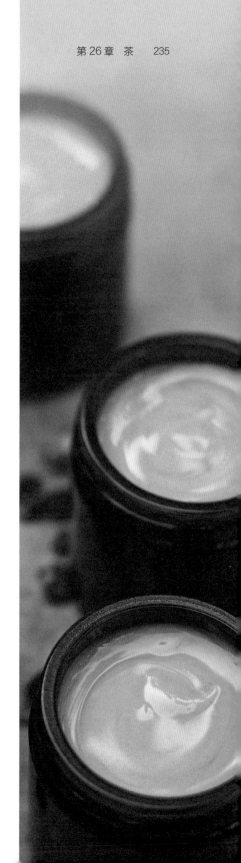

下面是关于清洁用具的一个小贴士：表面的油脂可以先用纸巾擦拭一遍，然后再用热的肥皂水清洗掉。

成品：$1\frac{1}{2}$杯

1. 把草本植物浸泡在油里。然后在双层煮锅内加水，1~2英寸深。把装有油的容器放在锅的上层。往油里加入绿茶、玫瑰花瓣、紫草根（如果要用的话），并搅拌均匀。开火，把油加热，在油加热到约37.8摄氏度时，关火。在随后的一两天内，每天把油加热3~5次。你也可以把油放入可调节温度的慢炖锅里或者酸奶器中，只需在炖煮的过程中确保油温不超过37.8摄氏度就可以。

2. 待草本植物和油浸泡充分后，过滤掉草本植物，只留下油。在过滤草本植物时，我建议用薄棉纱布，这样可以通过挤压充分过滤出草本植物中的油。过滤完草本植物，应该可以得到3/4杯荷荷芭油。如果比这个量少，那么再添加足量的纯荷荷芭油，直到达到这个量。

3. 在双层煮锅内，加热融化蜂蜡、椰子油和乳木果油。把融化的所有油放到一起，搅拌，直到它们充分融合。（我搅拌时一般都使用小木棍，这样可以不用清洁。）

4. 把温热的混合物放入食物料理机和搅拌机中，晾凉，直至它们凝成固体状。

5. 把玫瑰纯露、芦荟凝胶、迷迭香抗氧化剂和各种精油（如果需要使用的话）混合在一起。接下来，就是用油乳化这些液体。在乳化过程中，最好让两种混合物的温度保持一致，这样效果最好。

6. 打开食物料理机或者搅拌器，慢慢地往里滴入水，并持续搅拌，直到所有原材料混合在一起，并形成浓奶油状。不要搅拌过度，如果有必要，在搅拌的过程中可以停顿一下，用抹刀把搅拌机内侧或者刀刃上的混合物刮下来，再继续搅拌。

7. 用勺子把面霜装入容器内。储存在阴凉处或者冰箱里。

8. 使用方法：用温水洗脸后，取少许乳霜涂在面部和脖子上。一开始，你可能会感到有点儿油腻，但几分钟后就会被皮肤吸收，你的皮肤就会变得丝绸般柔滑。面霜最好在3个月内用完。

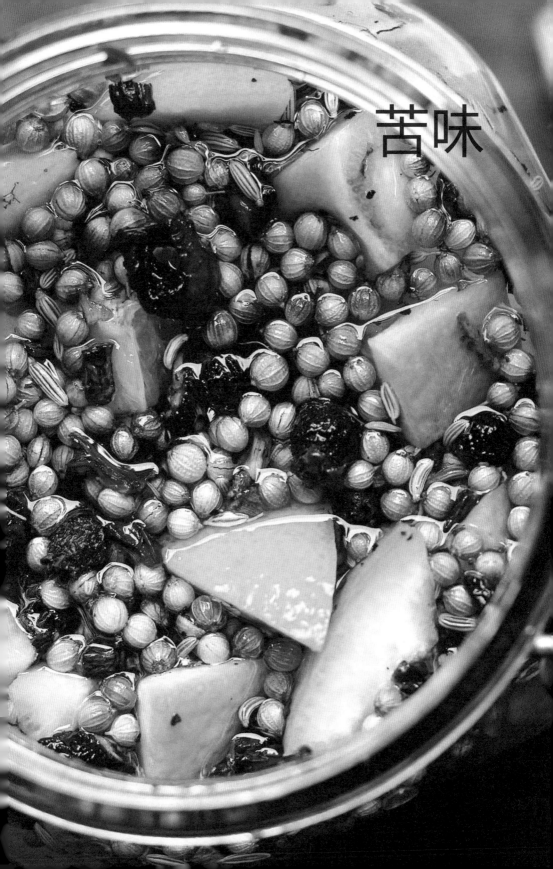

苦味

第 27 章

朝鲜蓟

乍一看，在一本关于草本植物和香料的书里看到朝鲜蓟似乎是一件很奇怪的事情，但一直以来，朝鲜蓟都是药食两用的植物。在所有可食用的蔬菜中，朝鲜蓟的抗氧化密度是最强的。朝鲜蓟富含纤维和菊糖（一种益生元），因此它是一种非常有助于消化的蔬菜。在历史上，朝鲜蓟一直被用来治疗肝脏疾病，保护肝脏健康，而且也是非常有名的催情药物。

本章主要介绍朝鲜蓟的叶子，它和蔬菜一样"可爱"。通常我们食用的（以及在商店里看到的）都是它的花蕾。而叶子位于植物下端。很早以前，草药医生就用朝鲜蓟叶子促进肝脏健康，帮助消化。现在已经有新的研究证实了朝鲜蓟叶子的这些用途，并发现这些叶子可以控制高胆固醇。

植物学名：*Cynara scolymus*

科：菊科

可用部分：叶子、花蕾（蔬菜）

能量：性凉、干

味道：苦

植物性能：苦味补药、护肝、保护心脏和利胆

植物用途：降低高胆固醇、保护肝脏和心脏健康、治疗消化疾病

植物制剂：酊剂、茶、苦味消化混合剂

　　我们现代的朝鲜蓟只是蓟属植物中的一种，它很可能源于一种比较古老的近亲：刺棘蓟。据说这种植物源于北非，也可能是意大利的西西里岛。古希腊和古罗马的人们很早就开始食用朝鲜蓟，并用朝鲜蓟的叶子入药，但似乎随着罗马的灭亡，朝鲜蓟也不再被人们喜爱。中世纪的西欧，朝鲜蓟开始在上流社会流行起来，到了18世纪，北美开始栽培朝鲜蓟。

朝鲜蓟叶的价值

　　朝鲜蓟叶不仅有助于消化，而且还有助于肝脏和心脏健康。经常食用朝鲜蓟叶，可以增强身体自然排毒功能。当你的身体可以自行排出毒素，你会觉得每天充满了活力。你会拥有健康的皮肤和头发，消化功能良好，激素分泌会达到最佳的平衡状态，你会拥有一个健康且愉悦的身体。

有助于消化

　　朝鲜蓟叶功效的秘密就在于它的苦味。绝大多数人都厌恶特别苦的味道，但草药医生却喜欢这种苦味，认为这是对健康最重要的一个味道。

　　一种味道怎么会对消化有好处？苦味就是这样一个有趣的味道。它不仅能够刺激我们的味蕾，而且能够刺激我们整个消化系统活动。我们的身体把苦味视为一种毒素，因此，当我们的身体系统探测到苦味时，身体就会进入全面的戒备状态，消化液开始流动并消灭我们身体系统内的有毒物质。当你经常食用苦的食物或者药草时，你的身体系统就会启动并进入备战状态。如果没有这些强烈的味道，肠道的蠕动就会变慢，这容易导致胀气、腹胀、便秘以及其他消化系统疾病。换句话说，我们需要每天吃点儿"苦"，保证消化系统健康。

　　在草药医生的眼中，朝鲜蓟叶是非常有效的利胆剂和排胆药。利胆剂有助于肝脏分泌胆汁，排胆药可以促进胆汁从胆囊排出。胆汁可以帮助你的身体消化吸收脂类，同时胆汁也是身体自然排毒系统的重要组成部分。

因为这一性能，当人们吃了油腻而难以消化的食物时，朝鲜蓟叶尤其有效。

朝鲜蓟叶对整个消化系统都有好处，能够通过多种方式增强消化系统功能。朝鲜蓟叶可以刺激你的口腔分泌唾液，唾液有助于分解碳水化合物，这反过来又刺激胃分泌消化酶。朝鲜蓟叶甚至能够刺激胰腺中的消化酶。所有这些消化液的流动都表明了结肠自然蠕动节奏，这可以有效防止便秘，保证肠道的正常运动。

研究人员研究了朝鲜蓟叶治疗一般消化问题和肠易激综合征的积极效用。在一项研究中，244名患有功能性消化不良（上腹部不适）的病人分成两组。一组食用朝鲜蓟叶，另一组服用安慰剂。在6周后，食用朝鲜蓟叶的人的消化问题得到了明显改善。研究人员还研究了患有肠易激综合征，且同时服用朝鲜蓟叶治疗的病人。调查发现，96%的病人称与以前采用的治疗方法相比，朝鲜蓟叶的效果更好，或者两种治疗方式效果持平。

保护肝脏

肝脏是人体主要的排毒器官，朝鲜蓟叶可以促进胆汁分泌，是肝脏最有利的助手。在朝鲜蓟叶中，科学家发现有两种化学成分可以保护肝脏。一种是朝鲜蓟酸，这种物质只有朝鲜蓟中有。另一种是水飞蓟素，这种物质在水飞蓟中也含有。水飞蓟对保护肝脏有良好效果，在不小心食用了毒蘑菇中毒后，食用水飞蓟可以防止肝脏中毒。

朝鲜蓟也含有丰富的抗氧化物质，可以进一步保护肝脏。经常食用朝鲜蓟和它的叶子有助于保护肝脏免受环境中有害化学物质（如污染物和杀虫剂等）的侵害。

缓解高胆固醇和高血压

草药医生、网站Altheaprovence.com的创始人克里斯托夫·贝尔纳写道："朝鲜蓟是一种非常可靠的保护肝脏、降肝脂的植物。在治疗代谢综合征——高胆固醇和高三酰甘油，朝鲜蓟是我的首选药材。想一下——如果我们在全世界范围种植这种体积庞大的植物就是为了我们摆在餐盘里的那几朵花。那么大量的叶子会怎么样？它们会被扔掉并不再使用。那么，如果把这些叶子给草药医生，我们会用它们让所有受损的肝脏恢复健康。"

虽然，草药医生一直以来都在使用朝鲜蓟和它的叶子治疗肝脏和改善消化，但研究人员通过研究证实，它们对心脏也有很大的好处。研究表明，朝鲜蓟叶提取物能降低高胆固醇水平，还可以缓解轻度高血压。虽然朝鲜蓟的确切工作机制还不清楚，但这很可能是当肝脏恢复健康后，身体代谢胆固醇的能力也会增强的缘故。因为绝大多数胆固醇水平失衡都是由系统炎症和胰岛素抵抗并发症导致的，另一方面，也可能是因为朝鲜蓟富含抗氧化物质，这有助于抑制炎症。

在一项双盲安慰剂控制的临床试验中，46名高胆固醇患者服用了朝鲜蓟叶提取物。8周后，这些病人的血脂水平有了明显改善，包括高密度脂蛋白（HDL，即"好"的胆固醇）增多，低密度脂蛋白（LDL，即"坏"胆固醇）和血清胆固醇数量减少。

草本植物很少只具有一种功效，朝鲜蓟也是一样。研究已经表明，朝鲜蓟汁可以改善患有轻度高胆固醇的成年患者的血管内皮功能。血管内皮功能受损是动脉粥样硬化性心脏病的第一个阶段。

朝鲜蓟的用法

朝鲜蓟叶可以用来制成酊剂和胶囊，也可以用来沏茶。我最喜欢用朝鲜蓟和其他草药混合在一起泡茶，有助于消化。但如果想要发挥它们的最大功效，你需要多服用一些酊剂或者朝鲜蓟茶。朝鲜蓟非常苦，多吃需要勇气。

推荐用量

药用朝鲜蓟用量：

茶或胶囊：每天使用2~6克。

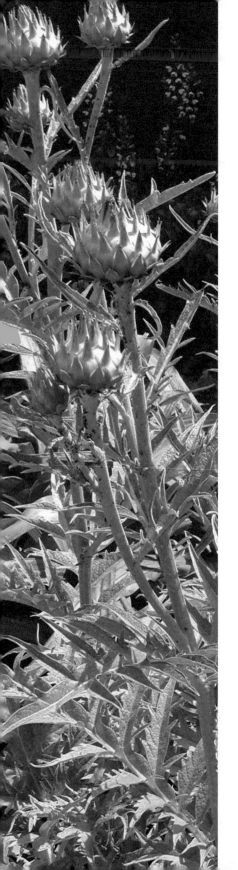

　　酊剂：草药和溶剂比例为1∶5，使用浓度为30%的酒精，每次使用3~5毫升，每天3次。

　　　　　特殊注意事项
　　患有胆道梗阻的人忌食朝鲜蓟叶。

朝鲜蓟苦茶

说真的，这款茶绝对称不上好喝，因为它太苦了。正如你前面了解到的，苦味在刺激消化方面有显著的作用。通过添加芳香味道的柠檬香草和生姜，可以稍微去除一些苦味。加些蜂蜜也可以淡化苦味，而且不会抑制苦味的作用。在饭前或者饭后，慢慢啜饮一点儿茶，有助于消化。

成品：$1\frac{1}{4}$ 杯

用料：
一小把干的朝鲜蓟叶子
1汤匙的柠檬香草
1/2茶匙生姜粉
蜂蜜，根据个人口味添加（可选）

1. 把 $1\frac{1}{4}$ 杯的水烧开。草本植物放入马克杯中或者煮茶器中。不要把草本植物放入小的泡茶器中，要留足空间便于它们充分浸泡并吸水。

2. 在草本植物上倒入刚烧开的热水并盖上盖子，浸泡5分钟。过滤，如果想增加甜度，可加蜂蜜。

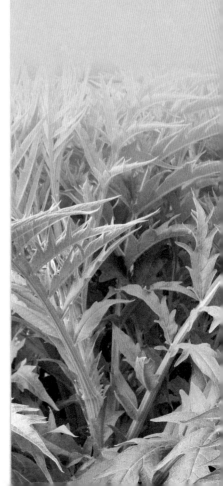

用料：

约20克山楂果干

约30克干蒲公英根

约5克茴香籽

约3克现磨黑胡椒

约7克完整芙蓉花

约1克朝鲜蓟叶

约5克香菜籽

一个完整的有机橙子（切片，连皮带籽）

1/4~1/2杯蜂蜜，根据个人口味添加

3杯伏特加

朝鲜蓟香橙苦味剂

这款药剂的味道很好，可以在饭前15~20分钟饮用，有助于消化。（我在餐桌上和包里都放了这种酊剂，方便随时取用。）酒精能够防止混合物变质，每次饮用时，注意不要喝太多酒。我喜欢取1~2汤匙，添加到苏打水中，调低度鸡尾酒喝。

在这个制作方法中，我使用了体积和重量两种称量标准，因为一些食材很难称量。具体使用哪种方法，你自己决定。

成品：约2杯

1. 把所有草本植物、香料和橘子放入一个1.1升的玻璃罐中。

2. 加入适量蜂蜜。

3. 在玻璃罐中加满伏特加并搅拌均匀，盖上盖子。每天摇晃1~2次。

4. 1周后品尝一下。如果这个味道你很喜欢，那么过滤掉草本植物，保留酒液。如果你还不喜欢这个味道，那就再放置1周。

5. 在吃饭前，或者任何你想起来要吃的时候，取5~10滴酊剂，加少量水食用。这个苦味剂需保存在深色瓶子里或避光储存，可以存放很长时间。

第 28 章

可 可

看着超市货架上的可可巧克力，很难想象巧克力中的主材料来自一株植物。然而，可可树的栽培历史已经有数千年，经过对可可豆的无数次加工创造后，才诞生了我们今天香馥浓郁，口感丝滑的巧克力。

很多人喜欢巧克力，是因为它尝起来美味，但是优质的可可产品对增强心血管功能、运动时的耐力以及认知能力有显著效果。总的来说，可可可以让你的心脏更健康，大脑更聪明。这也难怪可可的属名被翻译成了"神的食物"。

植物学名：*Theobroma cacao*

科：锦葵科

可用部分：发酵的种子

能量：温

味道：苦

植物性能：保护心脏和神经，调节炎症，刺激神经

植物用途：改善情绪、降血压、增加胰岛素敏感性、维持健康胆固醇水平、有助于脑健康、消炎

植物制剂：饮料、糖果、食物

当你站在商店的巧克力货架前，你可能意识不到，出现在你眼中的

是一直以来最受欢迎的一种草本植物——曾在中南美洲备受珍视的可可树，现在在全世界各地的热带地区都有种植，以满足人们对巧克力的疯狂需求。

可可树最初可能发源于委内瑞拉，后来随着时间推移，逐渐在整个亚马孙雨林地区传播开来。到至少公元前2000年，人类一直把可可豆当作食物，并把它制成饮料和药物。后来，可可豆在这些地区成了优先通货。阿兹特克帝国把对可可豆的推崇推上顶峰，要求缴税必须用可可豆。

1519年，阿兹特克帝国的统治者蒙提祖玛给了西班牙征服者埃尔南·科尔特斯一杯巧克力饮料（用香草和卡宴辣椒调制的）。1528年，在科尔特斯把巧克力和香草带回西班牙后，巧克力饮料就成为深受贵族阶层喜爱的饮料。在一封写给西班牙国王查理五世的信中，科尔特斯把可可豆称作"神圣的，既可增强免疫力，又可抗疲劳"。

可可的价值

可可豆含有丰富的多酚。多酚属于微量营养物，具有很强的抗氧化性。可可豆中还含有黄烷醇，它是多酚类化合物的一部分，研究显示，它对健康有很多好处。但是需要注意的是，到目前为止，许多人临床试验都单独研究可可豆的组成成分，但要想从可可豆中获得最大好处的话，我还是建议你吃整颗可可豆。

有助于心脏健康

你知道我们是如何发现可可豆的神奇作用的吗？在20世纪90年代，研究人员发现，在巴拿马有很多人患有心脏病，但在巴拿马沿岸的一个小岛上，却很少有人患心脏病，研究人员想知道原因，于是，他们去了那个小岛，发现居住在岛上的库那族人每天都要喝一种茶，这种茶由一种叫作可可树的植物制成。研究人员取了一些样本进行了研究，然后发现可可中含有很高的黄酮类化合物和抗氧化物，可以用于预防心脏病。

自此以后，无数的科学研究对可可进行了研究，终于有了重大发现！巴拉特·阿加沃尔在他的著作《能治病的香料》中对此做出详细解释："一个又一个的研究显示，可可黄烷醇可以消灭破坏细胞的自由基，保护细胞膜和DNA，预防动脉堵塞斑块形成，加速血液流向心脏，降低血压，预防血栓。而血栓容易导致心脏病和中风。"

研究明确表明黑巧克力可以降低高血压，增加高密度脂蛋白，甚至可以提高胰岛素敏感性，进而降低人们患糖尿病的风险。虽然已经有大量的体外实验表明可可能够降低因心脏疾病和慢性健康问题导致的炎症，但研究人员依然致力于用设计精良的临床试验来验证这些作用。例如，吃可可豆有益健康，而这正是我想报名参加的研究！

改善情绪

如果你是一个巧克力爱好者，那么你可能已经知道巧克力可以改善你的情绪。科学家对此已经进行了几十年的研究，但大家得出的结论都不同。一个文献综述指出，要想持续改善情绪，并达到最佳效果，那么最好吃整块的巧克力，而不是使用巧克力中某种单独的化学成分，如可可碱、咖啡因、糖类和可可类黄酮。遗憾的是，迄今为止，很多人体临床试验都是孤立地研究可可中的成分，而不是研究整颗的可可豆。

具有健脑功能

可可豆不仅可以改善情绪，还可以提高认知能力（在这里是指综合能力，包括警觉性、记忆力和注意广度）。人们在一项研究中发现，让老人服用可可豆不仅可以提高他们的认知能力，还有助于降血压。研究人员认为这是因为可可豆可以增强胰岛素敏感性，进而可以预防胰岛素抵抗和糖尿病。

另一项研究研究调查了可可黄烷醇对年轻人的作用，发现可可中的黄烷醇不仅可以提高认知能力，还可以改善视力。研究人员指出，这可能是因为可可有助于提高大脑供血的原因。

抗疲劳

一直以来就研究显示，可可豆具有治疗慢性疲劳综合征的功效。在一项双盲的临床试验中，研究人员让10位具有严重慢性疲劳的人评估他们症状的严重性。在8周时间内，有1/2的人吃了多酚含量高的巧克力，1/2的人吃的巧克力多酚含量低。8周后，前者报告称他们的症状得到了显著改善，而且焦虑情绪也得到了缓解。

可可豆的用法

但是，先等一等……当你把手伸向便宜的巧克力时，还有一些事情需要你注意：绝大多数的巧克力都含有很高的糖分，而且里面含有的可可豆成分并不足以对你的健康产生好处。要想从可可豆中获得最大的药效，最好的方法是吃黑巧克力，黑巧克力的可可脂含量不低于70%。高品质黑巧克力会在外包装上标明可可含量。

如果你不喜欢黑巧克力，我建议你慢慢增加巧克力中可可脂的含量。我自己一开始也不喜欢黑巧克力，但是现在，我吃的巧克力中可可脂含量都不低于85%。对黑巧克力的喜爱可以慢慢培养，但是一旦你喜欢上它，你就会不可自拔。

在你的饮食中，食用可可最健康的方式是不要加糖，即食用100%的纯可可。可可碎粒、可可粉和100%的纯可可棒都很容易购买到。在选择可可粉时，不要选择荷兰可可粉，因为它含有的抗氧化物质含量很低。

推荐用量

可可的每天推荐用量因人而异，而且产品不同，用量也不同。欧盟委员会最近发表声明说，要想用可可达到保护心脏的目的，推荐的可可用量是富含黄烷醇的可可粉2.5克，或富含黄烷醇的黑巧克力10克。

特殊注意事项

有些人不能食用可可，因为他们对可可中含有的温和兴奋剂过敏，即可可碱和咖啡因。

在出于健康目的选择可可时，应选择黑可可粉或者可可含量高的低糖产品。

巧克力的来源是另一个需要考虑的重要问题。在购买前，请先对巧克力品牌做一些研究。一些巧克力制造商雇用童工或者有其他不正当劳动行为。除非有特殊说明，商业巧克力用的可可豆在生长过程中都曾使用过大量农药。为了你自己的健康，也为了地球的环境，请选择购买有机巧克力，并且是得到认证的公平贸易产品。

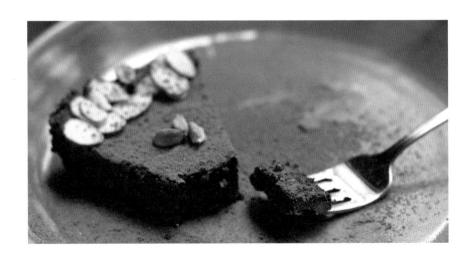

小豆蔻巧克力慕斯蛋糕

用料：

8盎司巧克力

1/3杯椰子油

1/2杯蜂蜜

1/2杯可可粉（多备一些，最后
装饰用）

13.5盎司椰奶

两个鸡蛋

1汤匙小豆蔻粉

2汤匙香草提取物

适量杏仁片，装饰用

巧克力爱好者可能会对这款特别的黑巧克力慕斯蛋糕赞不绝口。一口咬下去，绵软的蛋糕在嘴里慢慢融化，同时小豆蔻的香味溢出，激活了所有的感官。这是百乐餐（每人自带一个菜的家庭聚会）时我们经常带去的一道甜点，很多人都向我们要过制作方法。在制作时如果你没有双层锅，可以用一个深锅，在里面加入1~2英寸深的水，然后在上面放一个和锅口密合的碗来取代双层锅。

成品：19英寸的蛋糕，大约16小份（或者8大块）

1. 预热烤箱，温度为176摄氏度。

2. 在双层锅里放1~2英寸深的水。在双层锅的顶层融化巧克力和椰子油。

3. 当巧克力和椰子油融化后，关火，然后加入蜂蜜和可可粉，并搅拌均匀。

4. 加入椰奶，搅拌均匀。

5. 把鸡蛋打在一个小碗里并搅拌。在巧克力混合物中加入搅拌好的鸡蛋、小豆蔻和香草提取物，把整个混合物搅拌均匀。

6. 在一个9英寸的平底锅上刷少许油，然后把混合物倒入锅中。

7. 把平底锅放入烤箱，烤30分钟。

8. 蛋糕做好后，应该是外焦里嫩的。

9. 放一晚，冷却，如果需要，可以在表面上撒上一些杏仁片。

10. 在食用前，在顶部撒一些可可粉。

巧克力草莓布丁

这款松软的布丁是享受春夏季草莓的最佳方式。牛油果让布丁如奶油般细腻，但却不会喧宾夺主地掩盖巧克力的味道。

成品：3 杯，3 人分

1. 在双层蒸锅里放入 1~2 英寸的水。在锅的上层融化巧克力。巧克力完全融化后，关火。
2. 把可可粉、蜂蜜、椰奶、香草提取物、盐、肉桂和融化的巧克力放到同一个碗里，形成巧克力混合物。
3. 把巧克力混合物、牛油果和草莓放入食物料理机。搅拌，直到混合物变成柔滑黏稠状。
4. 冷藏 2~3 个小时，在 24 个小时内吃完。

用料：

1 盎司 100% 纯可可脂，无糖烘焙巧克力

1/4 杯无糖可可粉

1/4 杯蜂蜜

3/4 杯全脂椰奶

1 茶匙香草提取物

1/8 茶匙盐

1/2 茶匙现磨肉桂

两个完全成熟的牛油果，去皮去核

1 杯草莓，切成小方块，去蒂

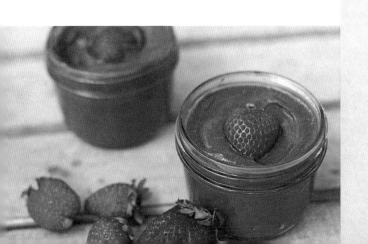

热巧克力

当我写作这一段文字时，恰逢阴天，但这种感觉很美好，我能够听到雨点敲打屋顶的声音。这样的天气非常适合来一杯浓郁的热巧克力。

这个巧克力和你小时候吃过的很甜的浅色巧克力不同，这是一款适合成年人的、黑色的、能够起泡的美味热巧克力。（如果你才刚刚喜欢上黑巧克力，那么，一开始你可以先用一半可可粉，一半荷兰工艺制作的可可来调制热巧克力。）

成品：2杯，2人份

用料·

1/4杯100%纯可可粉

1茶匙肉桂粉

2汤匙黄油（或者椰子油）

1汤匙香草提取物

1汤匙蜂蜜，或者根据个人

口味添加

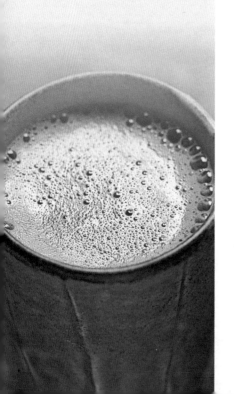

1. 把2杯水放入一个中号炖锅中，开大火。待水烧热后（没沸腾），一边往里加入可可粉和肉桂一边搅拌。

2. 待可可粉和肉桂充分混合后，关火，再加入黄油、香草提取物和蜂蜜。搅拌直至所有物质完全融合，黄油和蜂蜜全部融化。

3. 把混合液体倒入搅拌机，盖上盖子，不要完全盖紧，让蒸汽散发出来，用搅拌机的高档搅拌30秒。

4. 把混合物倒入杯子里，就可以立刻食用了。

第 29 章

洋甘菊

小时候，我曾读过英国童书作家碧翠克丝·波特写的童话故事《比得兔》。可能就是这本书使我第一次了解到了药草医学。在故事中，比得不听妈妈的话，偷偷溜进了麦奎格先生的菜园里，偷吃麦奎格种的蔬菜。麦奎格先生发现了比得兔，追着抓他，于是比得仓皇逃跑。在逃跑过程中，比得把自己的夹克和鞋子都弄丢了。在经历了如此混乱的一天后，比得心情很不好，所以它的妈妈把它抱到床上，并给了它一杯洋甘菊茶。作为一本儿童读物，书中有一整页插图描述这个场景，我现在依然能够回忆起那一幕：比得的妈妈端着茶站在床边，而比得的兔耳朵从被窝中伸了出来。

比得的妈妈远比我聪明得多。我误解了洋甘菊很多年，我一直认为它是温和的，但没什么大作用。因为我觉得，洋甘菊能缓解儿童的疾病，那么它对成年人患有的一些严重问题一定不会有太大作用。我没有想到这恰恰是洋甘菊的秘密所在。受人尊敬的草药医生罗斯玛丽·格拉德斯塔尔指出："洋甘菊向我们表明温和并不意味着无效。"

别名：德国洋甘菊

植物学名：*Matricaria chamomilla*

科：菊科

可用部分：花

能量：微凉、干

味道：苦

植物性能：芳香、放松神经、祛风、发汗、温和镇静、抗痉挛、治外伤、消炎

植物用途：缓解并治疗易怒、烦躁、失眠、积滞、消化不良、胀气、发烧、感冒、流感、牙疼、疝气、外部灼伤、皮疹和结膜炎

植物制剂：茶、酊剂、精油、浸泡油、纯露、可吸入蒸汽

洋甘菊是紫菀科植物中的一员，它的外形和雏菊类似。每一个"花簇"事实上都是多个小花构成，这些小花的中心是黄色（由盘状花组成）、外层花瓣是白色的（由舌状花组成）。洋甘菊原产于欧洲东部和南部，但现在已经传到世界各地，有的养在花园里，有的如野草一样生长在野外。

人类和尼安德特人对洋甘菊的利用已有数千年的历史。尼安德特人大约生活在 5 000 年前，研究人员分析了他们的牙垢后发现他们曾食用过洋甘菊（和蓍草）。他们推测，洋甘菊味苦且不含大量营养物质，那么他们食用它的唯一原因就是洋甘菊具有药用价值。

洋甘菊的种类

我们通常所说的洋甘菊有两种：德国洋甘菊和罗马洋甘菊。虽然两者之间有一些相似之处，但也存在很大差别。本章主要介绍的是德国洋甘菊。

洋甘菊的价值

洋甘菊茶会带给你爱人怀抱一样温暖的感觉。在一天的紧张后，洋甘菊不仅可以帮助你舒缓神经，缓解因肌肉紧张或者痉挛导致的疼痛，洋甘菊还有很好的消炎作用。洋甘菊最大的特点就是它虽然性能温和，但药效

强大，可以有效地缓解疼痛。洋甘菊既可以用来沏茶喝，也可以做成按摩精油以及酊剂。因为洋甘菊性能温和而且效果好，因此成人和小孩都可以使用。

　　一些父母经常问我，有没有哪种草本植物对孩子有好处而且是他们可以常备的。毫无疑问，我的答案一定是洋甘菊。洋甘菊不仅可以舒缓神经紧张，改善睡眠，治疗消化问题，还可以治疗各种和感冒或者流感相关的症状。例如，洋甘菊可以温和地放松肌肉紧张，也有助于缓解痉挛性咳嗽和抑制性咳嗽。有时，这些类型的咳嗽是因为天气干燥或者肺部炎症导致的。洋甘菊可以帮助你缓解这些症状，洋甘菊也可以和菩提树以及欧亚甘草搭配使用。

减轻焦虑和改善睡眠

　　草药医生很早以前就知道洋甘菊可以治疗抑郁、焦虑和神经紧张等症状。洋甘菊的希腊语属名"*Matricaria*"的意思是"母亲"。一些人认为这是因为洋甘菊为妈妈带来了很多好处，也有人认为喝一口洋甘菊，就会感到好像哺育你的妈妈正在安慰你。在草本植物中，有一句谚语比较有名，那就是：洋甘菊对不停哭泣的孩子或者像孩子一样不停哭泣的成人都效果显著。（必须承认，我也曾有过那样的时候，当时多亏了洋甘菊。）

　　喝一口洋甘菊浓茶可以有效缓解焦躁的情绪，因此它是充满压力的一天后最好的伙伴，也可以在困境到来前喝一杯，预防心情烦躁。我一直想知道，在机场航站楼里，如果人们喝的是洋甘菊而不是咖啡，他们的旅途是否会更加享受。

　　多个世纪以来，草药医生一直用洋甘菊帮助病人舒缓神经，现代科学正在努力证实洋甘菊的这一传统功效。在一项探究性研究中，研究人员发现，在缓解抑郁和焦虑的效果上，洋甘菊，即使剂量很少（如220毫克），它的效果也比安慰剂好。另一项临床研究发现，在患有轻微或中度广泛性焦虑症的病人中，洋甘菊的治疗效果很好。

　　洋甘菊也可以给人带来良好的深度睡眠。如果某个人因为肌肉紧张或者焦虑而出现睡眠问题时，我一般都会建议服用洋甘菊。最好的做法是在睡前至少一个小时（避免半夜去卫生间）喝一杯洋甘菊茶，或者在睡前服用洋甘菊酊剂。

减轻疼痛

洋甘菊可抗痉挛，能够放松紧张肌肉。因此，可以减轻因肌肉紧张或者抽筋引起的疼痛。我特别喜欢用洋甘菊治疗痛经以及因肠道痉挛导致的疼痛。酊剂或者一杯浓茶不仅可以快速减轻疼痛，还能够缓解因此引起的担心和焦虑。

洋甘菊除了可以有效地减轻疼痛，还常被用来减轻经前期综合征带来的种种恼人症状。在一项临床研究中，研究人员让患有经前期综合征的女性分别服用非甾体抗炎药和洋甘菊，然后对结果进行比较。两个月后，两组实验对象的疼痛都得到了缓解，在这方面，它们效果相当，但服用洋甘菊的女性负面情绪有了显著缓解。

洋甘菊还可以减轻肩部疼痛，肩膀酸痛容易导致颈椎疼或者头痛。先喝一杯洋甘菊茶，然后再用洋甘菊浸泡油按摩颈部，对缓解疼痛有奇效，这不仅可以让你舒缓心情，放松肌肉，还可以让你由内而外地放松下来。

有助于伤口愈合

洋甘菊可以调节炎症反应，并具有一定抗菌功效，因此它是治疗各种炎症的最佳选择，例如可以治疗伤口、烫伤以及皮疹。要想获得最好的疗效，最好内服外用同时进行。外敷可以用洋甘菊药膏或用漱口水，然后内服洋甘菊茶叶或者酊剂，双管齐下。

科学已经证实了洋甘菊在缓解炎症方面的功效。在一项研究中，因静脉化疗患有静脉炎的病人同时服用了洋甘菊。病人在服用了浓度分别为2.5%和5%的洋甘菊浓缩物后，与控制组相比，实验组治疗静脉炎的周期明显缩短。在这项研究中，没有人出现中毒现象，这告诉我们洋甘菊不仅有效，而且温和。

另一项研究对比了外敷洋甘菊和外用氢化可的松乳膏的效果。参与者是刚做过腹部开刀手术的病人。一组病人使用浓度为1%的氢化可的松乳膏，另一组人使用洋甘菊外敷，使用频率是1天2次。然后，分别对伤口引发的瘙痒和疼痛进行了观察。结果显示，与使用氢化可的松乳膏的病人相比，外敷洋甘菊的病人伤口愈合的速度更快，而且因为伤口引起的瘙痒和疼痛也有明显减轻了。研究人员指出，氢化可的松乳膏会让皮肤变薄，而外敷洋甘菊则没有这种担心。

洋甘菊还可以治疗因龈炎引发的牙龈出血。实际上，牙龈出血属于口腔伤口感染；龈炎会影响整个口腔健康，而且通常和炎性心脏病有关。有一项研究十分有趣，研究人员比较了洋甘菊漱口水和具有抗菌效果的氯己定对牙龈出血的作用。结果显示，洋甘菊漱口水和洗必泰在抗菌和消炎方面的作用不相上下。

促进消化

洋甘菊具有很强的助消化功能。正如我们所看到的，洋甘菊可以消炎，因此用它来治疗各种消化问题是一个很好的选择，例如克罗恩病、腹泻、溃疡，以及食物不耐产生的烦躁情绪。

洋甘菊不仅可以缓解成人消化系统内严重的炎症问题，而且因为它性质温和，还可以用来治疗儿童的消化问题。很早以前，人们就用洋甘菊治疗儿童疝气和腹泻。在2006年的一项研究中，一群患有急性腹泻的孩子（年龄从6个月到6岁不等）服用了洋甘菊和苹果果胶的混合物。研究发现，这组孩子和服用安慰剂组的孩子相比，症状得到明显改善。

洋甘菊对治疗因焦虑或担心引起的消化问题、肠胃绞痛以及消化系统炎症等问题的效果尤其显著。在饭前喝一杯洋甘菊浓茶，虽然尝起来有点儿苦，但可以增进食欲。如果饭后喝一杯洋甘菊茶，则可以有效缓解胃气胀、胀气、胃灼热和肠道痉挛等问题。

缓解发烧和感染

感冒和流感会带来的最大困扰就是鼻窦炎。鼻塞、呼吸困难和鼻窦炎都会影响你的嗅觉和胃口，这简直太惨了。如果放任这些症状不管，它们很容易导致鼻窦感染。然而，吸入洋甘菊蒸汽有助于鼻窦健康，既可以通鼻窦，又可以消炎。

得了流感后，最让人不舒服也最让人恐惧的症状就是发烧。但草药医生认为，发烧其实是免疫系统的有益反应。在绝大多数的情况下，你发烧时最好不要人为降温。但是，如果患者感到燥热、烦躁不安、浑身不舒服，我们建议用洋甘菊缓解患者的紧张情绪，改善睡眠，减轻不适感。

洋甘菊也是用于治疗结膜炎和红眼病的良药。关于这一点，我曾多次亲身体验过。其中印象最深刻的一次是在几年前，那是我第一次在草本植物大会上授课。那天早上，我一起床就发现我的一只眼睛上有很多分泌物，眼睛几乎都睁不开了。显然我得了红眼病，眼睛发炎了。幸运的是，离上

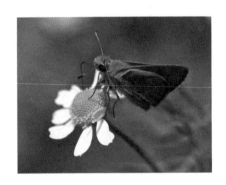

课还有几个小时，在我的急救箱内，我带了几包洋甘菊茶。我用温水泡湿一包，然后用它敷了30分钟眼睛。在休息了一会儿后，我又重新拿了一包洋甘菊茶包开始敷眼睛。等到上课时，我的眼睛就差不多恢复正常了。那天，我重复地用洋甘菊茶包敷眼睛，第二天，我的眼睛恢复了健康。

洋甘菊的用法

可能我们中的很多人都非常熟悉洋甘菊茶包，只需把这种茶包放在热水里浸泡几分钟，然后就可以喝到入口微甜、芳香四溢的茶。虽然你喝到了美味的茶饮，但是如果想用洋甘菊舒缓焦虑，治疗失眠，缓解疼痛，消炎以及缓解感冒和流感症状的话，它需要的是一杯洋甘菊浓茶，而且浓茶的味道也更苦。

尽量不要买洋甘菊茶包，我建议买散装洋甘菊茶。散装茶不仅价格便

宜，而且沏出来的茶也更浓。在挑选散装茶时，要注意芳香越浓郁的茶，质量越好。洋甘菊易储存，如果放在阴凉处避光保存，可以储存好几年。

洋甘菊蒸汽吸入法可以有效地疏通堵塞的鼻腔。使用方法很简单，只需要把一撮洋甘菊放入一个中号碗中，然后往里倒入几杯刚烧开的水，并搅拌均匀，让花朵充分浸泡。然后把脸靠近碗的上方，用一条毛巾围住头和碗之间的空隙，避免蒸汽流失。在蒸汽里深呼吸，持续尽可能长的时间，如果有需要，可以继续向碗里加热水。

推荐用量

只用少量洋甘菊并进行短时间浸泡，就可以沏出美味的茶饮。如果你不仅仅是把洋甘菊当作饮料饮用，那么你需要放入更多洋甘菊，茶更浓更苦才能发挥多种药效。

药用洋甘菊用量：

茶：每天9~15克。

酊剂（干花）：草药和溶液的比例为1：5，使用浓度为40%的酒精，每次使用3~6毫升，每天3次。

特殊注意事项

在一般情况下，洋甘菊对任何人来说都是安全的。但对于一些对菊科植物过敏的人，洋甘菊也可能使他们过敏。

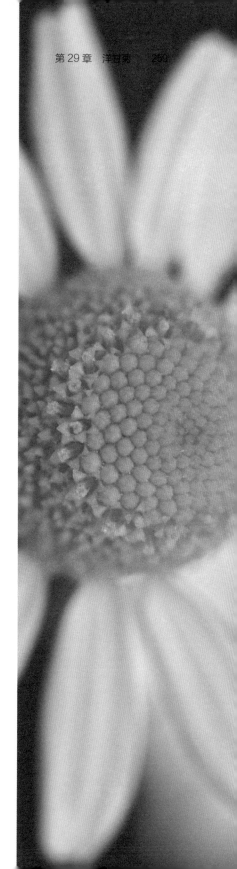

洋甘菊洗眼水

这是一款生理盐水洗液，非常简单。生理盐水可以缓解眼睛炎症，保护黏膜，用洋甘菊洗眼液比单纯用水冲洗眼睛更温和。

制作这款洗眼水，你需要一个洗眼杯和薄纱棉布或者咖啡滤纸。洗眼杯可以用来治疗眼睛炎症（如结膜炎）和眼睛感染，在绝大多数药店都可以买到。

在制作过程中，所有用具都要消毒。在使用前，请用热的肥皂水清洗所有用具，或者把它们煮一下。如果你想用洗眼杯治疗眼部感染，那么，在治疗完一只眼睛后，先清洗洗眼杯，然后再治疗另一只，避免两只眼睛交叉感染。

我在这里介绍的洗眼水可以一天使用多次，但是必须当天制作当天用完，避免污染。

成品：1杯

用料：

1杯蒸馏水①

1/2汤匙（海盐或者天然盐，不要用食用盐）

2汤匙干洋甘菊

---

① 只能用蒸馏水。自来水可能含有对眼睛有害的氯化物、氟化物以及其他化学物质。

---

1. 在平底锅中加入水和盐，烧开并轻轻搅拌，直至盐完全溶解。大概烧5分钟，水才能烧开，待水烧开后关火。

2. 往烧好的盐水中加入洋甘菊，并盖上盖子浸泡10分钟。浸泡好后用薄纱棉布或者咖啡滤纸过滤掉茶叶，记住，在过滤时不要挤压纱布包。水中不能残留任何洋甘菊残渣，一点儿也不能有，以防刺激到眼睛。

3. 把过滤好的溶液放到一个带有出钢槽的玻璃量杯中，晾凉。

4. 在溶液还有余温时，把它倒入一个消过毒的洗眼杯中，盛半杯就可以。在使用洗眼液时，头微微向前倾，把杯子靠近眼睛。握住杯子让它紧贴眼窝，然后头微微向后仰。眨几次眼睛，让洗眼液直接接触到眼睛后闭上眼睛，继续把洗眼杯放在眼窝处1~2分钟。（如果有需要，另一只眼睛也重复同样的动作。）

用料：

1汤匙干洋甘菊

1$\frac{1}{2}$茶匙燕麦秆

1$\frac{1}{2}$茶匙玫瑰花瓣

1英寸长的香草豆荚，切碎

蜂蜜，根据个人口味添加（可选）

洋甘菊玫瑰香草茶

这款茶具有很好的镇静作用，非常适合在餐后饮用。凯茜·伊齐是我的一个制作方法试验员，她认为这款茶和优质红酒有很多相似之处。她说，在饮用这款茶时，你会感到口感细腻、醇厚、香气淡雅，这款茶带给人身心愉悦舒适的感觉。她还说，添加香草能让这款茶的味道更加回味悠长。

成品：1$\frac{1}{2}$杯

1. 把1$\frac{1}{2}$杯的水烧开。把烧开的水浇到草本植物上，然后再盖上盖子，浸泡15分钟后，过滤掉茶叶。

2. 如果需要，可以在茶中加入蜂蜜。

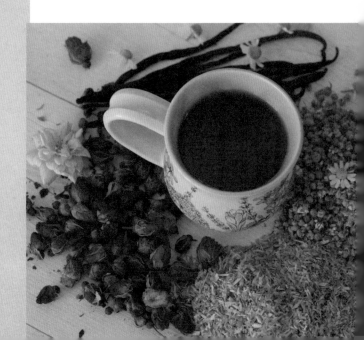

洋甘菊冰棒

　　洋甘菊冰棒无疑是夏日里最美的享受，同时还对各个年龄段的孩子有很多好处。这个制作方法可以提供人体所需的电解质，给夏季运动频繁的孩子补充水分，而且还可以解决一些消化问题，如腹泻、腹痛以及呕吐。在制作冰棒时，你需要一些木棍和冰激凌模具——纸杯也可以。

成品：6根，每根3盎司

1. 把 $1\frac{1}{4}$ 茶杯的水烧开。在茶杯中放入洋甘菊和芙蓉花，然后浇上热水并浸泡10分钟。

2. 把茶叶过滤出来并放到一个小碗里。趁热在混合物中加入适量蜂蜜。搅拌均匀，让蜂蜜充分溶于茶叶。（因为随后还会加入酸奶，所以在这里要注意甜度。）

3. 加入盐和柠檬汁并搅拌均匀。把混合物静置5分钟。

4. 加入酸奶，并搅拌均匀。

5. 把混合物倒入模具和纸杯中，并在液体中间插入木棍，然后放入冰箱冷冻。（可能需要冷冻几个小时后才会好。）

6. 最好在一周内食用完，以免冰棒上生出冰碴。

用料：

2汤匙干洋甘菊

1汤匙干芙蓉花

3~4汤匙蜂蜜，或根据个人口味添加①

少许盐

1汤匙柠檬汁

1杯希腊风味酸奶

---

① 如果你这个冰棒是为两岁以下的孩子制作的，用糖来调制甜味，但不要用蜂蜜，防止肉毒杆菌中毒。

第 30 章

咖 啡

绝大多数人并不认为咖啡是一种草本植物。但是，如果我们把草本植物定义为药用植物，那么咖啡不仅是草本植物，还是世界上受欢迎的药用植物之一。每年，人们会喝掉 5 000 亿杯咖啡，全球有超过 7 500 万人以咖啡谋生。

也许，人们觉得咖啡不是药用植物的原因是我们对它的过度使用。在美国，我们很少听说草药医生建议用咖啡给人治病，这可能是因为在美国，超过 50% 的人有自己喝咖啡的习惯。因此，草药医生反而会建议人们不要过度和随意喝咖啡，因为有些人对咖啡过敏。

实际上，咖啡不仅能够让我们恢复活力，还可以改善我们的认知功能，预防并治疗神经退行性疾病，预防 2 型糖尿病，保护心脏。

虽然我们经常听人说起"咖啡豆"，但实际上我们使用的是咖啡的种子。（在此说明，我在本章中会使用咖啡豆一词。）

植物学名：*Coffea arabica*，*Coffea robusta*，*Coffea liberica*

科：茜草科

可用部分：烘焙好的种子（通常被称为"豆"）

能量：凉、干

味道：苦

植物性能：刺激、利尿、促进血液循环、通便、调节血糖、扩张支

气管、收缩血管、抗氧化、保护心血管以及调节炎症

植物用途：缓解疲劳、治疗便秘、治疗胰岛素抵抗，刺激消化、增强认知能力、治疗症状性气喘、头疼、保护心脏健康和消炎

植物制剂：咖啡饮料，咖啡因提取物，还可用于烹饪

有这样一个传说，大约1 000年前的埃塞俄比亚，一个牧羊人注意到他的羊在吃了一种小灌木丛里的果实和叶子后，会变得非常活泼，而且难以控制。在这个牧羊人亲自尝试了这种果实后，他发现自己变得很兴奋——这就是关于咖啡起源的传说。

人们普遍认为是阿拉伯人学会了如何烘焙咖啡豆，并把咖啡豆变成了美味饮料。阿拉伯人垄断全球的咖啡豆贸易达数百年，后来，咖啡从管理严格的种植园被私运出来，在赤道附近地区被广泛种植。

咖啡的历史也有其阴暗的一面。随着人们对咖啡的需求日益增长，政府和大企业主受到利益驱使开始砍伐当地原始森林，摧毁本土文化，只为了腾出更多的土地种植咖啡。数以百万的独立农民被迫从事咖啡种植业，把无数家庭和整个国家的命运全放在了小小的咖啡豆上，人们的命运随着咖啡豆起伏。

从20世纪90年代起，人们开始意识到咖啡对经济产生的消极影响以及对环境造成的破坏。也由此产生了很多确保农民拿到合理价格的组织和合作社。如今，咖啡是世界上规模最大的公平贸易产品。在购买咖啡时，公平贸易是唯一的道德选择。在选择咖啡时，我们应该选择具有可持续性发展的"荫栽"和"有机"咖啡，同时维护森林的生物多样性，在栽培咖啡时不要打任何农药。

咖啡的种类

我必须承认，我喜欢咖啡。在我们生活的小山谷里，有一家名为蓝

星咖啡的咖啡烘焙公司，因此我感到非常荣幸。蓝星咖啡公司购买的绿色（绿色是指生的、未经烘焙的咖啡豆）咖啡豆源自那些遵循公平贸易原则，用有机和遮阴的方式进行种植咖啡的种植园。咖啡厂的一位老板叫作丹·多诺霍，他告诉我们，咖啡豆的味道因种植条件和气候不同而不同。不同的年份，同一株咖啡树生产的咖啡豆都可能有很大的不同。作为一个草药医生，我觉得这特别有趣，这也进一步说明大自然是无法标准化的。

人们常常误解脱因咖啡的的含义，觉得它不含一点儿咖啡因。实际上，虽然在这类咖啡里，绝大部分咖啡因已经被提取掉，但仍有高达3%的咖啡因残留，这对咖啡因过敏的人依然会产生不良影响。

过去，我们把咖啡豆浸泡在化学溶剂（如苯，一种有名的致癌原）中提取咖啡因。现在，人们主要用二氯甲烷和乙酸乙酯提取咖啡因。支持这种提取方式的人声称，用这种方法提取咖啡因后，几乎不会有任何溶液残留在咖啡豆上。但是，关于这些化学物质，我们的担忧不仅仅关于它们对咖啡豆的影响，还包括在加工过程中，我们对环境造成的影响。不要购买有致癌物质的咖啡豆，也不要购买在生产过程中会对环境造成化学污染的咖啡豆，我建议你们选择用水或者二氧化碳去除咖啡因的咖啡豆。

咖啡的价值

如果要用一句最简单的话概括咖啡的药用价值，那就是咖啡具有刺激性。咖啡可以激发活力、促进血液循环、刺激消化甚至可以刺激排尿。咖啡主要通过影响中枢神经系统，抑制副交感神经中的"放松和休息"神经系统并增强交感神经的"战斗或逃跑"神经系统的活动发挥作用。喝了咖啡后，我们最明显的感觉就是精力充沛——这也难怪我们在早上起来时尤其爱喝这种饮料。

实际上，咖啡具有唤醒、激发活力的作用。从生理上来讲，咖啡具有加快心率、促进血液循环、利尿、促进胃酶分泌以及加快肠道蠕动的作用。胃酶是促进消化的重要因素，而且，在咖啡的刺激下，肠道会进行自然蠕动，这也是人们习惯早上喝一杯咖啡的原因。

咖啡具有很高的抗氧化性。在美国，咖啡很可能是很多人的抗氧化剂的头号来源。

抗疲劳，缓解抑郁

人们喜欢咖啡，是因为它的味道，因为它在早上带给我们的温暖与舒心。一些人说，咖啡是晨起的最佳礼物。如果你曾在早上喝过咖啡，那你就会知道这种感觉。

很多人喜欢喝咖啡抗疲劳、提神。很多研究表明，咖啡尤其适合那些值夜班、工作严重超时，或者一整天都在做单调重复工作的人。咖啡可以在短期内让人头脑清醒，提高警觉性，而且相对安全。

早晨喝一杯咖啡，会让人心情愉快。研究指出，这种愉悦的心情可能会持续很长时间。流行病学研究已经证明了咖啡因的摄入和抑郁水平之间的反比关系。

提神醒脑

无数研究表明喝咖啡有助于提高认知能力。有一项研究非常有趣，它研究了咖啡因和外向型性格的关系。研究表明虽然咖啡因可以缩短反应时间，提高新信息的编码速度，但那些性格更加外向的人在系列回忆以及记忆任务中得到的改善更为明显。这个研究证实了草药医生早已知道的事实：每个人是不同的，因此都需要医生给出个性化的建议，而不是万能灵药。

研究同时也表明，喝咖啡有助于降低患阿尔茨海默病和帕金森病的风险——两种最普遍的神经退行性疾病。一项研究发现，中年时每天喝3~5杯咖啡可以降低65%的晚年患阿尔茨海默病的风险。虽然研究人员并不知道这个作用的确切工作机制，但他们猜想这很可能是因为咖啡中富含抗氧化物质或者是因为咖啡可以降低胰岛素抵抗。

促进排毒

研究表明，经常喝咖啡有助于肝脏健康，肝是人体的重要排毒器官。一项研究表明，对那些经常喝酒的人来说，咖啡的护肝作用尤其明显。另一项研究表明，即使脱因咖啡也能够抑制肝脏内异常酶的分泌。研究人员就此推理，咖啡因并不是咖啡中唯一的药用物质。有研究表明，咖啡对那些患有慢性传染性丙型肝炎的患者也有疗效。

咖啡可以逐渐提高肾脏的过滤效率，进而增加排尿。但是，人们很快就会对这种作用产生耐受性。过去，人们普遍认为咖啡会导致脱水，但显然，这不是事实。

减轻胰岛素抵抗、炎症和心脏疾病

临床研究表明，轻度烘焙和中度烘焙的咖啡可以减少人体的氧化应激和炎症。研究人员猜测，可能是因为咖啡富含抗氧化剂，因此可以治疗很多因氧化性损伤产生的慢性疾病。（例如，糖尿病、心脏病、神经退行性疾病和肝硬化。）

咖啡对预防胰岛素抵抗和减轻炎症代谢疾病的负面影响有很多益处。每天喝3~5杯咖啡的人患2型糖尿病的风险会显著降低。一些研究表明，一天喝7杯咖啡对人体有好处，但也有一些人喝7杯咖啡后容易出现不良反应，如焦虑和紧张不安。

多项研究表明，经常喝咖啡会降低人们患炎症性心脏病（往往和2型糖尿病有关）的风险。也有研究表明，咖啡可以改善血管内皮功能，降低女性患心脏性猝死和冠心病风险。 咖啡一直被认为具有降血压的功效，但临床试验却得出了相反的结果，这可能是因为个体差异。

咖啡的用法

在一年左右的时间里，生（绿色的）咖啡豆都可以保持新鲜。烘焙过的咖啡豆最好在6个月内用完。为了保持最佳口感，研磨好的咖啡豆请尽快用完。预先磨好的且烘焙过的咖啡不建议购买。无论是在家里还是在咖啡店，喝咖啡时最好是使用现磨的咖啡。

制作完美咖啡的另一个关键步骤是研磨咖啡豆。细磨咖啡适用于快速压水煮法，做成浓缩咖啡。中度研磨的粉末适合滴流咖啡或手冲咖啡。

要想得到一杯完美咖啡，最好在你家附近寻找一家咖啡豆烘焙公司，一家遵守公平贸易原则且以遮阴方式种植的有机咖啡豆为原料的公司。如果你家附近没有这样的企业，有很多小型烘焙公司，都提供送货服务，可以为你提供新鲜的烘焙咖啡豆，如蓝星咖啡公司。

最近几年，一次性咖啡机越来越流行。虽然一些人可能认为这样的咖啡机十分方便，但也有很多人认为用这种咖啡机煮出来的咖啡品质低劣，而且还会产生大量塑料和铝垃圾。这些一次性咖啡机所用的咖啡豆几乎很少有遵循公平贸易原则、避荫栽种的有机咖啡。这意味着，这些咖啡还没有喝，就已经危害了人类的生存环境。

特殊注意事项

饮用过量咖啡会给我们带来很多潜在的危害。咖啡是否对你的健康有好处，取决于你的体质以及你现在的健康情况。

有些人喝一杯咖啡就会感到不适，如感到过度亢奋或者紧张不安，那就要引起注意，不要喝含有咖啡因的咖啡。如果某天你感觉压力大、极度焦躁、失眠、精力过度活跃，一旦出现了这些症状，或者是其中的一种，都不要喝咖啡，因为咖啡会加重这些症状。

在选择脱因咖啡时，不要用苯、二氯甲烷和乙酸乙酯这类刺激性的化学溶液去除咖啡因的咖啡豆，应该选择用水或者二氧化碳去除咖啡因的咖啡。

有人会过度依赖咖啡，这会给人的整体健康带来短期，甚至长期的危害。例如，咖啡会扰乱一个人的睡眠习惯。当一个人晚上睡不好时，第二天就会感到疲累，然后就会想喝更多咖啡。咖啡喝多了会再次影响晚上的睡眠，这样就形成了一个恶性循环。

咖啡有可能会让人上瘾。长时间喝咖啡会提高身体对咖啡的耐受性，进而人们会喝更多的咖啡。突然不喝咖啡可能会导致脱瘾症状，如头疼、疲劳、大脑不清醒等。最好的办法是慢慢减少咖啡用量，而不是一下子停止。

咖啡可能会导致或者加重胃灼热。

不建议孕妇饮用咖啡。

芳香冷泡咖啡

与传统的热咖啡相比，冷泡咖啡更加香浓，而且苦涩的味道也更少。在这个制作方法中，我加入了肉桂和小豆蔻两种香料。在炎热的夏季里，我喜欢泡上一大罐咖啡放到冰箱里，把它当冷饮饮用。

成品：$2\frac{3}{4}$杯

用料：
1 杯粗磨咖啡粉
1/2 茶匙肉桂粉
1/4 茶匙小豆蔻粉
奶油（可选）
蜂蜜或者糖，根据个人口味添加（可选）

1. 把粗磨的咖啡粉和香料放入一个1.1升的罐中，在罐中注满水并搅拌均匀。盖上盖子，把罐子放到冰箱中，放置12个小时。

2. 用咖啡过滤器或者薄纱棉布过滤掉咖啡渣和香料。冷泡的浓缩咖啡可以在冰箱中保存1周。

3. 想喝咖啡时，把咖啡浓缩物和水以1：2的比例冲泡。我喜欢在冲泡时加入奶油，这样的话，咖啡、水和奶油的比例就是1：1：1。如果有需要，在饮用前可以加入蜂蜜或者糖，也可以加冰。

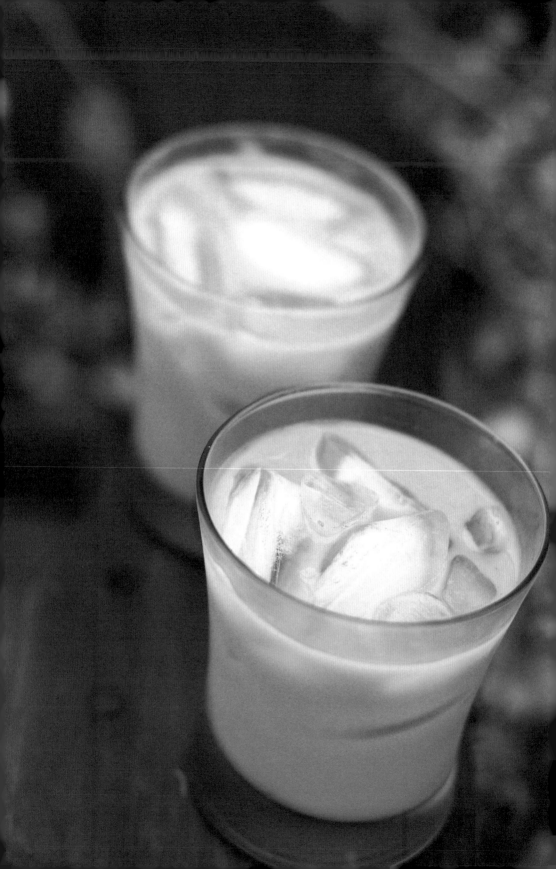

一杯完美的法式滤压咖啡

你可能会问，法式滤压咖啡和用其他方法煮的咖啡有什么区别？在参观蓝星咖啡公司时，公司的老板丹·多诺霍告诉我："法式滤压不用滤纸，滤纸不仅会阻隔研磨得最细的咖啡颗粒通过，还会阻隔烘焙过的咖啡豆中的一部分油脂。与其他过滤法相比，法式滤压法可以让人们得到更多咖啡，用这种方法制作出来的咖啡口感也更醇厚。"

丹同时提醒我们，正确研磨咖啡也很重要："研磨的咖啡一定要用非常热的开水泡，颗粒的大小会对萃取量有影响。如果研磨过细，过度萃取会带出咖啡的木质味道。如果研磨得太粗，所得咖啡的色泽浅且味道淡。"他建议研磨咖啡时用磨盘式磨碎机，因为这样磨出的"咖啡粉不仅颗粒均匀，而且大小也适合法式滤压法"。他还指出，粗磨咖啡适合制作出滴流咖啡。粗磨后的咖啡颗粒大小和粗砂差不多。

丹非常了解咖啡，他的指导也非常专业，根据他的指导，你可以冲泡出完美的法式滤压咖啡。但在你开始之前，请记住以下事项：

在称量咖啡时一定要仔细，因为咖啡和水的比例会影响到咖啡浓度。一开始的时候，可以用两茶匙咖啡配168~224毫升水；慢慢地，你可以按照自己的口味调整比例。冲泡的比例对口感的影响非常重要；如果咖啡过浓，可以

用料：
两大汤匙粗磨咖啡粉
3/4~1 杯泉水（或者刚接的自来水）

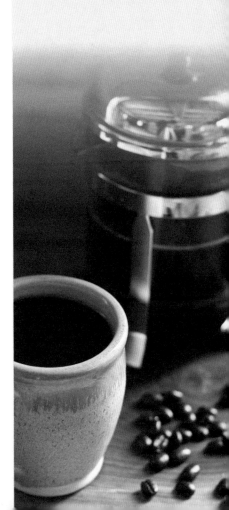

适量加入一些热水或者牛奶。

烧水时，水一烧开，就马上关火，然后把水倒入法压壶内。刚烧开时水的温度是100摄氏度，在你用的时候，水温在93~95摄氏度，这个温度最适合泡咖啡。

成品：1杯

1. 把水烧开。在烧水的过程中，先称量磨好的咖啡，并装入法式滤压壶中。

2. 水一开，就马上关火，然后把水加入法式滤压壶中，刚好浸湿咖啡。用勺子轻轻搅拌咖啡粉，确保所有咖啡粉都变湿，但不要剧烈搅拌混合物。

3. 如果咖啡豆非常新鲜，先放置一会儿，让咖啡粉充分膨胀后再加入剩下的水。

4. 盖上咖啡壶的柱塞，然后向下压，让所有的咖啡粉都浸泡在水中。

5. 咖啡品质和用水浸泡咖啡的时间有关。通常来说，浸泡4分钟就可以，（丹指出，他一般喜欢再多泡10秒）然后小心地压下柱塞，分离咖啡溶液和咖啡粉末。

6. 从法压壶中倒出煮好的咖啡。根据个人喜好，在品尝前加入奶油或者甜味剂。

第 31 章

蒲公英

我最喜欢梅索山谷的春天。这里生长着很多向日葵，每到春天，漫山遍野的黄色花朵把山谷变成了金色的海洋。这时，草丛中我最喜欢的野草也开始露出如太阳一样的芽苞。

最喜欢的野草，这听起来似乎有点儿奇怪，但是蒲公英的确是一种野草，而且是一种有很多优点的野草。蒲公英是一种十分慷慨的植物，它的每一部分都可以食用或者入药。而吹蒲公英的种子是一种老少咸宜的娱乐方式——也有人说，这是对自由的渴望。

蒲公英如此美味而且药用价值也高，所以我很困惑，为什么会有那么多人轻视它。人们不拿着工具收割这种免费的食物和药材，反而喷洒有害的化学物质杀死它们。在那些除草剂中，很多都有致癌风险，而且还会让土壤和水中毒，杀死鸟和蜜蜂。

为什么人们这么"憎恨"蒲公英？是因为草坪应该"不掺杂草"，还是因为蒲公英会让一块地方看起来不整洁？因为这些理由就毒害我们美丽的地球，值得吗？是时候结束我们和蒲公英的战斗了，我们应该学着接受它，毕竟它给我们带来了如此多的免费好处。

植物学名：*Taraxacum officinale*

科：菊科

可用部分：根、叶、花

> **能量**：凉、干
>
> **味道**：苦（叶子）；苦、甜（根）
>
> **植物性能（叶子）**：利尿、增强体质、富含营养、刺激消化、促进胆汁分泌
>
> **植物性能（根）**：增强体质、富含营养、利胆
>
> **植物用途**：治疗消化不良、治疗皮疹、保湿、补充营养、维护肝脏功能健康
>
> **植物制剂**：汤剂、酊剂、食物

因为蒲公英易于传播，因此，在欧洲和亚洲的广袤土地上，我们很难指出它的原产地。现在蒲公英在世界各地都有生长，主要生长在有阳光照射的扰动土中。

据说，最早是欧洲定居者把蒲公英带到美国的，他们在离开家乡时，感觉离不开这种重要的食物兼药草。的确如此，现在在欧洲的很多国家，蒲公英依然很受欢迎。蒲公英的花通常被制成果酱或者红酒。我的丈夫是一位法国人，他依然记得春天时和他的妈妈采摘蒲公英叶子制作美味沙拉的事情。在本章，我会主要介绍蒲公英的根部和叶子的药用价值。

蒲公英的价值

蒲公英的叶子是一种营养含量最高的蔬菜之一。蒲公英的嫩叶富含维生素C、维生素K1、钾、镁和β-胡萝卜素。在欧洲的很多国家，人们都有在春天采摘蒲公英嫩叶食用的传统，这不仅是因为蒲公英有营养，还因为蒲公英有助于促进消化。

有助于消化

蒲公英的叶子味道微苦。正如我前面提到的，吃苦味的东西，哪怕只

咬一口，都会对消化道分泌物产生连锁反应。苦味会刺激人分泌唾液，唾液有助于分解碳水化合物。苦味能够刺激胃液分泌，胃液有助于消化蛋白质。苦味也有助于促进胆汁分泌，胆汁能够分解脂肪。因此，蒲公英除了自身富含高营养外，还能够促进消化，帮助我们吸收食物中的营养成分。

利尿

蒲公英另外一个重要作用就是作为利尿药。在法语中，蒲公英被称为"pissenlit"，意思是"尿在床上"。如果你在睡前喝了一杯蒲公英茶，那么你就知道这个法语词到底是什么意思了：你这一个晚上至少去5次卫生间。

很早以前，草药医生就经常用蒲公英给病人去除身体里的多余液体和湿气，如治疗浮肿和高血压。当你吃了蒲公英叶子或者喝了蒲公英茶，你就可以亲自体验一下它的利尿作用了。

一项临床试验已经证明了蒲公英叶子的利尿作用。蒲公英叶子被认为是留钾利尿药。那也就是说，它和其他利尿药不同，蒲公英本身富含钾，不会造成人体钾元素的流失或者缺少。

蒲公英根的价值

蒲公英根对肝有好处，它不仅能增强肝功能，还可以消炎。草药医生经常用蒲公英根维护肝脏健康，解决肝脏功能不佳问题。从药草学来说，肝脏功能不佳可能和消化不良、皮疹（如湿疹和痤疮）以及经前期综合征引发的内分泌失调有关。

助消化，有益肠道菌群健康

蒲公英根通过增强肝功能保证健康的消化。因肝功能不佳引发的消化不良主要表现在：无法消化脂肪、陶土色大便、恶心、气胀、胃气胀、头疼。蒲公英根药效温和，有助于肝脏健康并可以解决这些常见的消化问题。

蒲公英根中也含有大量菊糖，菊糖是一种有利于肠道菌群的糖类。因为人类无法消化菊糖，因此菊糖会进入结肠，并在这里发酵，为肠道中的有益菌提供食物。（蒲公英叶子里也含有对健康有益的菊糖。）

过去几十年里，抗生素滥用严重，我们现在已经意识到了一个健康而复杂的微生物群落对我们的重要性。研究人员已经证明了肠道菌群和炎症性消化问题之间的关系，例如，肥胖、免疫功能低下以及过敏。要想确保拥有一个健康的肠道菌群，这些方法可以借鉴：吃发酵的食物，住在不卫生的环境里（在泥里玩对你有好处！），不要经常服用不必要的抗生素，吃富含营养的食物，如蒲公英根。

维持健康的激素水平

关于如何以自然健康的方式"平衡激素"有很多讨论，很多医生建议利用外部生成激素创造内在激素平衡。这种做法在有些时候非常必要，但我认为首要的治疗方式还是解决我们身体的内在环境，尤其是和肝脏相关的内在环境。

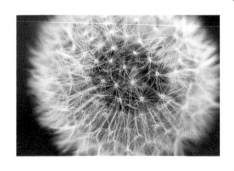

肝脏在代谢激素的过程中有非常重要的作用。用性能温和的蒲公英根保护肝脏健康，有助于帮助我们维持健康的激素水平。草药医生经常用蒲公英根帮助女性解决内分泌失调问题，包括痛经、情绪波动大和月经失调。

治疗关节炎

很早以前，草药医生就在用蒲公英根治疗关节炎。蒲公英根可以减少关节内的积液，调理炎症、加强营养吸收。到目前为止，科学家们已经从蒲公英根中提取出一种成分，即蒲公英甾醇。蒲公英根之所以能消炎，并缓解关节炎导致的疼痛，很可能是因为这种物质。

防治癌症

一直以来，草药医生就有用蒲公英根维护癌症患者健康的传统。最近，蒲公英根的这一功能已经引起了科学家们的关注，已经有多项以分析成分为基础的体外研究表明，蒲公英根在增强免疫力和对抗癌症细胞方面具有积极作用。我希望尽快有临床试验能够证明蒲公英根的这一传统功效。

蒲公英的用法

如果你足够幸运，在你周围就有蒲公英生长，那么你就可以亲自采摘它们。但是，一定要保证你采摘到的植物是真的蒲公英，如果不确定，就咨询一下真正认识蒲公英的人，因为有很多植物都和蒲公英很像。在野外或者自家院子里采摘时，也一定要确定这些蒲公英没有打过农药或者没有受到过任何污染。

在采摘叶子时，春天时的嫩叶最可口。如果你摘到的蒲公英叶子很老，它们不仅味道特别苦，有的部分甚至都不能食用。

蒲公英叶子（和它们的近亲菊苣叶子）现在在菜市场里越来越容易买到。如果你家附近的菜市场没有销售的，你可以问问是否能订购。干的蒲公英叶子还可以泡茶喝。

干的蒲公英根可以在药店里买到。

蒲公英花也可以食用，或者把它们制成果酱或者红酒。

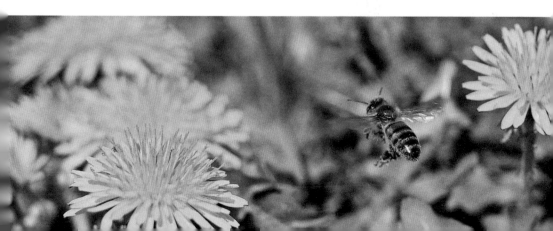

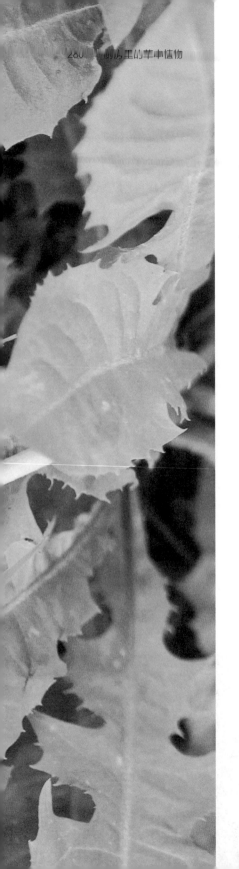

推荐用量

蒲公英是一种药食两用植物，因此可以多吃一些。

药用蒲公英根和叶子用量：

茶（叶子）：5~9克，全天少量多次饮用。

酊剂（干叶子）：草药和溶液的比例为1：5，使用浓度为30%的酒精，每次使用3~4毫升，每天3次。

汤剂（根）：每天使用9~15克。

酊剂（根）：草药和溶液的比例为1：2，使用浓度为30%的酒精，每次使用4~5毫升，每天3次。

特殊注意事项

每年，美国的除草剂用量高达8 000万磅，它们主要都被用来杀死蒲公英。绝大多数除草剂都没有经过安全性测试，没人知道它们是不是会致癌。这些除草剂对儿童和胎儿的危害最大。因此，在采摘蒲公英时，一定要确保你采摘的叶子不含有任何有害的化学物质。

烘焙蒲公英和灵芝茶

这是我最喜欢的一种混合茶。烘焙过的蒲公英根带有坚果的味道，掩盖了灵芝的苦涩。蒲公英根和灵芝对肝脏有很多好处。如果你没有灵芝，只用蒲公英根也可以。

你可以买已经烘焙好的蒲公英根。如果自己烘焙的话，用中火加热磨碎的干蒲公英根，最好放在铸铁锅内烘焙（也可以选择用不锈钢锅）。当根变成棕色，并伴有香味飘出时，就说明烘焙好了。因为蒲公英根和灵芝的大小形状都不一致，因此最好通过称重确定用量。

成品：$1\frac{1}{4}$ ~ $1\frac{1}{2}$杯

用料：
6克干的灵芝片
10克烘焙过的蒲公英根

1. 准备两杯水放入锅里，用温火慢炖灵芝和蒲公英根30~60分钟，也可以把灵芝和蒲公英根放到慢炖煲里，然后调成低档，浸煮一晚，但不需要多加水。
2. 煮好后过滤掉药渣，在一天内饮用完。

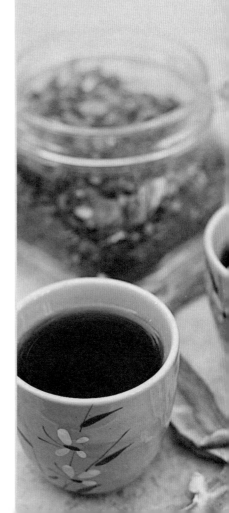

蒲公英根醋

用料：
新鲜或者干的蒲公英根
苹果醋
带有玻璃盖或者塑料盖的
罐子

蒲公英根富含多种矿物质，苹果醋有助于人体吸收矿物质。如果经常食用蒲公英根，采用这个制作方法非常方便。你可以用这款醋拌自制沙拉酱，或者在餐前饮用，帮助消化（取1汤匙醋，然后用水稀释饮用）。

这个制作方法里的各种材料没有规定的用量，你可以按照自己的想法确定，我在家做的时候也是一样，可见这个制作方法多么简单。例如，如果你想要制作2杯醋，你需要大概2杯新鲜蒲公英根或者2/3杯的蒲公英根，以及约$1\frac{1}{2}$杯醋。

成品：自己决定

1. 如果用新鲜蒲公英根制作，先把根切碎，然后装满罐子。如果用干的蒲公英根，只需装到罐子的1/3就可以（给干的草本植物留足膨胀空间）。

2. 在罐子中加满苹果醋，再盖上玻璃盖或塑料盖，如果使用金属盖，需在瓶口放一张仿羊皮纸或者蜡纸（因为醋会腐蚀金属）。

3. 浸泡2周，每天晃动一下。做好后过滤掉残渣。这种醋不需要放在冰箱保存（放入也可以）。请在1年内食用完。

蒲公英香蒜沙司

　　松仁的坚果味和柠檬的甜香淡化了香蒜沙司的苦涩味道。如果你自己没有种植蒲公英，那可以在超市里的农产品区买到。这个沙司可以用来搭配薄脆饼干、面包或胡萝卜食用，也可以作为调味料放在肉、蔬菜和鸡蛋的上面。

成品：2 杯

1. 除了帕尔玛奶酪，把其余所有食材全部放到搅拌机或者食物食物处理机中，进行搅拌，直到食材变得均匀细腻，如果混合物过于黏稠，可以加点儿橄榄油。
2. 加入帕尔玛奶酪，继续搅拌，直到混合物变成细腻的黏稠状。
3. 把制好的沙司放入冰箱储存，3 天内食用完。

用料：

1/2 杯去皮松仁

三瓣蒜，捣碎

2 杯新鲜蒲公英叶，切碎

1 汤匙柠檬汁，38 克橙皮

1/2 杯特级初榨橄榄油

95 克海盐

1 茶匙姜黄粉

1/2 汤匙现磨黑胡椒

1/4 杯碎帕尔玛奶酪

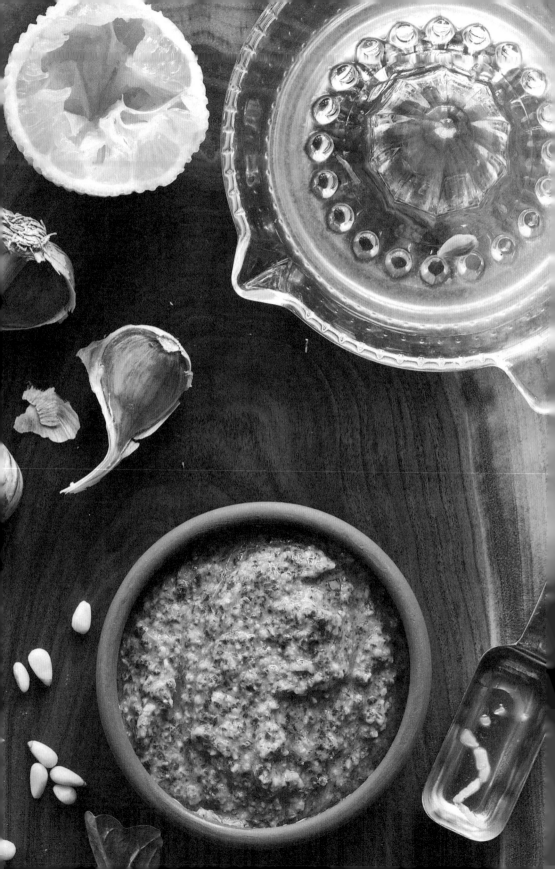

甜味

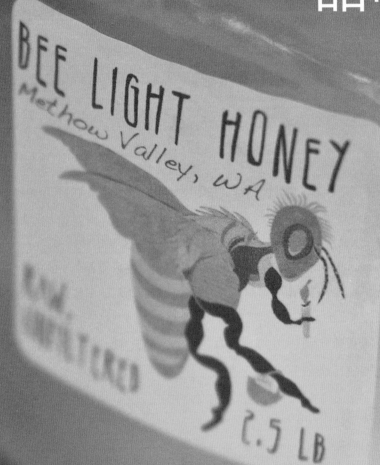

BEE LIGHT HONEY
Methow Valley, WA

RAW,
UNFILTERED

2.5 LB

第 32 章

南非醉茄

从很早以前开始，南非醉茄就是在印度和非洲非常受欢迎的药用植物。近年来，这种药用植物引起了西方草药医生的广泛关注，因为它不仅能够让疲惫的人恢复精力，还具有镇静作用，帮助人们缓解焦虑和压力。

Ashwagandh（南非醉茄）这个词翻译过来是"马尿或者马汗的味道"。不要被这个翻译吓到，南非醉茄是一种非常神奇的药草。虽然它可能闻起来不像玫瑰那么香，但关于南非醉茄有一个俗语——"吃了它，你会力大如牛"。南非醉茄在帮助人们恢复精力方面效果显著，而且没有副作用，尤其适合患有多种慢性疾病的现代人。

别名：冬樱花、印度人参

植物学名：*Withania somnifera*

科：茄科

可用部分：根（主要）、叶子和果实

能量：温、湿

味道：甜、苦

植物性能：适应原、抗炎、抗氧化、抗焦虑、壮阳、调节免疫功能、保护心脏

植物用途：抗疲劳、治疗异常消瘦、恢复健康、维持生殖健康、治

疗甲状腺功能减退、减少失眠、治疗神经退行性疾病、治疗哮喘、
治疗关节炎、治疗纤维肌痛和胰岛素抵抗，同时它还可以延年益寿，
壮阳，缓解焦虑

植物制剂： 粉末、酊剂、汤剂

南非醉茄和西红柿、土豆属于同一科，它的生长方式类似于西红柿
（包括生长条件和生长结构）。在阿育吠陀医学文献中，对南非醉茄的记载
最早可追溯到 3 000~4 000 年前。阿育吠陀医学体系认为南非醉茄是一种罗
摩药用植物，即一种能够让人恢复活力，增加寿命的草本植物。罗摩药用
植物被认为是一种可以延缓身体老化的"灵药"。

南非醉茄的价值

在西方，我们认为南非醉茄是一种适应原药用植物。适应原药用植物
是指可以从整体上调理身体，滋补健身的草本植物。南非醉茄通常用于当
人们感觉筋疲力尽，没有精神的时候。

改善睡眠，缓解焦虑

你有时会感到疲劳、焦虑或身体衰弱吗？你是否在为睡个好觉而想尽
办法？南非醉茄具有加强和安抚神经系统的功效。在服用一段时间后，它
可以有效改善睡眠，缓解焦虑。很多人都因为焦虑而无法得到良好的睡眠，
慢慢地就会形成恶性循环，而南非醉茄可以改善这种情况。

南非醉茄因为能够提高生命活力，又被称为"印度人参"。而人参因为
刺激性过强，许多患有焦虑症的人不宜服用。但印度人参不同，它不仅可
以缓解焦虑，还能够舒缓神经。

在一项针对焦虑的研究中，参与者被分成两组，一组服用小剂量的南
非醉茄和多种维生素，同时辅以深呼吸练习和健康的饮食；另一组接受心

理辅导，同样也进行深呼吸练习，但服用的不是南非醉茄，而是安慰剂。在8周后，与安慰剂组相比，服用南非醉茄的参与者的焦虑情绪得到了明显的缓解。（我喜欢这个研究，它不仅是研究一剂草药，而是从整体上调理人的身体健康。）

恢复精力

南非醉茄不仅能够缓解日常生活中的疲劳，也有助于接受化学治疗的乳腺癌患者恢复精力。在一项特殊的研究中，南非醉茄有效地缓解了癌症病人身体虚弱的情况，而且提高了存活率。虽然研究人员指出，这种存活率的提高不具备统计意义，因此需要进一步地研究证实他们的发现。

南非醉茄能够增强甲状腺功能，因此可以帮助人们恢复精力，但这一功效需要更多临床试验来进一步证明。

增强生殖健康

南非醉茄长期以来一直被用于提高性欲和生殖能力。这一效果已经得到了现代科学的证实。在一项研究中，75名服用了南非醉茄的男性的精子质量得到了明显改善。研究人员解释说，这是因为南非醉茄具有抑制氧化应激和调节激素水平的作用。在另一项研究中，180名男性连续3个月每天服用5克南非醉茄。结果显示：南非醉茄不仅可以激活代谢路径和能量代谢过程中酶的活性，还能促进不育男性的精浆代谢和生殖激素的平衡。

也有研究表明，南非醉茄可以提高健康女性的性功能。在一个研究中，25名女性服用了南非醉茄根的提取物，而另有25名女性服用淀粉做成的安慰剂。连续8周后，服用南非醉茄的女性的性功能得到明显改善，包括润滑和高潮情况。

有利于大脑健康

南非醉茄的一个显著功能就是可以增强记忆力。在一项双盲安慰剂控制的临床试验中，20名男性每天服用两次干的南非醉茄叶子和根提取物，一段时间后，他们的认知能力都有了显著提高。这项研究的研究人员猜想，这可能是因为南非醉茄可以治疗影响认知能力的疾病。

另一项随机的双盲安慰剂控制实验表明，南非醉茄可以改善双相障碍病人的工作记忆、反应时间和社交能力。

增强免疫力

南非醉茄还对人体免疫系统有益。一项试验表明，南非醉茄可以增加4种不同的免疫细胞，这会引起免疫细胞的活动发生巨大变化。

癌症治疗专家兼草药医生唐纳德·扬塞报告称："在癌症病人接受化学治疗、放射性治疗和手术时，我在给他们调理身体机能的药方中都加入了南非醉茄。南非醉茄可以显著提高免疫系统功能的作用，这一点已经得到了证实。"

减轻神经性疾病

草药医生利用南非醉茄治疗各种退化、消耗性的慢性疾病，包括关节炎、纤维性肌痛综合征和慢性疲劳。因为南非醉茄具有强健身体组织、增强人的整体健康的功效，可以帮助人们重新获得力量。在卡尔沙和铁拉在二人合著的《阿育吠陀草药法》中，他们这样写道："阿育吠陀医学把它（南非醉茄）看作一种'基础'药用植物——一种可以滋养身体、调节代谢过程并稳定情绪的药用植物。"

多项研究表明，南非醉茄可以降低血糖，调节胆固醇水平，这表明在治疗胰岛素抵抗和2型糖尿病时，南非醉茄也是非常重要的一种药用植物。

南非醉茄的用法

传统上，南非醉茄通常被研磨成粉末使用，这也是我最喜欢的用法。虽然南非醉茄可以单独使用，但在阿育吠陀医学中，南非醉茄经常用于各种制作方法中。有很多复杂的制作方法都含有南非醉茄，但通常南非醉茄和辛辣性草本植物（如荜茇）一起使用，或者制成传统阿育吠陀药用植物提卡图。

推荐用量

与很多芳香类型的药用植物不同，南非醉茄的味道并不好，因此，我们很少用它用于调料，一般都把它添加到制作方法中。

药用南非醉茄用量：

粉末：每天使用3~6克。

汤剂：每天使用20~30克，可以加入热牛奶。

酊剂：草本植物和溶液的比例为1∶4，使用浓度为60%的酒精，每天使用2~8毫升。

特殊注意事项

怀孕期间，如果食用南非醉茄一定要遵医嘱或者由专业人士指导。

不要和巴比妥类药物同时使用，因为南非醉茄会增强它们的镇静效果。

一些对茄属植物敏感的人可能无法忍受南非醉茄（南非醉茄属于茄属植物科），但这种情况很少出现。

根据阿育吠陀理论，患有上呼吸道感染或者鼻塞严重的人，不要食用南非醉茄。

南非醉茄酥油

　　把南非醉茄和辛辣的香料、酥油（纯净黄油）混合在一起，是阿育吠陀的传统做法。你可以自己制作酥油，也可以在健康食品店或者网上购买，还可以用椰子油代替酥油。

　　提卡图粉末是一个阿育吠陀草本植物制作方法，它的制作很简单，只需要把三种辛辣草本植物混合在一起即可。你可以自己制作，也可以用黑胡椒代替这一制作方法。

　　本制作方法中所用的香料都有助于南非醉茄中营养物质的吸收，而且酥油是健康脂肪的来源。蜂蜜对体质寒冷又干燥的人有好处。对于感到焦虑或者睡眠有问题的人，我也会建议在食用时加一勺蜂蜜。

成品：1/3 杯

1. 把酥油和蜂蜜放入一个小锅中，用小火加热。注意不要让火过热。加热只是为了融化蜂蜜和酥油，使之变稀薄。
2. 在蜂蜜混合物中加入南非醉茄和提卡图的粉末，并搅拌均匀。然后把混合物倒入玻璃罐晾凉。
3. 可在室温下储存，最好在 1 周内食用完。

用料：
3 汤匙酥油
1 汤匙蜂蜜
约 25 克南非醉茄粉末
约 1 克提卡图粉末

南非醉茄海枣球

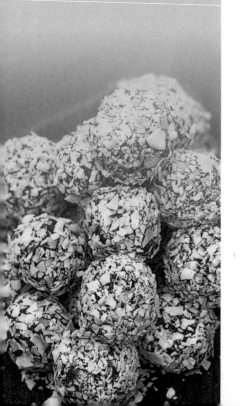

用料：

约250克海枣，去核、切碎

2汤匙可可粉

约40克南非醉茄粉

2/3杯碎椰子片（最后用来黏在小球表面）

1/4杯芝麻酱

2茶匙香精提取物

1/2茶匙有机香橙提取物

1茶匙肉桂粉

1茶匙姜粉

少许盐

如果你不想吃植物胶囊，那么把草本植物磨成粉末，然后加入水果干、坚果或者种子油，把它们制成药球享用也很不错。南非醉茄海枣球的灵感源于我的好友艾米丽发明的一个制作方法，我在她制作方法的基础上做了一些改良。艾米丽建议："一定要吃饱了饭再做，不然还没做完，你就会把材料吃掉一半，而且这是真事儿。"

成品：大概40个茶匙大小的圆球

1. 准备2茶杯热水，把去核海枣放入水中浸泡30分钟。

2. 过滤掉海枣。（浸泡过海枣的水可以留着做粥或者燕麦。）

3. 把海枣和其他食材放入食物处理机中，搅拌均匀，直到形成糊状物。

4. 把混合物放入冰箱冷藏30分钟。

5. 把混合物揉成茶匙大小的圆球，然后粘上碎椰子片。成品最后储存在冰箱，在一周内食用完。

南非醉茄香蕉奶昔

　　这款美味甜点非常有助于吸收南非醉茄的营养成分和充分利用它的各种功效。如果你对奶制品过敏，那么使用任何不含乳制品的酸奶都可以。至于坚果油或者种子油的选择，你可以用花生油、杏仁油、腰果油或者向日葵籽油。

成品：5 杯，3~5 人份

1. 把所有的食材放入搅拌机中，搅拌均匀。
2. 把混合物倒入玻璃杯中。用抹刀刮干净搅拌机内壁上的残留物——很多营养成分都在这里。
3. 立即饮用。

用料：

两根香蕉

2 杯杏仁奶

1 杯原味酸奶

1/2 杯坚果油或者种子油

1/4 杯椰子油

2 汤匙南非醉茄粉末

2 茶匙肉桂粉

枫糖或蜂蜜，根据个人口味添加

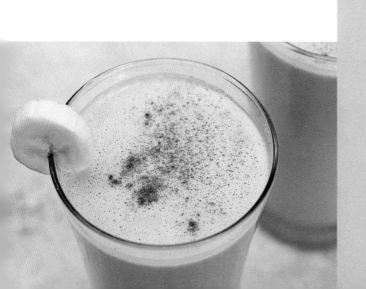

第 33 章

黄 芪

每到冬天，你是否容易感冒？你是否经常患流感？虽然和病人保持距离，勤洗手可以帮助你预防感冒，但从根本上增强自身免疫力才是最好的防御。保持良好睡眠，坚持锻炼，采用健康合理饮食，保持维生素 D3 含量处于最佳水平等方式，都有助于你增强免疫力。很多草本植物都可以增强人体免疫力，其中就包括黄芪。

别名：紫云英、黄芪

植物学名：*Astragalus propinquus*，*Astragalus membranaceus*

科：蝶形花科（豆科）

可用部分：根

能量：微温、微干

味道：甜

植物性能：调节免疫功能、抗氧化、护肝、保护心脏、用作适应原、利尿

植物用途：治疗免疫系统功能紊乱（由经常感冒和流感、季节性过敏、人类免疫缺陷病毒感染以及癌症导致），心绞痛，高血压，肝炎，哮喘，疲劳，器官下垂，四肢软弱无力和贫血

植物制剂：汤剂、制成食物、粉末、胶囊、酊剂

　　黄芪从中国传入美国。在中国，把黄芪用于增强免疫力已有几千年的历史。传到西方后，黄芪很快被西方植物界接受。一项对执业草药医师的调查显示，在西方草药医生最常用的50种药用植物里，黄芪位列第16位。迄今为止还没有可靠的临床试验证明黄芪的功效，我们对黄芪的绝大部分了解都来自中国传统医学和西方草药医生的实践。

黄芪的种类

　　在紫云英属中有超过2 000种不同的品种。其中一些品种有毒，除了黄芪，还有少数几种具有药用价值，但都无法和黄芪相提并论。在购买或者种植黄芪时，一定要弄清楚你选择的植物是黄芪，而不是同属中的其他植物。

黄芪的价值

　　黄芪的根部对增强免疫力有奇效，而且黄芪属于适应原药用植物，有助于调理身体、恢复健康。无数研究表明，黄芪是治疗癌症的有效辅助药物，还可以有效预防上呼吸道感染，例如感冒和流感。黄芪根具有多种预防疾病保健功效，可以保护心脏和肝肾。

　　黄芪是中药玉屏风丸的关键性成分，玉屏风丸药方可以给人体形成一个保护层，防止病毒入侵人体。草药医生保罗·伯格纳解释说："在中医理论中，黄芪可以为人体构建一层'保护气'。想象一下，在你的身体周围有一个像盾牌一样的保护层，就在皮肤下面，它阻挡感冒和其他外部疾病对身体的影响，也能增强非特异性免疫防御并预防感染，这就是保护气。中医认为，黄芪是增强保护气的首选药草。"

增强免疫系统功能

草药医生把黄芪看作免疫力调节者，从广义上来讲，就是黄芪可以增强免疫系统功能。从已有的限制性人类临床试验和体外试验的结果里，我们了解到，黄芪能够增加白细胞数量，抑制病毒复制，刺激细胞毒性T细胞生成。

我以前每到冬天就感冒，几乎全年都会被流感折磨。我的免疫系统功能显然十分低下，这已经对我的生活产生了严重影响。但现在我很少感冒或得流感，这都得归功于我经常喝黄芪茶，黄芪茶让我的维生素D3水平维持在了最佳值。经常喝黄芪茶的人一般都很少患感冒或得流感。（在本章中，我会介绍一个黄芪茶制作方法。）

草药医生建议用黄芪减少癌症病人在化疗时产生了副作用。在一项研究中，一组病人在接受化疗的同时还接受黄芪注射液的注射。和那些只接受化疗的人相比，注射过黄芪的病人，不仅明显遏制了肿瘤生长，减少了身体的功能性病损，还增强了免疫系统功能，而且生活质量也有了提高。

有助于增强活力

草药医生经常建议患有肾上腺疲乏、纤维性肌痛和慢性疲劳综合征的人使用黄芪。但并不是必须等患病了以后才能够食用黄芪。在一项研究中，参与者是运动员，一组运动员服用了一种中药，其主要成分是黄芪，而另一组则服用安慰剂。在8周后，服用黄芪的运动员的耐受力增强，而且能够更快地摆脱疲劳，恢复活力。研究人员最后得出结论，这是因为黄芪"提高了摄氧量和氧气含量"。

有助于心脏、肝肾健康

人们广泛研究了黄芪在改善心脏功能方面的功效，其中包括一些极端病例，如黄芪对充血性心力衰竭的作用。在一项研究中，研究人员把充血性心力衰竭患者分成两组，一组注射黄芪注射液（大约含有80克黄芪），而另一组进行常规治疗。4周后，两组病人病情都有了明显的改善，但相对进行常规治疗的另一组，注射黄芪注射液的病人的心脏功能有了显著提高。

也有研究表明，黄芪可以预防并修复因药物治疗或病毒感染造成的肝

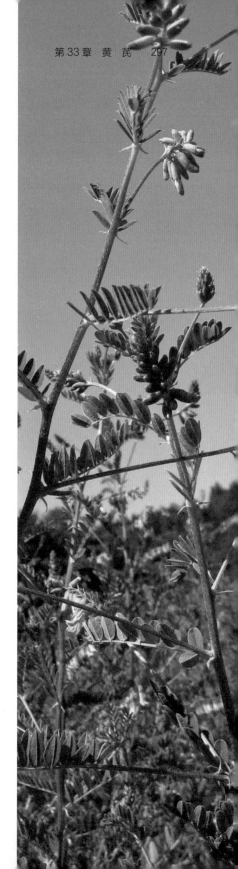

肾损伤。一项研究还表明黄芪和当归合用可以改善慢性肾病患者的肾脏功能。

黄芪的用法

用黄芪滋补身体需要慢慢来，因此不要期望用了黄芪后会立刻见效。黄芪类似于食物，因此草药医生建议长期坚持每天大量食用。黄芪味道偏甜，可以在烹饪时用，也可以泡茶喝。

出售的散装黄芪根有多种形状：例如，片状、精选细切的和粉末状。如果商店里的黄芪根看起来像长压舌板，不要购买，因为这样的黄芪通常含有黄色的化学染料。

我喜欢买黄芪片熬汤（因为在最后容易去除用过的药片），然后用细切的精选黄芪泡茶。在用黄芪片烹饪（熬汤和大米或藜麦等一起煮）时，做好后一定要记得把黄芪挑出去，因为黄芪过于坚韧，不好吃。

推荐用量

我建议大家可以多吃一点儿黄芪，每天约10~30克。这和传统中医推荐的用量一样。很少见到黄芪酊剂和胶囊。

特殊注意事项

注意，一定要购买真正的黄芪，而不是其他同属的其他植物。

服用黄芪可以预防感冒和流感，但黄芪不适合治疗急性疾病。（只有一种例外情况，那就是当生病的人表现出很多不足症状，可以用黄芪为他们增强免疫力，促进他们恢复健康。）

在服用免疫抑制剂药物时不要食用黄芪。（黄芪会与重组人白细胞介素–2、重组干扰素 $\alpha 1$ 和 $\alpha 2$ 发生反应。）

黄芪茶

在冬季，要想增强免疫力，喝黄芪茶是一个很好的方法。这种药用植物可以让你从内到外地温暖起来，最适合在一年中最冷的时节喝。因为黄芪根的形状不规则，因此很难按体积称量，所以我建议用天平称重。

成品：1人份

1. 炉火法：在一个平底锅内放入所有食材，再加入 $2\frac{1}{2}$ 杯水，然后把水烧开。水烧开后关火，盖上盖子让黄芪浸泡20分钟。过滤掉黄芪，根据需要在茶水中加入蜂蜜和牛奶。在36个小时内饮用完。

2. 慢炖锅法：把所有食材放入慢炖锅中，加入600毫升水。盖上盖子，小火炖煮一晚。在煮的过程中要注意水量，如果水量过少，加水。然后过滤掉残渣，根据个人口味加入牛奶和蜂蜜。36个小时内饮用完。

用料：
20~30克黄芪根（大约15~20小片）
1汤匙干橙皮
2茶匙捣碎新鲜或者干生姜
1/2汤匙肉桂片
1/2茶匙黑胡椒
一或两个小豆蔻豆荚
两粒丁香

用料:

用料:

1杯印度香米

一罐（约13.5盎司）椰奶

2汤匙黄芪根粉

2汤匙小豆蔻粉

2汤匙蜂蜜，或根据个人口味添加

黄芪小豆蔻粥

　　我和我的丈夫非常喜欢黄芪小豆蔻粥。它很容易做，把大米熬成浓稠状，还带有淡淡奶香味，最大的特色是在粥里加入我最喜欢的香料小豆蔻和富含多种营养的黄芪，非常适合饭后食用。

成品：4杯，8人份

1. 在煮锅中加入大米、椰奶、黄芪，然后再加 $1\frac{2}{3}$ 杯水。

2. 用中火加热，待水快要沸腾时，调成小火，并搅拌混合物，然后盖上盖子，炖20分钟或者直到大米熟透。

3. 关火并加入小豆蔻和蜂蜜，搅拌均匀。

4. 趁热食用，最好在3天内吃完。

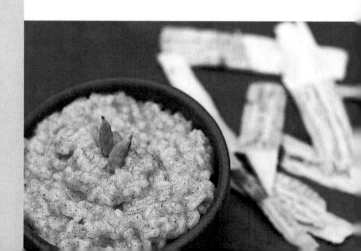

黄芪骨汤

在骨汤中加入具有调节免疫功能的草本植物，如黄芪，不仅对人体有好处，而且能让汤的味道更鲜美。黄芪骨汤富含钙、镁、磷、硅、硫、微量元素、硫酸软骨素和葡糖胺。苹果醋有利于人体吸收骨头中的钙和微量元素。骨头汤冷凝后，它的表面会形成一层透明的骨胶。

骨头汤的做法很多，你可以按照你的喜好做，我在这里只是介绍一个常见的制作方法。每次熬汤，我都喜欢做很多汤，然后冻起来，留着以后用。可以留着当作高汤用，还可以单独食用（也许可以加一点儿味噌），都非常美味。

成品：自行确定

1. 把烤箱调到190摄氏度，预热。把骨头放入烤盘中，烤20~30分钟。
2. 把烤好的骨头、苹果醋、洋葱、胡萝卜和黄芪放入一个大汤锅里。在锅中填满水，烧开后调小火慢炖。
3. 过一会儿后，注意汤表面的浮沫，每隔几分钟去除一次浮沫。
4. 待汤变得清澈后，盖上盖子。继续用小火炖12~24个小时。做好后，滤出骨头汤。
5. 把骨头汤放在冰箱里，冷藏或者冷冻，待以后用。如果储存时间超过两天，一定要冻起来。

用料：

1/3汤锅鸡骨或者牛骨

2汤匙苹果醋

一个洋葱，带皮，稍微切一下

两个胡萝卜，切成大块

两大把黄芪根，切片（约75克）

后　记

这本书的阅读到此结束，但对你来说，激动人心的旅程才刚刚开始。在继续探索草本植物的过程中，你会更加了解自己，知道哪种草本植物对你有用，因为你的感觉会告诉你答案。这本书旨在培养大家观察药用植物的技巧和使用药用植物的意识。这是用钱也买不到的智慧，有助于你明智地选择对你最有益的药用植物。药用植物的性能和"超级食物"的益处有很多，即使背下来也很容易忘记，但这种智慧已成为你的一部分，永远不会忘。你成了你自己的专业医生。

当你开始了解什么最适合你时，你可能会发现自己的喜好发生了改变。你会发现，在一天中的不同时间里，一年内的不同时节里，在人生的不同阶段里，尤其在某些特殊情况下，如生病时，在这些不同的时段中，对你有用的药用植物是不同的。例如，某次感冒时，接骨木对你很有效，但下次感冒生姜就特别管用。这里没有固定的原则，不存在一个神秘制作方法，你所获得的智慧足以让你因地因时挑选出那一刻最适合你的草本植物。在这场"变形"之旅中，你不仅加深了与大自然的联系，还对自己的身体状况有了深入了解。

如果想要继续学习，最好的方法就是和同样喜欢草本植物的人组建一个社群，进行交流和分享。我看到过很多人通过一起收割、种植草本植物，一起研究制作方法，彼此交流学习，共同快乐地举办活动。

我希望，这本书的内容可以让你有所收获。在每一顿饭里，你都可以加入美味的药用植物和香料；如果你用过这些药用植物缓解一些小症状，如嗓子疼或肌肉酸痛，你就会知道，在你的厨房里，竟然有这么多安全又天然的草本植物可以利用起来。

致　谢

在完成第一本书后，我才清楚地意识到，作者完成一本书不仅仅是在封面上印上他们的名字。一本书的完成，需要很多人的共同努力。

我很幸运，在开始我的草药医生职业生涯之初就遇到了约翰·加拉格尔和金柏利·加拉格尔夫妇。从一开始，他们就相信我，支持我继续学习和深造。没有他们多年来的支持，就不会有你手中拿着的这本书。LearningHerbs 和HerbMentor团队也一直鼓励我研究新的制作方法，支持我的教学。这两个团队由很多位草药医生组成，我的成长和进步很大一部分要归功于他们。在这里，也要感谢LearningHerbs团队的黛比、奥尔西娅、简和萨凡纳在幕后给我提供的帮助。

我能够完成这本书，是因为我非常荣幸能够和一群智慧超群的草药教师共同研究草本植物。我非常感谢那些和我一起做研究的草药教师，他们聪明且睿智，和他们共事，我深感荣幸。按照他们在我生活中出现的先后顺序，他们分是卡伦·舍伍德、迈克尔·铁拉和莱斯利·铁拉夫妇、保罗·贝格纳、卡尔塔·波克·辛格·卡尔沙、吉姆·麦克唐纳和P.H小组。

我特别荣幸能够邀请到罗斯玛丽·格拉德斯塔尔为我作序。她为草药医学做出了很多杰出贡献，她的行为也一直深深激励着我。

我也非常荣幸能够参加草药大会，和众多天赋卓绝的草药医生切磋学习，他们包括丽贝卡·奥尔特曼、朱丽叶·布朗克斯普尔、罗宾·罗斯·贝内特、克里斯汀·布朗、拉肯·邦斯、尚沙勒·卡布雷拉、托德·考尔德科特、贝文·克莱尔、阿曼达·麦奎德·克劳福德、肖恩·多纳休、卡斯卡德·安德森·盖勒、基瓦·罗斯·哈丁、克里斯托弗·霍布斯、菲莉斯·霍根、菲莉斯·D. 莱特、吉多·梅斯、撒扎哈·波帕姆、安娜·罗萨·罗伯茨多蒂尔、罗伯特·罗杰斯、赫丽斯塔·西纳迪诺斯、凯茜·斯基珀、约翰·斯莱特里、凯文·斯佩尔曼博士、苏素·威德、马修·伍德和本·萨品。感谢你们。

非常有幸能够和Hay House出版社合作。谢谢出版社的首席执行官里德·特雷西对本书的信心，给了我这样一个新手作家一个机会。感谢我的编辑妮科莱特·萨拉曼卡·扬。这本书的成功问世离不开她卓绝的组织能力和编辑能力。一看到这本书的英文版封面，我就爱上了它，谢谢特里西娅·布利德丹瑟和Hay House出版社设计团队的杰出设计。同时也谢谢简·博斯曼在这本书设计中做出的贡献。

在最开始，与我合作这本书的是Finesse Writing and Publishing出版公司的特雷西·蒂尔，她帮我从宏观上把控了本书的组织结构和连贯性。在初期制定本书的关键概念时，库尔特·柯尼希斯的帮助，让这本书后来的叙述更加清晰。

这本书中引用了很多科学研究，在此感谢埃默尔·麦克纳为我汇编科学研究资料。谢谢斯特凡尼·霍菲尔特为这本书整理注释。

这本书的另一主要内容就是制作方法。我非常感激薇乐莉·保罗，她承担了一项十分艰巨的任务，即组织和安排志愿者测试员（书中很多引文也是她帮我收集的）。我也真心感谢众多志愿参与测试的人们，他们的反馈为本书提供的制作方法的改进做出了不可估量的贡献。他们包括：安伯·塔普利、埃米·马舍特、埃米·汤普金斯、芭芭拉·埃尔德、芭芭拉·施密特、卡拉·哈里斯、卡里·海耶斯和安娜·海耶斯、凯茜·伊齐、凯茜·司格丽贝格里欧、夏尔曼·凯勒－洛奇、克丽丝汀娜·布劳德、克里斯蒂娜·肯查里克、克里斯·德拉姆、克里斯蒂娜·博罗沙、辛迪·阿拉贡、科拉·安德森、德布·索珀、德博拉·克拉维奇、德琳达·托内罗蒂、黛安娜·布伦纳、黛安娜·威利特、伊莱恩·波拉德、惠美子·路易西、加芙列拉·里奥斯、加里·菲舍尔、格雷琴·博比耶、希瑟·戴维斯、伊尔卡·门多扎、珍妮弗·施塔内克、珍妮弗·沃尼克、约迪·豪厄尔斯、卡拉·休斯、卡伦·加西亚、卡伦·梅扎诺、卡伦·范德格瑞特、凯特·布里格斯、凯瑟琳·佩恩、凯沙·福布斯、凯利·埃斯蒂斯、克里·梅·拉马尔、基姆·里德、金柏利·帕吉特－肖、克里斯蒂娜·库尔、克里斯塔尔·比尔斯、劳拉·科莱、洛雷尔·贝克、洛朗·亨德森、洛里·默里、琳恩·霍尔库姆、莱萨·维施迈尔、洛拉·博尼切利、林内·拉克鲁瓦、玛丽·安妮·利里、玛丽·苏德、摩根·梅斯、帕梅拉·罗伯茨、丽贝卡·英戈尔斯、勒妮·奥特、谢利·兰顿、索非娅·冈萨雷斯、塔玛拉·怀特、丹耶·塔姆佩·森、瓦妮莎·尼克松·克莱因、维多利亚·莎哲、温迪·朱和温迪·朱伯特。

对我来说，这本书中最难的一个部分就是我要自己配上一些插图，幸运的是有很多人在幕后帮助我。感谢马特·伯克利用假期指导我的摄影技术，而且帮助我修正很多照片。谢谢马特·伯克和拉肯·邦斯允许我在书中使用他们拍摄的照片。感谢索尔·古铁雷斯为我拍照，也感谢他多年来以植物为主题拍摄的诸多有趣照片。

感谢丽贝卡·奥尔特曼、克里斯托弗·贝尔纳、丹·多诺霍和艾米丽·韩为这本书提供的制作方法。很荣幸能够在这本书中呈现你们的制作方法。另外，我尤其要感谢艾米丽·韩，在本书的写作和制作方法测试过程中，她给我提了很多有意义的建议。真心感谢丽贝卡·奥尔特曼，在我写这本书时，她经常鼓励我，带给我无尽的快乐和支持。我也要感谢斯蒂芬妮·曼陀菲尔·比斯利，谢谢她和我长期以来的交流，谢谢她对我的信任，在这本书还没有最终完成前，她就预订了 10 本。

在这里，我也要感谢诸位农场主，包括卡利·鲍恩、艾德·韦尔奇、莱斯利·钱宁、科斯马·钱宁、蒂格·钱宁、安妮·勒弗费和埃伦·布兰德。这本书中很多植物的照片都是拍摄自他们的农场。在我的生命中，能够遇到这些秉持初心并努力工作的农场主，我深感荣幸。

在这里也要感谢迈尔·克里克团队的全体人员，谢谢你们给予我的爱和支持。另外，也要特别感谢祖西，谢谢她与我分享她的心灵智慧，并送给我自产的蜂蜜。听音乐有助于写作，谢谢托里·艾莫丝和阿尼·迪芙兰蔻，她们的歌声陪伴了我整个创作（和我的生活）过程。

感谢我的父亲在我选择这样一条不同寻常的道路时给了我坚定的支持，是他教会了我最美味的食物源于最佳的食材。

遗憾的是，很多给予过我帮助的人，再也无缘相见。谨以此书纪念我的妈妈、我的爸爸杰克、杰伊、帕特里克和科尔。

最后，我要把最真诚的谢意献给我的丈夫兼最佳好友泽维尔。在这本书的创作过程中，他像一位军师一样，在逻辑方面，给我提供了很多宝贵意见，同时又为我烹饪美食。不仅如此，他总是鼓励我过我想要的生活。他每天的陪伴和爱让我觉得自己是世界上最幸福的女人。

注 释

前 言

1. "Number of U.S. Farmers' Markets Continues to Rise." U.S. Department of Agriculture Economic Research Service. August 4, 2014. Accessed October 18, 2015.

2. "Chronic Disease Overview." Centers for Disease Control and Prevention. August 26, 2015. Accessed October 18, 2015.

3. "Health Expenditure, Total (% of GDP)." World Bank, Accessed October 18, 2015. http://data.worldbank.org/indicator /SH.XPD.TOTL.ZS.

4. Edelson, Mat. "Take Two Carrots and Call Me in the Morning." *Hopkins Medicine*, Winter 2010. Accessed October 18, 2015.

第 1 章　草本植物有什么与众不同

1. Salleh, Mohd Razali. "Life Event, Stress and Illness." *Malaysian Journal of Medical Sciences* 15, no. 4 (2008): 9–18.

2. "Antibiotic Resistance Threats in the United States, 2013." Centers for Disease Control and Prevention. July 17, 2014. Accessed October 18, 2015.

3. Stermitz, F. R., et al. "Synergy in a Medicinal Plant: Antimicrobial Action of Berberine Potentiated by 5′-methoxyhydnocarpin, a Multidrug Pump Inhibitor." *Proceedings of the National Academy of Sciences of the United States of America* 97, no. 4 (2000). doi:10.1073/pnas.030540597.

第 2 章　草本植物要这样用

1. Snitz, Beth E., et al. "Ginkgo Biloba for Preventing Cognitive Decline in Older Adults: A Randomized Trial." *JAMA* 302, no. 24 (2009). doi:10.1001/jama.2009.1913.

2. Rabin, Roni. "Ginkgo Biloba Ineffective Against Dementia, Researchers Find." *New York Times*, November 18, 2008. Accessed October 18, 2015.

3. "Herbal Science Organization Clarifies New Ginkgo Study." American Botanical Council. December 29, 2009. Accessed October 18, 2015.

第 4 章　如何用好这本书

1. Robinson, Jo. *Eating on the Wild Side: The Missing Link to Optimum Health* (New York: Little, Brown, 2014).

2. Aubrey, Allison. "The Average American Ate (Literally) a Ton This Year." National Public Radio. December 2011. Accessed October 18, 2015.

3. "By Any Other Name It's Still Sweetener." American Heart Association. Accessed February 22, 2016. http://www.heart .org/HEARTORG/HealthyLiving/HealthyEating/Nutrition /By-Any-Other-Name-Its-Still-Sweetener_UCM_437368 _Article.jsp#.

第 5 章　黑胡椒

1. Jaffee, Steven. "Delivering and Taking the Heat: Indian Spices and Evolving Product and Process Standards." The World Bank. 2005. Accessed October 12, 2015.

2. Kasibhatta, Ravisekhar, and M. U. R. Naidu. "Influence of Piperine on the Pharmacokinetics of Nevirapine under Fasting Conditions: A Randomised, Crossover, Placebo-Controlled Study." *Drugs in R&D* 8, no. 6 (2007): 383–91.

3. Shoba, G., et al. "Influence of Piperine on the Pharmacokinetics of Curcumin in Animals and Human Volunteers." *Planta Medica* 64, no. 4 (May 1998): 353–56. doi:10.1055/s-2006-957450.

4. Buhner, Stephen Harrod. *Herbal Antibiotics: Natural Alternatives for Treating Drug-Resistant Bacteria* (North Adams, MA: Storey Publishing, 2012).

5. Ibid., 161.

6. Badmaev, V., M. Majeed, and L. Prakash. "Piperine Derived from Black Pepper Increases the Plasma Levels of Coenzyme Q10 Following Oral Supplementation." *Journal of Nutritional Biochemistry* 11, no. 2 (February 2000): 109–13.

7. Badmaev, Vladimir, Muhammed Majeed, and Edward P. Norkus. "Piperine, an Alkaloid Derived from Black Pepper Increases Serum Response of Beta-Carotene during 14 Days of Oral Beta-Carotene Supplementation." *Nutrition Research* 19, no. 3 (1999): 381–88. doi:10.1016/S0271-5317(99)00007-X.

8. Umesh, Patil, Amrit Singh, and Anup Chakraborty. "Role of Piperine as a Bioavailability Enhancer." *International Journal of Recent Advances in Pharm. Research* 1, no. 4 (October 2011): 16–23.

9. Ibid.

10. Jin, Cheng-Qiang, et al. "Stir-Fried White Pepper Can Treat Diarrhea in Infants and Children Efficiently: A Randomized Controlled Trial." *American Journal of Chinese Medicine* 41, no. 4 (2013): 765–72. doi:10.1142/S0192415X13500511.

第 6 章　卡宴辣椒

1. Bortolotti, M., and S. Porta. "Effect of Red Pepper on Symptoms of Irritable Bowel Syndrome: Preliminary Study." *Digestive Diseases and Sciences* 56, no. 11 (2011): 3288–95. doi:10.1007/s10620-011-1740-9.

2. Bortolotti, M., et al. "The Treatment of Functional Dyspepsia with Red Pepper." *Alimentary Pharmacology & Therapeutics* 16, no. 6 (2002): 1075–82. doi:10.1046/j.1365-2036.2002.01280.x.

3. Yeoh, K. G., et al. "Chili Protects against Aspirin-Induced Gastroduodenal Mucosal Injury in Humans." *Digestive Diseases and Sciences* 40, no. 3 (1995): 580–83. doi:10.1007/BF02064374.

4. Kang, J. Y., et al. "Chili—Protective Factor against Peptic Ulcer?" *Digestive Diseases and Sciences* 40, no. 3 (1995): 576–79. doi:10.1007/BF02064373.

5. Snitker, Soren, et al. "Effects of Novel Capsinoid Treatment on Fatness and Energy Metabolism in Humans: Possible Pharmacogenetic Implications." *American Journal of Clinical Nutrition* 89, no. 1 (2009): 45–50. doi:10.3945/ajcn.2008.26561.

6. Ludy, Mary-Jon, and Richard D. Mattes. "The Effects of Hedonically Acceptable Red Pepper Doses on Thermogenesis and Appetite." *Physiology & Behavior* 102, no. 3–4 (2011): 251–58. doi:10.1016/j.physbeh.2010.11.018.

7. Ahuja, K. D. K., et al. "The Effect of 4-Week Chilli Supplementation on Metabolic and Arterial Function in Humans." *European Journal of Clinical Nutrition* 61, no. 3 (2007): 326–33.

8. Ahuja, Kiran D. K., and Madeleine J. Ball. "Effects of Daily Ingestion of Chili on Serum Lipoprotein Oxidation in Adult Men and Women." *British Journal of Nutrition* 96, no. 02 (2006): 239–42. doi:10.1079/BJN20061788.

9. Raghavendra, R. H., and K. Akhilender Naidu. "Spice Active Principles as the Inhibitors of Human Platelet Aggregation and Thromboxane Biosynthesis." *Prostaglandins, Leukotrienes and Essential Fatty Acids* 81, no. 1 (2009): 73–78. doi:10.1016/j.plefa.2009.04.009.

10. Ahuja, Kiran D.K., et al. "Effects of Chili Consumption on Postprandial Glucose, Insulin, and Energy Metabolism." *American Journal of Clinical Nutrition* 84, no. 1 (2006): 63–69.

11. Weerapan Khovidhunkit, M. D. "Pharmacokinetic and the Effect of Capsaicin in Capsicum frutescens on Decreasing Plasma Glucose Level." *J Med Assoc Thai* 92, no. 1 (2009): 108–13.

12. Landis, Robyn, and Karta Purkh Singh Khalsa. *Herbal Defense: Positioning Yourself to Triumph over Illness and Aging* (New York: Hachette, 1997).

13. Frerick, Helmut, et al. "Topical Treatment of Chronic Low Back Pain with a Capsicum Plaster." *Pain* 106, no. 1–2 (2003): 59–64. doi:10.1016/S0304-3959(03)00278-1.

14. Chrubasik, S., T. Weiser, and B. Beime. "Effectiveness and Safety of Topical Capsaicin Cream in the Treatment of Chronic Soft Tissue Pain." *Phytotherapy Research* 24, no. 12 (2010): 1877–85. doi:10.1002/ptr.3335.

15. Forst, T., et al. "The Influence of Local Capsaicin Treatment on Small Nerve Fibre Function and Neurovascular Control in Symptomatic Diabetic Neuropathy." *Acta Diabetologica* 39, no. 1 (2002): 1–6. doi:10.1007/s005920200005.

16. Tandan, Rup, et al. "Topical Capsaicin in Painful Diabetic Neuropathy: Controlled Study with Long-Term Follow-Up." *Diabetes Care* 15, no. 1 (1992): 8–14. doi:10.2337/diacare.15.1.8.

17. Henson, Shari. "Re: Use of Herbs to Treat Shingles—A Review." American Botanical Council. December 2005. http://cms.herbalgram.org/herbclip/295/review44338.html.

第7章 肉 桂

1. Wood, Matthew. *The Earthwise Herbal: A Complete Guide to Old World Medicinal Plants.* (Berkeley, CA: North Atlantic Books, 2008).

2. Tierra, Lesley. *Healing with the Herbs of Life* (New York: Crossing Press/Random House, 2003).

3. mcdonald, jim. "Herbs, Vitalism & Holistic Immunity," seminar, White Lake, Michigan, 2011.

4. McIntyre, Anne. "Preparing for the Cold Season." *Positive Health* 69, October 2001. http://www.positivehealth.com/article/herbal-medicine/preparing-for-the-cold-season.

5. "National Diabetes Statistics Report: Estimates of Diabetes and Its Burden in the United States, 2014." Centers for Disease Control and Prevention, June 10, 2014. http://www.cdc.gov/diabetes/pubs/statsreport14/national-diabetes-report-web.pdf.

6. Akilen, R., et al. "Glycated Haemoglobin and Blood Pressure-Lowering Effect of Cinnamon in Multi-Ethnic Type 2 Diabetic Patients in the UK: A Randomized, Placebo-Controlled, Double-Blind Clinical Trial." *Diabetic Medicine* 27, no. 10 (October 1, 2010): 1159–67. doi:10.1111/j.1464-5491.2010.03079.x.

7. Khan, Alam, et al. "Cinnamon Improves Glucose and Lipids of People with Type 2 Diabetes." *Diabetes Care* 26, no. 12 (2003): 3215–18. doi:10.2337/diacare.26.12.3215.

8. Solomon, Thomas P. J., and Andrew K. Blannin. "Changes in Glucose Tolerance and Insulin Sensitivity Following 2 Weeks of Daily Cinnamon Ingestion in Healthy Humans." *European Journal of Applied Physiology* 105, no. 6 (2009): 969–76. doi:10.1007/s00421-009-0986-9.

第8章 茴 香

1. Von Bingen, Hildegard. *Hildegard Von Bingen's Physica: The Complete English Translation of Her Classic Work on Health and Healing,* translated by Priscilla Throop (Rochester, VT: Healing Arts Press, 1998).

2. Hoffmann, David. *Medical Herbalism: The Science and Practice of Herbal Medicine* (Rochester, VT: Healing Arts Press, 2003).

3. Modaress, Nejad V., and M. Asadipour. "Comparison of the Effectiveness of Fennel and Mefenamic Acid on Pain Intensity in Dysmenorrhoea," 2006.

4. Nordqvist, Christian. "What Is Colic? What Causes Colic?" *Medical News Today,* September 8, 2014. http://www.medicalnewstoday.com/articles/162806.php.

5. Alexandrovich, Irina, et al. "The Effect of Fennel (Foeniculum vulgare) Seed Oil Emulsion in Infantile Colic: A Randomized, Placebo-Controlled Study." *Alternative Therapies in Health and Medicine* 9, no. 4 (2003): 58–61.

6. Savino, Francesco, et al. "A Randomized Double-blind, placebo-controlled Trial of a Standardized Extract of Matricariae recutita, Foeniculum vulgare and Melissa officinalis (ColiMil®) in the Treatment of Breastfed Colicky Infants." *Phytotherapy Research* 19, no. 4 (2005): 335–40.

7. "Fennel." In *The World's Healthiest Foods,* George Mateljan Foundation. Accessed June 26, 2015. http://www.whfoods.com/genpage.php?tname=foodspice&dbid=23.

第9章 大 蒜

1. Bergner, Paul. *The Healing Power of Garlic* (Roseville, CA: Prima Lifestyles, 1996).

2. Ishikawa, Hideki, et al. "Aged Garlic Extract Prevents a Decline of NK Cell Number and Activity in Patients with Advanced Cancer." *Journal of Nutrition* 136, no. 3 (2006): 816S–820S.

3. Mozaffari-Khosravi, Hassan, et al. "The Effect of Garlic Tablet on Pro-Inflammatory Cytokines in Postmenopausal Osteoporotic Women: A Randomized Controlled Clinical Trial." *Journal of Dietary Supplements* 9, no. 4 (2012): 262–71. doi:10.3109/19390211.2012.726703.

4. Bakhshi, Mahin, et al. "Comparison of Therapeutic Effect of Aqueous Extract of Garlic and Nystatin Mouthwash in Denture Stomatitis." *Gerodontology* 29, no. 2 (2012): e680–84. doi:10.1111/j.1741-2358.2011.00544.x.

5. Chavan, S. D., N. L. Shetty, and M. Kanuri. "Comparative Evaluation of Garlic Extract Mouthwash and Chlorhexidine Mouthwash on Salivary Streptococcus Mutans Count—An in Vitro Study." *Oral Health & Preventive Dentistry* 8, no. 4 (2009): 369–74.

6. Ishikawa, Hideki, et al. "Aged Garlic Extract Prevents a Decline of NK Cell Number and Activity in Patients with Advanced Cancer." *Journal of Nutrition* 136, no. 3 (2006): 816S–820S.

7. Andrianova, I. V., et al. "[Effect of Long-Acting Garlic Tablets 'Allicor' on the Incidence of Acute Respiratory Viral Infections in Children]." *Terapevticheskii Arkhiv* 75, no. 3 (2002): 53–56.

8. Nantz, Meri P., et al. "Supplementation with Aged Garlic Extract Improves Both NK and γδ-T Cell Function and Reduces the Severity of Cold and Flu Symptoms: A Randomized, Double-Blind, Placebo-Controlled Nutrition Intervention." *Clinical Nutrition* 31, no. 3 (2012): 337–44. doi:10.1016/j.clnu.2011.11.019.

9. Ried, K., O. R. Frank, and N. P. Stocks. "Aged Garlic Extract Reduces Blood Pressure in Hypertensives: A Dose-Response Trial." *European Journal of Clinical Nutrition* 67, no. 1 (2013): 64–70. doi:10.1038/ejcn.2012.178.

10. Ried, Karin, Oliver R. Frank, and Nigel P. Stocks. "Aged Garlic Extract Lowers Blood Pressure in Patients with Treated but Uncontrolled Hypertension: A Randomised Controlled Trial." *Maturitas* 67, no. 2 (2010): 144–50. doi:10.1016/j.maturitas.2010.06.001.

11. Ashraf, Rizwan, Rafeeq Alam Khan, and Imran Ashraf. "Garlic (Allium sativum) Supplementation with Standard Antidiabetic Agent Provides Better Diabetic Control in Type 2 Diabetes Patients." *Pakistan Journal of Pharmaceutical Sciences* 24 (2011): 565-70.

12. Hoffmann, David. *Medical Herbalism: The Science and Practice of Herbal Medicine* (Rochester, VT: Healing Arts Press, 2003).

13. Mohammed, Abdul M. I., et al. "Pharmacodynamic Interaction of Warfarin with Cranberry but Not with Garlic in Healthy Subjects." *British Journal of Pharmacology* 154, no. 8 (August 1, 2008): 1691-1700. doi:10.1038/bjp.2008.210.

14. Scharbert, Gisela, et al. "Garlic at Dietary Doses Does Not Impair Platelet Function." *Anesthesia & Analgesia* 105, no. 5 (2007): 1214-18. doi:10.1213/01.ane.0000287253.92211.06.

15. Wojcikowski, Ken, Stephen Myers, and Lyndon Brooks. "Effects of Garlic Oil on Platelet Aggregation: A Double-blind, placebo-controlled Crossover Study." *Platelets* 18, no. 1 (2007): 29-34. doi:10.1080/09537100600800636.

第 10 章　生　姜

1. Bode, Ann M., and Zigang Dong. "The Amazing and Mighty Ginger." In *Herbal Medicine: Biomolecular and Clinical Aspects*. Edited by Iris F. F. Benzie and Sissi Wachtel-Galor (Boca Raton, FL: CRC Press/Taylor & Francis, 2011).

2. Buhner, Stephen Harrod. *Herbal Antibiotics: Natural Alternatives for Treating Drug-Resistant Bacteria* (North Adams, MA: Storey Publishing, 2012).

3. Jenabi, Ensiyeh. "The Effect of Ginger for Relieving of Primary Dysmenorrhoea." *J Pak Med Assoc* 63, no. 1 (2013): 8-10.

4. Paramdeep, G. I. L. L. "Efficacy and Tolerability of Ginger (Zingiber officinale) in Patients of Osteoarthritis of Knee." *Indian J Physiol Pharmacol* 57, no. 2 (2013): 177-83.

5. Al-Nahain, Abdullah, Rownak Jahan, and Mohammed Rahmatullah. "Zingiber Officinale: A Plant against Rheumatoid Arthritis." *Arthritis* 2014 (2014): e159089. doi:10.1155/2014/159089.

6. Therkleson, Tessa. "Topical Ginger Treatment with a Compress or Patch for Osteoarthritis Symptoms." *Journal of Holistic Nursing* 32, no. 3 (2014): 173-82. doi:10.1177/0898010113512182.

7. Black, Christopher D., et al. "Ginger (Zingiber Officinale) Reduces Muscle Pain Caused by Eccentric Exercise." *Journal of Pain* 11, no. 9 (2010): 894-903. doi:10.1016/j.jpain.2009.12.013.

8. Sritoomma, Netchanok, et al. "The Effectiveness of Swedish Massage with Aromatic Ginger Oil in Treating Chronic Low Back Pain in Older Adults: A Randomized Controlled Trial." *Complementary Therapies in Medicine* 22, no. 1 (2014): 26-33. doi:10.1016 /j.ctim.2013.11.002.

9. Maghbooli, Mehdi, et al. "Comparison between the Efficacy of Ginger and Sumatriptan in the Ablative Treatment of the Common Migraine." *Phytotherapy Research* 28, no. 3 (2014): 412-15. doi:10.1002/ptr.4996.

10. Khalsa, Karta Purkh Singh. "Culinary Herbalism Course" on LearningHerbs.com. Accessed August 31, 2016. http://courses .learningherbs.com/culinary-herbalism.

11. Wu, Keng-Liang, et al. "Effects of Ginger on Gastric Emptying and Motility in Healthy Humans" *European Journal of Gastroenterology & Hepatology* 20, no. 5 (May 2008): 436-40. doi:10.1097 /MEG.0b013e3282f4b224.

12. Hu, Ming-Luen, et al. "Effect of Ginger on Gastric Motility and Symptoms of Functional Dyspepsia." *World Journal of Gastroenterology* 17, no. 1 (2011): 105-10. doi:10.3748/wjg.v17.i1.105.

13. Ozgoli, Giti, Marjan Goli, and Masoumeh Simbar. "Effects of Ginger Capsules on Pregnancy, Nausea, and Vomiting." *Journal of Alternative and Complementary Medicine* 15, no. 3 (February 28, 2009): 243-46. doi:10.1089/acm.2008.0406.

14. Dabaghzadeh, Fatemeh, et al. "Ginger for Prevention of Antiretroviral-Induced Nausea and Vomiting: A Randomized Clinical Trial." *Expert Opinion on Drug Safety* 13, no. 7 (July 1, 2014): 859-66. doi:10.1517/14740338.2014.914170.

15. Ryan, Julie L., et al. "Ginger (Zingiber officinale) Reduces Acute Chemotherapy-Induced Nausea: A URCC CCOP Study of 576 Patients." *Supportive Care in Cancer* 20, no. 7 (2011): 1479-89. doi:10.1007/s00520-011-1236-3.

16. Pillai, Anu Kochanujan, et al. "Anti-Emetic Effect of Ginger Powder versus Placebo as an Add-on Therapy in Children and Young Adults Receiving High Emetogenic Chemotherapy." *Pediatric Blood & Cancer* 56, no. 2 (February 1, 2011): 234-38. doi:10.1002/pbc.22778.

17. Mozaffari-Khosravi, Hassan, et al. "The Effect of Ginger Powder Supplementation on Insulin Resistance and Glycemic Indices in Patients with Type 2 Diabetes: A Randomized, Double-Blind, Placebo-Controlled Trial." *Complementary Therapies in Medicine* 22, no. 1 (February 2014): 9-16. doi:10.1016/j.ctim.2013.12.017.

18. Arablou, Tahereh, et al. "The Effect of Ginger Consumption on Glycemic Status, Lipid Profile and Some Inflammatory Markers in Patients with Type 2 Diabetes Mellitus." *International Journal of Food Sciences and Nutrition* 65, no. 4 (June 1, 2014): 515-20. doi: 10.3109/09637486.2014.880671.

19. Alizadeh-Navaei, Reza, et al. "Investigation of the Effect of Ginger on the Lipid Levels. A Double-blind Controlled Clinical Trial." *Saudi Medical Journal* 29, no. 9 (2008): 1280-84.

20. Giriraju, Anjan, and G. Y. Yunus. "Assessment of Antimicrobial Potential of 10% Ginger Extract against Streptococcus mutans, Candida albicans, and Enterococcus faecalis : An in Vitro Study." *Indian Journal of Dental Research* 24, no. 4 (2013): 397. doi:10.4103/0970-9290.118356.

21. Karuppiah, Ponmurugan, and Shyamkumar Rajaram. "Antibacterial Effect of Allium Sativum Cloves and Zingiber officinale Rhizomes against Multiple-Drug Resistant Clinical Pathogens." *Asian Pacific Journal of Tropical Biomedicine* 2, no. 8 (2012): 597-601. doi:10.1016/S2221-1691(12)60104-X.

22. Chang, Jung San, et al. "Fresh Ginger (Zingiber officinale) Has Anti-Viral Activity against Human Respiratory Syncytial Virus in Human Respiratory Tract Cell Lines." *Journal of Ethnopharmacology* 145, no. 1 (2013): 146-51. doi:10.1016/j.jep.2012.10.043.

23. Kuhn, Merrily A., and David Winston. *Winston & Kuhn's Herbal Therapy & Supplements: A Scientific & Traditional Approach*. 2nd ed. (Philadelphia: Lippincott Williams & Wilkins, 2008), 217.

24. Shalansky, Stephen, et al. "Risk of Warfarin-Related Bleeding Events and Supratherapeutic International Normalized Ratios Associated with Complementary and Alternative Medicine: A Longitudinal Analysis." *Pharmacotherapy: The Journal of Human Pharmacology and Drug Therapy* 27, no. 9 (2007): 1237-47. doi:10.1592/phco.27.9.1237.

第 11 章　圣罗勒

1. Winston, David, and Steven Maimes. *Adaptogens: Herbs for Strength, Stamina, and Stress Relief* (Rochester, VT: Healing Arts Press, 2007).

2. Bhattacharyya, D., et al. "Controlled Programmed Trial of Ocimum Sanctum Leaf on Generalized Anxiety Disorders." *Nepal Medical College Journal* 10, no. 3 (2008): 176-79.

3. Winston, David, and Steven Maimes. *Adaptogens: Herbs for Strength, Stamina, and Stress Relief* (Rochester, VT: Healing Arts Press, 2007), 170.

4. Khalsa, Karta Purkh Singh, and Michael Tierra. *The Way of Ayurvedic Herbs: The Most Complete Guide to Natural Healing and Health With Traditional Ayurvedic Herbalism* (Twin Lakes, WI: Lotus, 2008), 98.

5. Agrawal, P., V. Rai, and R. B. Singh. "Randomized Placebo-Controlled, Single Blind Trial of Holy Basil Leaves in Patients with Noninsulin-Dependent Diabetes Mellitus." *International Journal of Clinical Pharmacology and Therapeutics* 34, no. 9 (1996): 406-9.

6. Rai, V., U. V. Mani, and U. M. Iyer. "Effect of Ocimum Sanctum Leaf Powder on Blood Lipoproteins, Glycated Proteins and Total Amino Acids in Patients with Non-Insulin-Dependent Diabetes Mellitus." *Journal of Nutritional & Environmental Medicine* 7, no. 2 (1997): 113-18. doi:10.1080/13590849762709.

7. Kelm, M. A., et al. "Antioxidant and Cyclooxygenase Inhibitory Phenolic Compounds from Ocimum Sanctum Linn." *Phytomedicine* 7, no. 1 (2000): 7-13. doi:10.1016/S0944-7113(00)80015-X.

8. Mondal, Shankar, et al. "Double-Blinded Randomized Controlled Trial for Immunomodulatory Effects of Tulsi (Ocimum Sanctum Linn.) Leaf Extract on Healthy Volunteers." *Journal of Ethnopharmacology* 136, no. 3 (2011): 452-56. doi:10.1016/j.jep.2011.05.012.

9. Bhat, Jyoti, et al. "In Vivo Enhancement of Natural Killer Cell Activity through Tea Fortified with Ayurvedic Herbs." *Phytotherapy Research* 24, no. 1 (January 1, 2010): 129-35. doi:10.1002/ptr.2889.

10. Jadhav, Priyanka, et al. "Antiviral Potential of Selected Indian Medicinal (Ayurvedic) Plants Against Herpes Simplex Virus 1 and 2." *North American Journal of Medical Sciences* 4, no. 12 (2012): 641-47. doi:10.4103/1947-2714.104316.

11. Shimizu, Tomohiro, et al. "Holy Basil Leaf Extract Decreases Tumorigenicity and Metastasis of Aggressive Human Pancreatic Cancer Cells in Vitro and in Vivo: Potential Role in Therapy." *Cancer Letters* 336, no. 2 (August 2013): 270-80. doi:10.1016/j.canlet.2013.03.017.

第 12 章　薰衣草

1. Hardin, Kiva Rose. "The Soothing Magic of Lavender." *The Medicine Womans Roots*. Accessed August 31, 2016. http://bearmedicineherbals.com/tag/lavender.

2. Lehrner, J., et al. "Ambient Odors of Orange and Lavender Reduce Anxiety and Improve Mood in a Dental Office." *Physiology & Behavior* 86, no. 1-2 (September 15, 2005): 92-95. doi:10.1016/j.physbeh.2005.06.031.

3. Lytle, Jamie, Catherine Mwatha, and Karen K. Davis. "Effect of Lavender Aromatherapy on Vital Signs and Perceived Quality of Sleep in the Intermediate Care Unit: A Pilot Study." *American Journal of Critical Care* 23, no. 1 (2014): 24-29. doi:10.4037/ajcc2014958.

4. Woelk, H., and S. Schläfke. "A Multi-Center, Double-Blind, Randomised Study of the Lavender Oil Preparation Silexan in Comparison to Lorazepam for Generalized Anxiety Disorder." *Phytomedicine* 17, no. 2 (2010): 94-99. doi:10.1016/j.phymed.2009.10.006.

5. Pham, M., Winai Sayorwan, and Vorasith Siripornpanich. "The Effects of Lavender Oil Inhalation on Emotional States, Autonomic Nervous System, and Brain Electrical Activity." *J Med Assoc Thai* 95, no. 4 (2012): 598-606.

6. Lagopoulos, Jim, et al. "Increased Theta and Alpha EEG Activity during Nondirective Meditation." *Journal of Alternative and Complementary Medicine* 15, no. 11 (2009): 1187-92. doi:10.1089/acm.2009.0113.

7. Atsumi, Toshiko, and Keiichi Tonosaki. "Smelling Lavender and Rosemary Increases Free Radical Scavenging Activity and Decreases Cortisol Level in Saliva." *Psychiatry Research* 150, no. 1 (2007): 89-96. doi:10.1016/j.psychres.2005.12.012.

8. Winston, David. "Differential Treatment of Depression and Anxiety with Botanical and Nutritional Medicines." In *17th Annual AHG Symposium Proceedings Book*. Millennium Hotel, Boulder, Colorado, 2006.

9. Conrad, Pam, and Cindy Adams. "The Effects of Clinical Aromatherapy for Anxiety and Depression in the High Risk Postpartum Woman—A Pilot Study." *Complementary Therapies in Clinical Practice* 18, no. 3 (2012): 164-68. doi:10.1016/j.ctcp.2012.05.002.

10. Salmon, William. *Botanologia. The English Herbal or History of Plants* (London: Dawks, Rhodes and Taylor, 1710).

11. Grieve, Maud. *A Modern Herbal: The Medicinal, Culinary, Cosmetic and Economic Properties, Cultivation and Folk Lore of Herbs, Grasses, Fungi, Shrubs, & Trees with All Their Modern Scientific Uses*. Vol. 2. (New York: Dover, 1971).

12. Sheikhan, Fatemeh, et al. "Episiotomy Pain Relief: Use of Lavender Oil Essence in Primiparous Iranian Women." *Complementary Therapies in Clinical Practice* 18, no. 1 (2012): 66-70. doi:10.1016/j.ctcp.2011.02.003.

13. Vakilian, Katayon, et al. "Healing Advantages of Lavender Essential Oil during Episiotomy Recovery: A Clinical Trial." *Complementary Therapies in Clinical Practice* 17, no. 1 (2011): 50-53. doi:10.1016/j.ctcp.2010.05.006.

14. Altaei, D. T. "Topical Lavender Oil for the Treatment of Recurrent Aphthous Ulceration." *American Journal of Dentistry* 25, no. 1 (2012): 39-43.

15. Tisserand, Robert. "Gattefossé's Burn." roberttisserand.com. April 22, 2011. http://roberttisserand.com/2011/04/gattefosses-burn.

16. Culpeper, Nicholas. *The English Physician: OR An Astrologo-Physical Discourse of the Vulgar Herbs of This Nation* (London: Commonwealth of England, 1652).

17. Sasannejad, Payam, et al. "Lavender Essential Oil in the Treatment of Migraine Headache: A Placebo-Controlled Clinical Trial." *European Neurology* 67, no. 5 (2012): 288-91. doi:10.1159/000335249.

18. Hadi, Niaz, and Ali Akbar Hanid. "Lavender Essence for Post-Cesarean Pain." *Pakistan Journal of Biological Sciences* 14, no. 11 (2011): 664.

19. Soltani, Rasool, et al. "Evaluation of the Effect of Aromatherapy with Lavender Essential Oil on Post-Tonsillectomy Pain in Pediatric Patients: A Randomized Controlled Trial." *International Journal of Pediatric Otorhinolaryngology* 77, no. 9 (2013): 1579-81. doi:10.1016/j.ijporl.2013.07.014.

20. Apay, Serap Ejder, et al. "Effect of Aromatherapy Massage on Dysmenorrhea in Turkish Students." *Pain Management Nursing* 13, no. 4 (2012): 236-40. doi:10.1016/j.pmn.2010.04.002.

21. Kuhn, Merrily A., and David Winston. *Winston & Kuhn's Herbal Therapy & Supplements: A Scientific & Traditional Approach*. 2nd ed. (Philadelphia: Lippincott Williams & Wilkins, 2008), 286.

22. Gardner, Zoë, and Michael McGuffin, editors. *American Herbal Products Association's Botanical Safety Handbook*. 2nd ed. (Boca Raton, FL: CRC Press, 2013).

第 13 章　芥　末

1. Saul, Hayley, et al. "Phytoliths in Pottery Reveal the Use of Spice in European Prehistoric Cuisine." *PloS One* 8, no. 8 (2013). doi:10.1371/journal.pone.0070583.

2. Jordan, Michele Anna. *The Good Cook's Book of Mustard: One of the World's Most Beloved Condiments, with More than 100 Recipes* (New York: Skyhorse Publishing, 2015).

3. Robinson, Jo. *Eating on the Wild Side: The Missing Link to Optimum Health* (Boston: Little, Brown, 2013).

4. Lamy, Evelyn, et al. "Antigenotoxic Action of Isothiocyanate-Containing Mustard as Determined by Two Cancer Biomarkers in a Human Intervention Trial." *European Journal of Cancer Prevention* 21, no. 4 (2012): 400-406. doi:10.1097/CEJ.0b013e32834ef140.

5. Singh, Ram B., et al. "Randomized, Double-Blind, Placebo-Controlled Trial of Fish Oil and Mustard Oil in Patients with Suspected Acute Myocardial Infarction: The Indian Experiment of Infarct Survival–4." *Cardiovascular Drugs and Therapy* 11, no. 3 (1997): 485-91. doi:10.1023/A:1007757724505.

6. Huo, G. R., L. Q. Ma, and C. H. Huang. "[Clinical Study on Treatment of Chronic Bronchitis by Tracheitis Plaster]." *Zhongguo Zhong Xi Yi Jie He Za Zhi* [*Chinese Journal of Integrated Traditional and Western Medicine*] 21, no. 11 (November 2001): 816-18.

第 14 章　肉豆蔻

1. Lad, Vasant, and David Frawley. *The Yoga of Herbs: An Ayurvedic Guide to Herbal Medicine* (Santa Fe, NM: Lotus Press), 1986.

2. Von Bingen, Hildegard. *Hildegard Von Bingen's Physica: The Complete English Translation of Her Classic Work on Health and Healing.* Translated by Priscilla Throop (Rochester, VT: Healing Arts Press, 1998).

3. Gardner, Zoë, and Michael McGuffin, editors. *American Herbal Products Association's Botanical Safety Handbook.* 2nd ed. (Boca Raton, FL: CRC Press, 2013), 587.

第 15 章　香芹菜

1. George Mateljan Foundation. "Parsley." *The World's Healthiest Foods.* Accessed August 15, 2015. http://www.whfoods.com/genpage.php?tname=foodspice&dbid=100.

2. Shea, M. Kyla, Christopher J. O'Donnell, Udo Hoffmann, Gerard E. Dallal, Bess Dawson-Hughes, José M. Ordovas, Paul A. Price, Matthew E. Williamson, and Sarah L. Booth. "Vitamin K Supplementation and Progression of Coronary Artery Calcium in Older Men and Women." *The American Journal of Clinical Nutrition* 89, no. 6 (2009): 1799–1807. doi:10.3945/ajcn.2008.27338.

3. Nielsen, S. E., et al. "Effect of Parsley (Petroselinum Crispum) Intake on Urinary Apigenin Excretion, Blood Antioxidant Enzymes and Biomarkers for Oxidative Stress in Human Subjects." *British Journal of Nutrition* 81, no. 06 (1999): 447–55. doi:10.1017/S000711459900080X.

4. Aggarwal, Bharat B., and Debora Yost. *Healing Spices: How to Use 50 Everyday and Exotic Spices to Boost Health and Beat Disease* (New York: Sterling Pub., 2011).

5. Gadi, Dounia, et al. "Flavonoids Purified from Parsley Inhibit Human Blood Platelet Aggregation and Adhesion to Collagen under Flow." *Journal of Complementary and Integrative Medicine* 9, no. 1 (2012).

第 16 章　胡椒薄荷

1. Merat, Shahin, et al. "The Effect of Enteric-Coated, Delayed-Release Peppermint Oil on Irritable Bowel Syndrome." *Digestive Diseases and Sciences* 55, no. 5 (2009): 1385–90. doi:10.1007/s10620-009-0854-9.

2. Alam, M. S., et al. "Efficacy of Peppermint Oil in Diarrhea Predominant IBS—A Double-blind Randomized Placebo-Controlled Study." *Mymensingh Medical Journal* 22, no. 1 (2013): 27–30.

3. Papathanasopoulos, A., et al. "Effect of Acute Peppermint Oil Administration on Gastric Sensorimotor Function and Nutrient Tolerance in Health." *Neurogastroenterology & Motility* 25, no. 4 (2013): e263–71. doi:10.1111/nmo.12102.

4. Kline, Robert M., et al. "Enteric-Coated, pH-Dependent Peppermint Oil Capsules for the Treatment of Irritable Bowel Syndrome in Children." *Journal of Pediatrics* 138, no. 1 (2001): 125–28. doi:10.1067/mpd.2001.109606.

5. Moss, Mark, et al. "Modulation of Cognitive Performance and Mood by Aromas of Peppermint and Ylang-Ylang." *International Journal of Neuroscience* 118, no. 1 (2008): 59–77. doi:10.1080/00207450601042094.

6. Varney, Elizabeth, and Jane Buckle. "Effect of Inhaled Essential Oils on Mental Exhaustion and Moderate Burnout: A Small Pilot Study." *Journal of Alternative and Complementary Medicine* 19, no. 1 (2012): 69–71. doi:10.1089/acm.2012.0089.

7. Gladstar, Rosemary. *Rosemary Gladstar's Medicinal Herbs: A Beginner's Guide* (North Adams, MA: Storey Pub., 2012).

8. Göbel, H., G. Schmidt, and D. Soyka. "Effect of Peppermint and Eucalyptus Oil Preparations on Neurophysiological and Experimental Algesimetric Headache Parameters." *Cephalalgia* 14, no. 3 (1994): 228–34. doi:10.1046/j.1468-2982.1994.014003228.x.

9. Davies, Simon J., Louise M. Harding, and Andrew P. Baranowski. "A Novel Treatment of Postherpetic Neuralgia Using Peppermint Oil." *Clinical Journal of Pain* 18, no. 3 (2002): 200–202.

10. Kuhn, Merrily A., and David Winston. *Winston & Kuhn's Herbal Therapy & Supplements: A Scientific & Traditional Approach.* 2nd ed. (Philadelphia: Lippincott Williams & Wilkins, 2008), 342.

第 17 章　迷迭香

1. Karpińska-Tymoszczyk, M. "Effect of the Addition of Ground Rosemary on the Quality and Shelf-Life of Turkey Meatballs during Refrigerated Storage." *British Poultry Science* 49, no. 6 (2008): 742–50. doi:10.1080/00071660802454665.

2. Puangsombat, Kanithaporn, and J. Scott Smith. "Inhibition of Heterocyclic Amine Formation in Beef Patties by Ethanolic Extracts of Rosemary." *Journal of Food Science* 75, no. 2 (2010): T40–47. doi:10.1111/j.1750-3841.2009.01491.x.

3. Pérez-Sánchez, A., et al. "Protective Effects of Citrus and Rosemary Extracts on UV-Induced Damage in Skin Cell Model and Human Volunteers." *Journal of Photochemistry and Photobiology B: Biology* 136 (July 5, 2014): 12–18. doi:10.1016/j.jphotobiol.2014.04.007.

4. Ross, Jeremy. *Combining Western Herbs and Chinese Medicine* (Bristol, UK: Greenfields Press, 2010), 640.

5. Lukaczer, Daniel, et al. "A Pilot Trial Evaluating meta050, a Proprietary Combination of Reduced Iso-Alpha Acids, Rosemary Extract and Oleanolic Acid in Patients with Arthritis and Fibromyalgia." *Phytotherapy Research* 19, no. 10 (2005): 864–69. doi:10.1002/ptr.1709.

6. Gedney, Jeffrey J., Toni L. Glover, and Roger B. Fillingim. "Sensory and Affective Pain Discrimination after Inhalation of Essential Oils." *Psychosomatic Medicine* 66, no. 4 (2004): 599–606.

7. Park, M. K., and E. S. Lee. "[The Effect of Aroma Inhalation Method on Stress Responses of Nursing Students]." *Taehan Kanho Hakhoe Chi* 34, no. 2 (2004): 344–51.

8. McCaffrey, Ruth, Debra J. Thomas, and Ann Orth Kinzelman. "The Effects of Lavender and Rosemary Essential Oils on Test-Taking Anxiety among Graduate Nursing Students." *Holistic Nursing Practice* 23, no. 2 (2009): 88–93. doi:10.1097/HNP.0b013e3181a110aa.

9. Moss, Mark, et al. "Aromas of Rosemary and Lavender Essential Oils Differentially Affect Cognition and Mood in Healthy Adults." *International Journal of Neuroscience* 113, no. 1 (2003): 15–38. doi:10.1080/00207450390161903.

10. "Alzheimer's Statistics." Alzheimers.net. Accessed September 27, 2015. http://www.alzheimers.net/resources/alzheimers-statistics.

11. Pengelly, Andrew, et al. "Short-Term Study on the Effects of Rosemary on Cognitive Function in an Elderly Population." *Journal of Medicinal Food* 15, no. 1 (2011): 10–17. doi:10.1089/jmf.2011.0005.

12. Jimbo, Daiki, et al. "Effect of Aromatherapy on Patients with Alzheimer's Disease." *Psychogeriatrics* 9, no. 4 (2009): 173–79. doi:10.1111/j.1479-8301.2009.00299.x.

13. Hay, I. C., M. Jamieson, and A. D. Ormerod. "Randomized Trial of Aromatherapy: Successful Treatment for Alopecia Areata." *Archives of Dermatology* 134, no. 11 (1998): 1349–52. doi:10.1001/archderm.134.11.1349.

14. Tierra, Lesley. *Healing with the Herbs of Life* (New York: Crossing Press/Random House, 2003).

15. Kuhn, Merrily A., and David Winston. *Winston & Kuhn's Herbal Therapy & Supplements: A Scientific & Traditional Approach.* 2nd ed. (Philadelphia: Lippincott Williams & Wilkins, 2008).

16. Gardner, Zoë, and Michael McGuffin, editors. *American Herbal Products Association's Botanical Safety Handbook.* (Boca Raton, FL: CRC Press, 2013).

17. Ibid.

18. Ibid.

第 18 章　鼠尾草

1. Grieve, M. *A Modern Herbal: The Medicinal, Culinary, Cosmetic and Economic Properties, Cultivation and Folklore of Herbs, Grasses, Fungi, Shrubs and Trees with All Their Modern Scientific Uses* (New York: Dover Publications, 1971).

2. Aggarwal, Bharat B., and Debora Yost. *Healing Spices: How to Use 50 Everyday and Exotic Spices to Boost Health and Beat Disease* (New York: Sterling Pub., 2011).

3. Scholey, Andrew B., et al. "An Extract of Salvia (Sage) with Anticholinesterase Properties Improves Memory and Attention in Healthy Older Volunteers." *Psychopharmacology* 198, no. 1 (2008): 127–39. doi:10.1007/s00213-008-1101-3.

4. Akhondzadeh, S., et al. "Salvia Officinalis Extract in the Treatment of Patients with Mild to Moderate Alzheimer's Disease: A Double-blind, Randomized and Placebo-Controlled Trial." *Journal of Clinical Pharmacy and Therapeutics* 28, no. 1 (2003): 53–59. doi:10.1046/j.1365-2710.2003.00463.x.

5. Kennedy, David O., et al. "Effects of Cholinesterase Inhibiting Sage (Salvia officinalis) on Mood, Anxiety and Performance on a Psychological Stressor Battery." *Neuropsychopharmacology* 31, no. 4 (2005): 845–52. doi:10.1038/sj.npp.1300907.

6. Gerard, John. *The Herbal, or General History of Plants: The Complete 1633 Edition.* Revised by Thomas Johnson. (New York: Dover Publications, 1975), 766.

7. Kianbakht, S., and F. Hashem Dabaghian. "Improved Glycemic Control and Lipid Profile in Hyperlipidemic Type 2 Diabetic Patients Consuming Salvia Officinalis L. Leaf Extract: A Randomized, Placebo-controlled Clinical Trial." *Complementary Therapies in Medicine* 21, no. 5 (2013): 441–46. doi:10.1016/j.ctim.2013.07.004.

8. Sá, Carla M., et al. "Sage Tea Drinking Improves Lipid Profile and Antioxidant Defences in Humans." *International Journal of Molecular Sciences* 10, no. 9 (2009): 3937–50. doi:10.3390/ijms10093937.

9. Schapowal, A., et al. "Echinacea/Sage or Chlorhexidine/Lidocaine for Treating Acute Sore Throats: A Randomized Double-Blind Trial." *European Journal of Medical Research* 14, no. 9 (2009): 406–12.

10. Hubbert, M., et al. "Efficacy and Tolerability of a Spray with Salvia Officinalis in the Treatment of Acute Pharyngitis—A Randomised, Double-Blind, Placebo-Controlled Study with Adaptive Design and Interim Analysis." *European Journal of Medical Research* 11, no. 1 (2006): 20–26.

11. Bommer, S., P. Klein, and A. Suter. "First Time Proof of Sage's Tolerability and Efficacy in Menopausal Women with Hot Flushes." *Advances in Therapy* 28, no. 6 (2011): 490–500. doi:10.1007/s12325-011-0027-z.

12. Reuter, Juliane, et al. "Sage Extract Rich in Phenolic Diterpenes Inhibits Ultraviolet-Induced Erythema in Vivo." *Planta Medica* 73, no. 11 (2007): 1190–91. doi:10.1055/s-2007-981583.

13. Kuhn, Merrily A., and David Winston. *Winston & Kuhn's Herbal Therapy & Supplements: A Scientific & Traditional Approach.* 2nd ed. (Philadelphia: Lippincott Williams & Wilkins, 2008).

第 19 章　百里香

1. Romm, Aviva Jill. *Botanical Medicine for Women's Health* (St. Louis, MO: Churchill Livingstone/Elsevier, 2010).

2. Buhner, Stephen Harrod. *Herbal Antibiotics: Natural Alternatives for Treating Drug-resistant Bacteria* (North Adams, MA: Storey Pub., 2012).

3. Rajkowska, Katarzyna, et al. "The Effect of Thyme and Tea Tree Oils on Morphology and Metabolism of Candida Albicans." *Acta Biochimica Polonica* 61, no. 2 (2014): 305–10.

4. Thosar, Nilima, et al. "Antimicrobial Efficacy of Five Essential Oils against Oral Pathogens: An in Vitro Study." *European Journal of Dentistry* 7, no. suppl. 1 (2013): S71–77. doi:10.4103/1305-7456.119078.

5. Fadli, Mariam, et al. "Antibacterial Activity of Thymus Maroccanus and Thymus Broussonetii Essential Oils against Nosocomial Infection—Bacteria and Their Synergistic Potential with Antibiotics." *Phytomedicine* 19, no. 5 (2012): 464–71. doi:10.1016/j.phymed.2011.12.003.

6. Sienkiewicz, Monika, et al. "The Antimicrobial Activity of Thyme Essential Oil against Multidrug Resistant Clinical Bacterial Strains." *Microbial Drug Resistance* 18, no. 2 (2011): 137–48. doi:10.1089/mdr.2011.0080.

7. Kavanaugh, Nicole L., and Katharina Ribbeck. "Selected Antimicrobial Essential Oils Eradicate Pseudomonas spp. and Staphylococcus Aureus Biofilms." *Applied and Environmental Microbiology* 78, no. 11 (June 1, 2012): 4057–61. doi:10.1128/AEM.07499-11.

8. "Antibiotic Resistance Threats in the United States, 2013." Centers for Disease Control and Prevention. July 17, 2014. Accessed October 18, 2015.

9. Ross, Jeremy. *Combining Western Herbs and Chinese Medicine: A Clinical Materia Medica: 120 Herbs in Western Use* (Regensburg, Germany: Verlag Für Ganzheitliche Medizin, 2010).

10. Dioscorides. *De Materia Medica—Five Books in One Volume: A New English Translation.* Translated by T. A. Osbaldeston (Johannesburg: IBIDIS Press, 2000).

11. Kemmerich, B. "Evaluation of Efficacy and Tolerability of a Fixed Combination of Dry Extracts of Thyme Herb and Primrose Root in Adults Suffering from Acute Bronchitis with Productive Cough. A Prospective, Double-Blind, Placebo-Controlled Multicentre Clinical Trial." *Arzneimittel-Forschung* 57, no. 9 (2006): 607–15.

12. Kemmerich, B., R. Eberhardt, and H. Stammer. "Efficacy and Tolerability of a Fluid Extract Combination of Thyme Herb and Ivy Leaves and Matched Placebo in Adults Suffering from Acute Bronchitis with Productive Cough. A Prospective, Double-Blind, Placebo-Controlled Clinical Trial." *Arzneimittel-Forschung* 56, no. 9 (2005): 652–60.

13. Marzian, O. "[Treatment of Acute Bronchitis in Children and Adolescents. Non-Interventional Postmarketing Surveillance Study Confirms the Benefit and Safety of a Syrup Made of Extracts from Thyme and Ivy Leaves]." *MMW Fortschritte der Medizin* 149, no. 27–28 suppl. (2007): 69–74.

14. McIntyre, Anne. "Thymus vulgaris: Thyme." Anne McIntyre: Herbal Medicine, Ayurveda. Accessed April 20, 2015. http://annemcintyre.com/thymus-vulgaris-thyme.

15. Kuhn, Merrily A., and David Winston. *Winston & Kuhn's Herbal Therapy & Supplements: A Scientific & Traditional Approach.* 2nd ed. (Philadelphia: Lippincott Williams & Wilkins, 2008).

16. Ibid.

17. Ibid.

18. Gardner, Zoë, and Michael McGuffin, editors. *American Herbal Products Association's Botanical Safety Handbook.* 2nd ed. (Boca Raton, FL: CRC Press, 2013).

第 20 章　姜黄

1. Khansari, Nemat, Yadollah Shakiba, and Mahdi Mahmoudi. "Chronic Inflammation and Oxidative Stress as a Major Cause of Age-Related Diseases and Cancer." *Recent Patents on Inflammation & Allergy Drug Discovery* 3, no. 1 (2009): 73–80. doi:10.2174/187221309787158371.

2. Prasad, Sahdeo, and Bharat B. Aggarwal. "Turmeric, the Golden Spice: From Traditional Medicine to Modern Medicine." In *Herbal Medicine: Biomolecular and Clinical Aspects.* Edited by Iris F. F. Benzie and Sissi Wachtel-Galor (Boca Raton, FL: CRC Press/Taylor & Francis, 2011).

3. Patel, Deepak, and Adrian, Brian. "Do NSAIDs Impair Healing of Musculoskeletal Injuries?" Rheumatology Network. June 6, 2011. http://www.rheumatologynetwork.com/articles/do-nsaids-impair-healing-musculoskeletal-injuries.

4. Hauser, Ross. "When NSAIDs Make Pain Worse—A Significant Public Health Concern." Caring Medical Regenerative Medicine Clinics. Accessed September 26, 2015. http://www.caringmedical.com /prolotherapy-news/nsaids-chronic-pain-medications.

5. McNeil Consumer & Specialty Pharmaceuticals. "McNeil-FDA NSAID Briefing." September 20, 2002. http://www.fda.gov /ohrms/dockets/ac/02/briefing/3882b2_02_mcneil-nsaid.htm.

6. Biswas, Saibal K., et al. "Curcumin Induces Glutathione Biosynthesis and Inhibits NF-κB Activation and Interleukin-8 Release in Alveolar Epithelial Cells: Mechanism of Free Radical Scavenging Activity." Antioxidants & Redox Signaling 7, no. 1-2 (2004): 32–41. doi:10.1089/ars.2005.7.32.

7. Kim, Sang-Wook, et al. "The Effectiveness of Fermented Turmeric Powder in Subjects with Elevated Alanine Transaminase Levels: A Randomised Controlled Study." BMC Complementary and Alternative Medicine 13, no. 1 (2013): 58. doi:10.1186/1472-6882 -13-58.

8. Prucksunand, C., et al. "Phase II Clinical Trial on Effect of the Long Turmeric (Curcuma Longa Linn.) on Healing of Peptic Ulcer." Southeast Asian Journal of Tropical Medicine and Public Health 32, no. 1 (March 2001): 208-15. http://www.tm.mahidol.ac.th /seameo/2001_32_1/34-2714.pdf.

9. Hanai, Hiroyuki, et al. "Curcumin Maintenance Therapy for Ulcerative Colitis: Randomized, Multicenter, Double-Blind, Placebo-Controlled Trial." Clinical Gastroenterology and Hepatology 4, no. 12 (2006): 1502–6. doi:10.1016/j.cgh.2006.08.008.

10. Wickenberg, Jennie, Sandra Ingemansson, and Joanna Hlebowicz. "Effects of Curcuma Longa (Turmeric) on Postprandial Plasma Glucose and Insulin in Healthy Subjects." Nutrition Journal 9, no. 1 (2010): 43. doi:10.1186/1475-2891-9-43.

11. National Institute of Diabetes and Digestive and Kidney Diseases. "Kidney Disease of Diabetes." National Institutes of Health Publication No. 14-3925. April 2, 2014. http://www.niddk.nih.gov/ health-information/health-topics/kidney-disease/kidney-disease -of-diabetes/Pages/facts.aspx.

12. Khajehdehi, Parviz, et al. "Oral Supplementation of Turmeric Attenuates Proteinuria, Transforming Growth Factor-β and Interleukin-8 Levels in Patients with Overt Type 2 Diabetic Nephropathy: A Randomized, Double-Blind and Placebo-Controlled Study." Scandinavian Journal of Urology and Nephrology 45, no. 5 (2011): 365–70. doi:10.3109/00365599.2011.585622.

13. Wongcharoen, Wanwarang, et al. "Effects of Curcuminoids on Frequency of Acute Myocardial Infarction after Coronary Artery Bypass Grafting." American Journal of Cardiology 110, no. 1 (2012): 40–44. doi:10.1016/j.amjcard.2012.02.043.

14. DiSilvestro, et al. "Diverse Effects of a Low Dose Supplement of Lipidated Curcumin in Healthy Middle Aged People." Nutrition Journal 11, no. 1 (2012): 79.

15. Akazawa, Nobuhiko, et al. "Curcumin Ingestion and Exercise Training Improve Vascular Endothelial Function in Postmenopausal Women." Nutrition Research 32, no. 10 (2012): 795–99. doi:10.1016/j.nutres.2012.09.002.

16. Lee, Meei-Shyuan, et al. "Turmeric Improves Post-Prandial Working Memory in Pre-Diabetes Independent of Insulin." Asia Pacific Journal of Clinical Nutrition 23, no. 4 (2014): 581–91.

17. Li, William. "Can We Eat to Starve Cancer?" Ted Talk, presented February 2010. http://www.ted.com/talks/william_li?language=en.

18. Kuptniratsaikul, Vilai, et al. "Efficacy and Safety of Curcuma Domestica Extracts in Patients with Knee Osteoarthritis." Journal of Alternative and Complementary Medicine 15, no. 8 (2009): 891–97. doi:10.1089/acm.2008.0186.

19. Kuptniratsaikul, Vilai, et al. "Efficacy and Safety of Curcuma Domestica Extracts Compared with Ibuprofen in Patients with Knee Osteoarthritis: A Multicenter Study." Clinical Interventions in Aging 9 (March 20, 2014): 451–58. doi:10.2147/CIA.S58535.

20. Shoba, G., et al. "Influence of Piperine on the Pharmacokinetics of Curcumin in Animals and Human Volunteers." Planta Medica 64, no. 4 (1998): 353–56. doi:10.1055/s-2006-957450.

21. Kuhn, Merrily A., and David Winston. Winston & Kuhn's Herbal Therapy & Supplements: A Scientific & Traditional Approach. 2nd ed. (Philadelphia: Lippincott Williams & Wilkins, 2008), 449.

第 21 章 荨 麻

1. Weed, Susun. Healing Wise (Woodstock, NY: Ash Tree Publishing, 1989).

2. Pedersen, Mark. Nutritional Herbology: A Reference Guide to Herbs (Warsaw, IN: Wendell W. Whitman Company, 1998).

3. Ibid.

4. Helms, Steve, and A. Miller. "Natural Treatment of Chronic Rhinosinusitis." Alternative Medicine Review: A Journal of Clinical Therapeutics 11, no. 3 (2006): 196–207.

5. Roschek, Bill, et al. "Nettle Extract (Urtica Dioica) Affects Key Receptors and Enzymes Associated with Allergic Rhinitis." Phytotherapy Research 23, no. 7 (July 2009): 920–26. doi:10.1002/ptr.2763.

6. Bergner, Paul. "Urtica Dioica, Insulin Resistance and Systemic Inflammation." Medical Herbalism Journal 17, no. 1 (2014/2013): 1.

7. Namazi, N., A. Tarighat, and A. Bahrami. "The Effect of Hydro Alcoholic Nettle (Urtica Dioica) Extract on Oxidative Stress in Patients with Type 2 Diabetes: A Randomized Double-Blind Clinical Trial." Pakistan Journal of Biological Sciences 15, no. 2 (2012): 98–102.

8. Namazi, N, et al. "The Effect of Hydro Alcoholic Nettle (Urtica Dioica) Extracts on Insulin Sensitivity and Some Inflammatory Indicators in Patients with Type 2 Diabetes: A Randomized Double-Blind Control Trial." Pakistan Journal of Biological Sciences 14, no. 15 (2011): 775–79.

9. Kianbakht, Saeed, Farahnaz Khalighi-Sigaroodi, and Fataneh Hashem Dabaghian. "Improved Glycemic Control in Patients with Advanced Type 2 Diabetes Mellitus Taking Urtica Dioica Leaf Extract: A Randomized Double-blind, placebo-controlled Clinical Trial." Clinical Laboratory 59, no. 9-10 (2013): 1071–76.

10. Safarinejad, Mohammad Reza. "Urtica Dioica for Treatment of Benign Prostatic Hyperplasia: A Prospective, Randomized, Double-Blind, Placebo-Controlled, Crossover Study." Journal of Herbal Pharmacotherapy 5, no. 4 (2005): 1–11.

11. Rapp, Cathleen. "Special Saw Palmetto and Stinging Nettle Root Combination as Effective as Pharmaceutical Drug for Prostate Symptoms." American Botanical Council's Herbalgram 72 (2006): 20–21.

12. Culpeper, Nicholas. Culpeper's Complete Herbal: A Book of Natural Remedies for Ancient Ills (Ware, England: Wordsworth Editions, 1995).

13. Randall, C., et al. "Randomized Controlled Trial of Nettle Sting for Treatment of Base-of-Thumb Pain." Journal of the Royal Society of Medicine 93, no. 6 (2000): 305–9.

14. Weed, Susun S. Healing Wise (Woodstock, NY: Ash Tree Pub., 2003).

第 22 章 接骨木

1. Bertrand, Bernard, and Annie Bertrand. Sous la protection du sureau. 2nd ed. (Escalquens, France: Éditions de Terran, 2000).

2. Ho, Giang Thanh Thi, et al. "Structure–Activity Relationship of Immunomodulating Pectins from Elderberries." Carbohydrate Polymers 125 (July 10, 2015): 314–22. doi:10.1016/j.carbpol .2015.02.057.

3. Balasingam, S., et al. "Neutralizing Activity of SAMBUCOL® against Avian NIBRG-14 (H5N1) Influenza Virus." In IV International Conference on Influenza, Preventing the Pandemic, Bird Flu Vaccines (London, June 2006), 23–24.

4. Zakay-Rones, Zichria, et al. "Inhibition of Several Strains of Influenza Virus in Vitro and Reduction of Symptoms by an Elderberry Extract (Sambucus Nigra L.) during an Outbreak of Influenza B Panama." *Journal of Alternative and Complementary Medicine* 1, no. 4 (1995): 361–69. doi:10.1089/acm.1995.1.361.

5. Zakay-Rones, Z., et al. "Randomized Study of the Efficacy and Safety of Oral Elderberry Extract in the Treatment of Influenza A and B Virus Infections." *Journal of International Medical Research* 32, no. 2 (2004): 132–40. doi:10.1177/147323000403200205.

6. Krawitz, Christian, et al. "Inhibitory Activity of a Standardized Elderberry Liquid Extract against Clinically-Relevant Human Respiratory Bacterial Pathogens and Influenza A and B Viruses." *BMC Complementary and Alternative Medicine* 11, no. 1 (2011): 16. doi:10.1186/1472-6882-11-16.

7. Roschek Jr., Bill, et al. "Elderberry Flavonoids Bind to and Prevent H1N1 Infection in Vitro." *Phytochemistry* 70, no. 10 (2009): 1255–61. doi:10.1016/j.phytochem.2009.06.003.

8. Jarzycka, Anna, Agnieszka Lewiŉska, Roman Gancarz, and Kazimiera A Wilk. "Assessment of Extracts of Helichrysum Arenarium, Crataegus Monogyna, Sambucus Nigra in Photoprotective UVA and UVB; Photostability in Cosmetic Emulsions." *Journal of photochemistry and photobiology. B, Biology* 128 (2013): doi:10.1016/j.jphotobiol.2013.07.029.

9. Harokopakis, Evlambia, et al. "Inhibition of Proinflammatory Activities of Major Periodontal Pathogens by Aqueous Extracts from Elderflower (Sambucus Nigra)." *Journal of Periodontology* 77, no. 2 (2006): 271–79. doi:10.1902/jop.2006.050232.

第23章　山　楂

1. Hoffmann, David. *Medical Herbalism: The Science and Practice of Herbal Medicine* (Rochester, VT: Healing Arts Press, 2003).

2. Dalli, E., et al. "Crataegus Laevigata Decreases Neutrophil Elastase and Has Hypolipidemic Effect: A Randomized, Double-Blind, Placebo-Controlled Trial." *Phytomedicine* 18, no. 8–9 (2011): 769–75. doi:10.1016/j.phymed.2010.11.011.

3. Asgary, S., et al. "Antihypertensive Effect of Iranian Crataegus Curvisepala Lind.: A Randomized, Double-Blind Study." *Drugs under Experimental and Clinical Research* 30, no. 5-6 (2003): 221–25.

4. Walker, Ann F., et al. "Hypotensive Effects of Hawthorn for Patients with Diabetes Taking Prescription Drugs: A Randomised Controlled Trial." *British Journal of General Practice* 56, no. 527 (2006): 437–43.

5. Kane, Charles W. *Herbal Medicine: Trends and Traditions* (Tucson, AZ: Lincoln Town Press, 2009).

6. Tauchert, Michael, Amnon Gildor, and Jens Lipinski. "[High-Dose Crataegus Extract WS 1442 in the Treatment of NYHA Stage II Heart Failure]." *Herz* 24, no. 6 (1999): 465–74.

7. Habs, M. "Prospective, Comparative Cohort Studies and Their Contribution to the Benefit Assessments of Therapeutic Options: Heart Failure Treatment with and without Hawthorn Special Extract WS 1442." *Forschende komplementrmedizin und klassische Naturheilkunde [Research in Complementary and Classical Natural Medicine]* 11, no. suppl. 1 (2004): 36–39. doi:10.1159/000080574.

8. Kuhn, Merrily A., and David Winston. *Winston & Kuhn's Herbal Therapy & Supplements: A Scientific & Traditional Approach.* 2nd ed. (Philadelphia: Lippincott Williams & Wilkins, 2008).

第24章　蜜蜂花

1. Akhondzadeh, S., et al. "Melissa Officinalis Extract in the Treatment of Patients with Mild to Moderate Alzheimer's Disease: A Double-blind, Randomised, Placebo-controlled Trial." *Journal of Neurology, Neurosurgery & Psychiatry* 74, no. 7 (2003): 863–66. doi:10.1136/jnnp.74.7.863.

2. Ballard, Clive G., et al. "Aromatherapy as a Safe and Effective Treatment for the Management of Agitation in Severe Dementia: The Results of a Double-Blind, Placebo-Controlled Trial with Melissa." *Journal of Clinical Psychiatry* 63, no. 7 (2002): 553–58.

3. Kennedy, D. O., et al. "Modulation of Mood and Cognitive Performance following Acute Administration of Melissa Officinalis (Lemon Balm)." *Pharmacology, Biochemistry, and Behavior* 72, no. 4 (2002): 953–64. doi:10.1016/S0091-3057(02)00777-3.

4. Kennedy, D. O., et al. "Modulation of Mood and Cognitive Performance following Acute Administration of Single Doses of Melissa Officinalis (Lemon Balm) with Human CNS Nicotinic and Muscarinic Receptor-Binding Properties." *Neuropsychopharmacology* 28, no. 10 (2003): 1871–81.

5. Taavoni, S., N. Nazem Ekbatani, and H. Haghani. "Valerian/Lemon Balm Use for Sleep Disorders during Menopause." *Complementary Therapies in Clinical Practice* 19, no. 4 (2013): 193–96. doi:10.1016/j.ctcp.2013.07.002.

6. Müller, S. F., and S. Klement. "A Combination of Valerian and Lemon Balm Is Effective in the Treatment of Restlessness and Dyssomnia in Children." *Phytomedicine* 13, no. 6 (2006): 383–87. doi:10.1016/j.phymed.2006.01.013.

7. Koytchev, R., R. G. Alken, and S. Dundarov. "Balm Mint Extract (Lo-701) for Topical Treatment of Recurring Herpes Labialis." *Phytomedicine* 6, no. 4 (1999): 225–30. doi:10.1016/S0944-7113(99)80013-0.

8. Khalsa, Kharta Purka Singh. Personal communication, September 10, 2015.

9. Zeraatpishe, Akbar, et al. "Effects of Melissa Officinalis L. on Oxidative Status and DNA Damage in Subjects Exposed to Long-Term Low-Dose Ionizing Radiation." *Toxicology and Industrial Health* 27, no. 3 (April 2011): 205–12. doi:10.1177/0748233710383889.

第25章　玫　瑰

1. Brenner, Douglas, and Stephen Scanniello. *A Rose by Any Name* (Chapel Hill, NC: Algonquin Books of Chapel Hill, 2009).

2. Allen, Kathy Grannis. "Cupid to Shower Americans with Jewelry, Candy This Valentine's Day." National Retail Federation. January 26, 2015. https://nrf.com/media/press-releases/cupid-shower-americans-jewelry-candy-this-valentines-day.

3. Andersson, U., et al. "Effects of Rose Hip Intake on Risk Markers of Type 2 Diabetes and Cardiovascular Disease: A Randomized, Double-Blind, Cross-Over Investigation in Obese Persons." *European Journal of Clinical Nutrition* 66, no. 5 (2012): 585–90. doi:10.1038/ejcn.2011.203.

4. T, Hongratanaworakit. "Relaxing Effect of Rose Oil on Humans." *Natural Product Communications* 4, no. 2 (2009): 291–96.

5. Winston, David. "Differential Treatment of Depression and Anxiety with Botanical and Nutritional Medicines." In *17th Annual AHG Symposium Proceedings Book.* Millennium Hotel, Boulder, Colorado, 2006.

6. Conrad, Pam, and Cindy Adams. "The Effects of Clinical Aromatherapy for Anxiety and Depression in the High Risk Postpartum Woman—A Pilot Study." *Complementary Therapies in Clinical Practice* 18, no. 3 (2012): 164–68. doi:10.1016/j.ctcp.2012.05.002.

7. Moerman, Daniel E. *Native American Ethnobotany* (Portland, OR: Timber Press, 1998).

8. Hoseinpour, H., et al. "Evaluation of Rosa Damascena Mouthwash in the Treatment of Recurrent Aphthous Stomatitis: A Randomized, Double-Blinded, Placebo-Controlled Clinical Trial." *Quintessence International* 42, no. 6 (2011): 483–91.

9. Kharazmi, Arsalan, and Kaj Winther. "Rose Hip Inhibits Chemotaxis and Chemiluminescence of Human Peripheral Blood Neutrophils in Vitro and Reduces Certain Inflammatory Parameters in Vivo." *Inflammopharmacology* 7, no. 4 (1999): 377–86. doi:10.1007/s10787-999-0031-y.

10. Rein, E., A. Kharazmi, and K. Winther. "A Herbal Remedy, Hyben Vital (Stand. Powder of a Subspecies of Rosa Canina Fruits), Reduces Pain and Improves General Wellbeing in Patients with Osteoarthritis—A Double-Blind, Placebo-Controlled, Randomised Trial." *Phytomedicine* 11, no. 5 (2004): 383–91. doi:10.1016/j.phymed.2004.01.001.

11. Winther, K., K. Apel, and G. Thamsborg. "A Powder Made from Seeds and Shells of a Rose-hip Subspecies (Rosa Canina) Reduces Symptoms of Knee and Hip Osteoarthritis: A Randomized, Double-Blind, Placebo-Controlled Clinical Trial." *Scandinavian Journal of Rheumatology* 34, no. 4 (2005): 302–8. doi:10.1080/03009740510018624.

12. Willich, S. N., et al. "Rose Hip Herbal Remedy in Patients with Rheumatoid Arthritis—A Randomised Controlled Trial." *Phytomedicine* 17, no. 2 (2010): 87–93. doi:10.1016/j.phymed.2009.09.003.

13. Winther, K., E. Rein, and A. Kharazmi. "The Anti-Inflammatory Properties of Rose-Hip." *Inflammopharmacology* 7, no. 1 (1999): 63–68. doi:10.1007/s10787-999-0026-8.

14. Tseng, Ying-Fen, Chung-Hey Chen, and Yi-Hsin Yang. "Rose Tea for Relief of Primary Dysmenorrhea in Adolescents: A Randomized Controlled Trial in Taiwan." *Journal of Midwifery & Women's Health* 50, no. 5 (2005): e51–57. doi:10.1016/j.jmwh.2005.06.003.

第 26 章 茶

1. Hodgson, Jonathan M., et al. "Short-Term Effects of Polyphenol-Rich Black Tea on Blood Pressure in Men and Women." *Food & Function* 4, no. 1 (December 19, 2012): 111–15. doi:10.1039/C2FO30186E.

2. Hodgson, Jonathan M., et al. "Black Tea Lowers the Rate of Blood Pressure Variation: A Randomized Controlled Trial." *American Journal of Clinical Nutrition* 97, no. 5 (May 1, 2013): 943–50. doi:10.3945/ajcn.112.051375.

3. Gomikawa, Syuzou, et al. "Effect of Ground Green Tea Drinking for 2 Weeks on the Susceptibility of Plasma and LDL to the Oxidation Ex Vivo in Healthy Volunteers." *Kobe Journal of Medical Sciences* 54, no. 1 (2008): E62–72.

4. Bahorun, Theeshan, et al. "Black Tea Reduces Uric Acid and C-Reactive Protein Levels in Humans Susceptible to Cardiovascular Diseases." *Toxicology* 278, no. 1 (2010): 68–74. doi:10.1016/j.tox.2009.11.024.

5. Narotzki, Baruch, et al. "Green Tea and Vitamin E Enhance Exercise-Induced Benefits in Body Composition, Glucose Homeostasis, and Antioxidant Status in Elderly Men and Women." *Journal of the American College of Nutrition* 32, no. 1 (2013): 31–40. doi:10.1080/07315724.2013.767661.

6. Basu, Arpita, et al. "Green Tea Supplementation Affects Body Weight, Lipids, and Lipid Peroxidation in Obese Subjects with Metabolic Syndrome." *Journal of the American College of Nutrition* 29, no. 1 (2010): 31–40.

7. Eshghpour, Majid, et al. "Effectiveness of Green Tea Mouthwash in Postoperative Pain Control following Surgical Removal of Impacted Third Molars: Double-blind Randomized Clinical Trial." *DARU Journal of Pharmaceutical Sciences* 21, no. 1 (2013): 59. doi:10.1186/2008-2231-21-59.

8. Awadalla, H. I., et al. "A Pilot Study of the Role of Green Tea Use on Oral Health." *International Journal of Dental Hygiene* 9, no. 2 (2011): 110–16. doi:10.1111/j.1601-5037.2009.00440.x.

9. Mohd, Razali Salleh. "Life Event, Stress and Illness." *Malaysian Journal of Medical Sciences* 15, no. 4 (2008): 9–18.

10. "Stress a Major Health Problem in the U.S., Warns APA." American Psychological Association press release. October 24, 2007. http://www.apa.org/news/press/releases/2007/10/stress.aspx.

第 27 章 朝鲜蓟

1. Holtmann, G., et al. "Efficacy of Artichoke Leaf Extract in the Treatment of Patients with Functional Dyspepsia: A Six-Week Placebo-Controlled, Double-Blind, and Multicentre Trial." *Alimentary Pharmacology & Therapeutics* 18, no. 11–12 (December 2003): 1099–1105.

2. Walker, A. F., R. W. Middleton, and O. Petrowicz. "Artichoke Leaf Extract Reduces Symptoms of Irritable Bowel Syndrome in a Post-Marketing Surveillance Study." *Phytotherapy Research* 15, no. 1 (February 2001): 58–61.

3. Bernard, Christophe. Personal communication, July 2, 2015.

4. Rondanelli, Mariangela, et al. "Beneficial Effects of Artichoke Leaf Extract Supplementation on Increasing HDL-Cholesterol in Subjects with Primary Mild Hypercholesterolaemia: A Double-Blind, Randomized, Placebo-Controlled Trial." *International Journal of Food Sciences and Nutrition* 64, no. 1 (February 2013): 7–15. doi:10.3109/09637486.2012.700920.

5. Lupattelli, G., et al. "Artichoke Juice Improves Endothelial Function in Hyperlipemia." *Life Sciences* 76, no. 7 (December 31, 2004): 775–82. doi:10.1016/j.lfs.2004.07.018.

6. Kuhn, Merrily A., and David Winston. *Winston & Kuhn's Herbal Therapy & Supplements: A Scientific & Traditional Approach*. 2nd ed. (Philadelphia: Lippincott Williams & Wilkins, 2008).

第 28 章 可可

1. Szogyi, Alex. *Chocolate: Food of the Gods* (Westport, CT: Greenwood Press, 1997).

2. Shrime, Mark G., et al. "Flavonoid-Rich Cocoa Consumption Affects Multiple Cardiovascular Risk Factors in a Meta-Analysis of Short-Term Studies." *Journal of Nutrition* 141, no. 11 (2011): 1982–88. doi:10.3945/jn.111.145482.

3. Aggarwal, Bharat B., and Debora Yost. *Healing Spices: How to Use 50 Everyday and Exotic Spices to Boost Health and Beat Disease* (New York: Sterling Pub., 2011).

4. Desch, Steffen, et al. "Effect of Cocoa Products on Blood Pressure: Systematic Review and Meta-Analysis." *American Journal of Hypertension* 23, no. 1 (2010): 97–103. doi:10.1038/ajh.2009.213.

5. Sarriá, Beatriz, et al. "Regular Consumption of a Cocoa Product Improves the Cardiometabolic Profile in Healthy and Moderately Hypercholesterolaemic Adults." *British Journal of Nutrition* 111, no. 01 (2014): 122–34. doi:10.1017/S000711451300202X.

6. Grassi, Davide, et al. "Short-Term Administration of Dark Chocolate Is Followed by a Significant Increase in Insulin Sensitivity and a Decrease in Blood Pressure in Healthy Persons." *American Journal of Clinical Nutrition* 81, no. 3 (2005): 611–14.

7. Selmi, Carlo, et al. "The Anti-Inflammatory Properties of Cocoa Flavanols." *Journal of Cardiovascular Pharmacology* 47 (2006): S163–71.

8. Scholey, Andrew, and Lauren Owen. "Effects of Chocolate on Cognitive Function and Mood: A Systematic Review." *Nutrition Reviews* 71, no. 10 (2013): 665–81. doi:10.1111/nure.12065.

9. Desideri, Giovambattista, et al. "Benefits in Cognitive Function, Blood Pressure, and Insulin Resistance through Cocoa Flavanol Consumption in Elderly Subjects with Mild Cognitive Impairment: The Cocoa, Cognition, and Aging (CoCoA) Study." *Hypertension* 60, no. 3 (2012): 794–801.

10. Field, David T., Claire M. Williams, and Laurie T. Butler. "Consumption of Cocoa Flavanols Results in an Acute Improvement in Visual and Cognitive Functions." *Physiology & Behavior* 103, no. 3–4 (2011): 255–60. doi:10.1016/j.physbeh.2011.02.013.

11. Sathyapalan, Thozhukat, et al. "High Cocoa Polyphenol Rich Chocolate May Reduce the Burden of the Symptoms in Chronic Fatigue Syndrome." *Nutrition Journal* 9, no. 1 (2010): 55.

12. Miller, Kenneth B., et al. "Impact of Alkalization on the Antioxidant and Flavanol Content of Commercial Cocoa Powders." *Journal of Agricultural and Food Chemistry* 56, no. 18 (2008): 8527–33. doi:10.1021/jf801670p.

13. EFSA, NDA Panel. "Scientific Opinion on the Substantiation of a Health Claim Related to Cocoa Flavanols and Maintenance of Normal Endothelium-Dependent Vasodilation Pursuant to Article 13 (5) of Regulation (EC) No 1924/2006." *EFSA Journal* 10, no. 2809 (2012): b52.

第 29 章　洋甘菊

1. Gladstar, Rosemary. *Rosemary Gladstar's Medicinal Herbs: A Beginner's Guide* (North Adams, MA: Storey Pub., 2012).

2. Hardy, Karen, et al. "Neanderthal Medics? Evidence for Food, Cooking, and Medicinal Plants Entrapped in Dental Calculus." *Die Naturwissenschaften* 99, no. 8 (2012). doi:10.1007/s00114-012-0942-0.

3. Amsterdam, Jay D., et al. "Chamomile (Matricaria Recutita) May Have Antidepressant Activity in Anxious Depressed Humans—An Exploratory Study." *Alternative Therapies in Health and Medicine* 18, no. 5 (2012): 44–49.

4. Amsterdam, Jay D., et al. "A Randomized, Double-Blind, Placebo-Controlled Trial of Oral Matricaria Recutita (Chamomile) Extract Therapy for Generalized Anxiety Disorder." *Journal of Clinical Psychopharmacology* 29, no. 4 (2009): 378–82. doi:10.1097/JCP.0b013e3181ac935c.

5. Sharifi, Farangis, et al. "Comparison of the Effects of Matricaria Chamomila (Chamomile) Extract and Mefenamic Acid on the Intensity of Premenstrual Syndrome." *Complementary Therapies in Clinical Practice* 20, no. 1 (2014): 81–88. doi:10.1016/j.ctcp.2013.09.002.

6. Dos Reis, Paula Elaine Diniz, et al. "Clinical Application of Chamomilla Recutita in Phlebitis: Dose Response Curve Study." *Revista Latino-Americana de Enfermagem* 19, no. 1 (2011): 03–10. doi:10.1590/S0104-11692011000100002.

7. Charousaei, F., A. Dabirian, and F. Mojab. "Using Chamomile Solution or a 1% Topical Hydrocortisone Ointment in the Management of Peristomal Skin Lesions in Colostomy Patients: Results of a Controlled Clinical Study." *Ostomy/Wound Management* 57, no. 5 (2011): 28–36.

8. Batista, Ana Luzia Araújo, et al. "Clinical Efficacy Analysis of the Mouth Rinsing with Pomegranate and Chamomile Plant Extracts in the Gingival Bleeding Reduction." *Complementary Therapies in Clinical Practice* 20, no. 1 (2014): 93–98. doi:10.1016/j.ctcp.2013.08.002.

9. Becker, B., U. Kuhn, and B. Hardewig-Budny. "Double-Blind, Randomized Evaluation of Clinical Efficacy and Tolerability of an Apple Pectin-Chamomile Extract in Children with Unspecific Diarrhea." *Arzneimittel-Forschung* 56, no. 6 (2005): 387–93.

10. Kuhn, Merrily A., and David Winston. *Winston & Kuhn's Herbal Therapy & Supplements: A Scientific & Traditional Approach*. 2nd ed. (Philadelphia: Lippincott Williams & Wilkins, 2008).

第 30 章　咖　啡

1. Walsh, James K., et al. "Effect of Caffeine on Physiological Sleep Tendency and Ability to Sustain Wakefulness at Night." *Psychopharmacology* 101, no. 2 (1990): 271–73. doi:10.1007/BF02244139.

2. Muehlbach, Mark J., and James K. Walsh. "The Effects of Caffeine on Simulated Night-Shift Work and Subsequent Daytime Sleep." *Sleep: Journal of Sleep Research & Sleep Medicine* 18, no. 1 (1995): 22–29.

3. Pham, Ngoc Minh, et al. "Green Tea and Coffee Consumption Is Inversely Associated with Depressive Symptoms in a Japanese Working Population." *Public Health Nutrition* 17, no. 03 (2014): 625–33. doi:10.1017/S1368980013000360.

4. Smith, Andrew P. "Caffeine, Extraversion and Working Memory." *Journal of Psychopharmacology* 7, no. 21 (January 2013): 71–6. doi:10.1177/0269881112460111.

5. Wills, Anne-Marie A., et al. "Caffeine Consumption and Risk of Dyskinesia in CALM-PD." *Movement Disorders* 28, no. 3 (2013): 380–83. doi:10.1002/mds.25319.

6. Eskelinen, Marjo H., and Miia Kivipelto. "Caffeine as a Protective Factor in Dementia and Alzheimer's Disease." *Journal of Alzheimer's Disease* 20, no. suppl. 1 (2010): S167–S174.

7. Klatsky, Arthur L., et al. "Coffee, Cirrhosis, and Transaminase Enzymes." *Archives of Internal Medicine* 166, no. 11 (2006): 1190–95. doi:10.1001/archinte.166.11.1190.

8. Xiao, Qian, et al. "Inverse Associations of Total and Decaffeinated Coffee with Liver Enzyme Levels in National Health and Nutrition Examination Survey 1999–2010." *Hepatology* 60, no. 6 (2014): 2091–98. doi:10.1002/hep.27367.

9. Sasaki, Yachiyo, et al. "Effect of Caffeine-Containing Beverage Consumption on Serum Alanine Aminotransferase Levels in Patients with Chronic Hepatitis C Virus Infection: A Hospital-Based Cohort Study." *PLoS One* 8, no. 12 (2013): e83382. doi:10.1371/journal.pone.0083382.

10. Cardin, Romilda, et al. "Effects of Coffee Consumption in Chronic Hepatitis C: A Randomized Controlled Trial." *Digestive and Liver Disease* 45, no. 6 (2013): 499–504. doi:10.1016/j.dld.2012.10.021.

11. Killer, Sophie C., Andrew K. Blannin, and Asker E. Jeukendrup. "No Evidence of Dehydration with Moderate Daily Coffee Intake: A Counterbalanced Cross-Over Study in a Free-Living Population." *PLoS One* 9, no. 1 (2014): e84154. doi:10.1371/journal.pone.0084154.

12. Corrêa, Telma Angelina Faraldo, et al. "Medium Light and Medium Roast Paper-Filtered Coffee Increased Antioxidant Capacity in Healthy Volunteers: Results of a Randomized Trial." *Plant Foods for Human Nutrition* 67, no. 3 (2012): 277–82. doi:10.1007/s11130-012-0297-x.

13. Mišík, Miroslav, et al. "Impact of Paper Filtered Coffee on Oxidative DNA-Damage: Results of a Clinical Trial." *Mutation Research/Fundamental and Molecular Mechanisms of Mutagenesis* 692, no. 1-2 (2010): 42–48. doi:10.1016/j.mrfmmm.2010.08.003.

14. Van Dam, R. M., and F. B. Hu. "Coffee Consumption and Risk of Type 2 Diabetes: A Systematic Review." *JAMA* 294, no. 1 (2005): 97–104. doi:10.1001/jama.294.1.97.

15. Van Dam, Rob M., and Edith J. M. Feskens. "Coffee Consumption and Risk of Type 2 Diabetes Mellitus." *The Lancet* 360, no. 9344 (2002): 1477–78. doi:10.1016/S0140-6736(02)11436-X.

16. Bertoia, Monica L., et al. "Long-Term Alcohol and Caffeine Intake and Risk of Sudden Cardiac Death in Women." *American Journal of Clinical Nutrition* 97, no. 6 (June 2013): 1356–63. doi:10.3945/ajcn.112.044248.

17. Shechter, Michael, et al. "Impact of Acute Caffeine Ingestion on Endothelial Function in Subjects with and without Coronary Artery Disease." *American Journal of Cardiology* 107, no. 9 (May 1, 2011): 1255–61. doi:10.1016/j.amjcard.2010.12.035.

第 31 章　蒲公英

1. Clare, Bevin A., Richard S. Conroy, and Kevin Spelman. "The Diuretic Effect in Human Subjects of an Extract of Taraxacum Officinale Folium over a Single Day." *Journal of Alternative and Complementary Medicine* 15, no. 8 (2009): 929–34. doi:10.1089/acm.2008.0152.

2. Piao, Taikui, et al. "Taraxasterol Inhibits IL-1β-Induced Inflammatory Response in Human Osteoarthritic Chondrocytes." *European Journal of Pharmacology* 756 (June 2015): 38–42. doi:10.1016/j.ejphar.2015.03.012.

3. Kuhn, Merrily A., and David Winston. *Winston & Kuhn's Herbal Therapy & Supplements: A Scientific & Traditional Approach.* 2nd ed. (Philadelphia: Lippincott Williams & Wilkins, 2008).

4. Ibid.

第 32 章　南非醉茄

1. Cooley, Kieran, et al. "Naturopathic Care for Anxiety: A Randomized Controlled Trial ISRCTN78958974." *PloS One* 4, no. 8 (2009): e6628. doi:10.1371/journal.pone.0006628.

2. Biswal, Biswa Mohan, et al. "Effect of Withania Somnifera (Ashwagandha) on the Development of Chemotherapy-Induced Fatigue and Quality of Life in Breast Cancer Patients." *Integrative Cancer Therapies* 12, no. 4 (July 2013): 312–22. doi:10.1177/1534735412464551.

3. Gannon, Jessica M., Paige E. Forrest, and K. N. Roy Chengappa. "Subtle Changes in Thyroid Indices during a Placebo-Controlled Study of an Extract of Withania Somnifera in Persons with Bipolar Disorder." *Journal of Ayurveda and Integrative Medicine* 5, no. 4 (December 2014): 241–45. doi:10.4103/0975-9476.146566.

4. Ahmad, Mohammad Kaleem, et al. "Withania Somnifera Improves Semen Quality by Regulating Reproductive Hormone Levels and Oxidative Stress in Seminal Plasma of Infertile Males." *Fertility and Sterility* 94, no. 3 (August 2010): 989–96. doi:10.1016 /j.fertnstert.2009.04.046.

5. Gupta, Ashish, et al. "Efficacy of Withania Somnifera on Seminal Plasma Metabolites of Infertile Males: A Proton NMR Study at 800 MHz." *Journal of Ethnopharmacology* 149, no. 1 (August 26, 2013): 208–14. doi:10.1016/j.jep.2013.06.024.

6. Dongre, Swati, Deepak Langade, and Sauvik Bhattacharyya. "Efficacy and Safety of Ashwagandha (Withania Somnifera) Root Extract in Improving Sexual Function in Women: A Pilot Study." *BioMed Research International* 2015 (2015). doi:10.1155/2015/284154.

7. Pingali, Usharani, Raveendranadh Pilli, and Nishat Fatima. "Effect of Standardized Aqueous Extract of Withania Somnifera on Tests of Cognitive and Psychomotor Performance in Healthy Human Participants." *Pharmacognosy Research* 6, no. 1 (January 2014): 12–18. doi:10.4103/0974-8490.122912.

8. Chengappa, K. N. Roy, et al. "Randomized Placebo-Controlled Adjunctive Study of an Extract of Withania Somnifera for Cognitive Dysfunction in Bipolar Disorder." *Journal of Clinical Psychiatry* 74, no. 11 (November 2013): 1076–83. doi:10.4088/JCP.13m08413.

9. Mikolai, Jeremy, et al. "In Vivo Effects of Ashwagandha (Withania Somnifera) Extract on the Activation of Lymphocytes." *Journal of Alternative and Complementary Medicine* 15, no. 4 (April 2009): 423–30. doi:10.1089/acm.2008.0215.

10. Yance, Donald R. *Adaptogens in Medical Herbalism: Elite Herbs and Natural Compounds for Mastering Stress, Aging, and Chronic Disease* (Rochester, VT: Inner Traditions/Bear, 2013).

11. Khalsa, Karta Purkh Singh, and Michael Tierra. *The Way of Ayurvedic Herbs.*

12. Andallu, B., and B. Radhika. "Hypoglycemic, Diuretic and Hypocholesterolemic Effect of Winter Cherry (Withania Somnifera, Dunal) Root." *Indian Journal of Experimental Biology* 38, no. 6 (June 2000): 607–609.

13. Upton, Roy, and Petrone, Cathirose, eds. *Ashwagandha Root: Withania Somnifera—Analytical, Quality Control, and Therapeutic Monograph.* American Herbal Pharmacopoeia and Therapeutic Compendium (Scotts Valley, CA: American Herbal Pharmacopoeia, 2000).

14. Ibid.

15. Yance, Donald R. *Adaptogens in Medical Herbalism: Elite Herbs and Natural Compounds for Mastering Stress, Aging, and Chronic Disease* (Rochester, VT: Inner Traditions/Bear, 2013).

第 33 章　黄　芪

1. Bergner, Paul. *Healing Power of Echinacea and Goldenseal and Other Immune System Herbs.* Healing Power Series (Roseville, CA: Prima Lifestyles, 1997).

2. Weng, X. S. "[Treatment of Leucopenia with Pure Astragalus Preparation—An Analysis of 115 Leucopenic Cases]." *Zhongguo Zhong Xi Yi Jie He Za Zhi* [*Chinese Journal of Integrated Traditional and Western Medicine*] 15, no. 8 (August 1995): 462–64.

3. Zwickey, Heather, et al. "The Effect of Echinacea Purpurea, Astragalus Membranaceus and Glycyrrhiza Glabra on CD25 Expression in Humans: A Pilot Study." *Phytotherapy Research* 21, no. 11 (November 2007): 1109–12. doi:10.1002/ptr.2207.

4. Poon, P. M. K., et al. "Immunomodulatory Effects of a Traditional Chinese Medicine with Potential Antiviral Activity: A Self-Control Study." *American Journal of Chinese Medicine* 34, no. 1 (2006): 13–21. doi:10.1142/S0192415X0600359X.

5. Lau, T. F., et al. "Using Herbal Medicine as a Means of Prevention Experience during the SARS Crisis." *American Journal of Chinese Medicine* 33, no. 3 (2005): 345–56. doi:10.1142/S0192415X05002965.

6. Duan, Ping, and Zai-mo Wang. "[Clinical Study on Effect of Astragalus in Efficacy Enhancing and Toxicity Reducing of Chemotherapy in Patients of Malignant Tumor]." *Zhongguo Zhong Xi Yi Jie He Za Zhi* [*Chinese Journal of Integrated Traditional and Western Medicine*] 22, no. 7 (July 2002): 515–17.

7. Chen, Kung-Tung, et al. "Reducing Fatigue of Athletes Following Oral Administration of Huangqi Jianzhong Tang." *Acta Pharmacologica Sinica* 23, no. 8 (August 2002): 757–61.

8. Zhou, Z. L., P. Yu, and D. Lin. "[Study on effect of Astragalus injection in treating congestive heart failure]." *Zhongguo Zhong Xi Yi Jie He Za Zhi* [*Chinese Journal of Integrated Traditional and Western Medicine*] 21, no. 10 (2001): 747–49.

9. Zhang, Jin-guo, et al. "[Effect of Astragalus Injection on Plasma Levels of Apoptosis-Related Factors in Aged Patients with Chronic Heart Failure]." *Chinese Journal of Integrative Medicine* 11, no. 3 (2005): 187–90.

10. Li, Shen, et al. "[Therapeutic Effect of Astragalus and Angelica Mixture on the Renal Function and TCM Syndrome Factors in Treating Stage 3 and 4 Chronic Kidney Disease Patients]." *Zhongguo Zhong Xi Yi Jie He Za Zhi* [*Chinese Journal of Integrated Traditional and Western Medicine*] 34, no. 7 (2014): 780–85.